セラピストなら知っておきたい

病態生理学

医学博士 鍼灸師 **野溝明子**

秀和システム

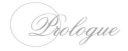

　この本は、美容やダイエット、そしてセラピストがよく出会う皮膚疾患や体の悩みを理解するための医学知識を解説したものです。本の名前は病態生理学ですが、解剖学、生化学、微生物学、運動学などの内容も入っています。基礎は理解しているという前提で説明しているので、初心者にはちょっと難しいかもしれません。その場合は、急がば回れ、まずは解剖生理学の初歩も別に勉強してみてください。

　人の体に触れるセラピストは、皮膚のトラブルについてしっかり知っておく必要があります。知識があれば、触っていいのか、施術で良くなるのか判断でき、たとえセラピストが対処できないものであってもアドバイスができます。

　また、みなさんは、ダイエットで健康を害した人にたくさん出会っていると思います。減量どころかリバウンドで前より太って不健康になることも多々あります。本来、美と健康は同じ土台に乗っているもので、美しく健康的に痩せることを応援しなくてはいけません。それに、若い痩せ気味の女の子のように、そもそもダイエットが必要ないのにしたがる人を説得できる知識も必要ではないかと思います。

　この本ではダイエット法や美容法の紹介はしていません。医学の定説と、機序が明確な研究、知ると役立つ内容を含む研究も紹介していますが、これを飲んだら病気が治った、こうしたらすぐ痩せたといった、明確な論理もなく再現性があるかどうかわからない研究結果は入れてありません。

　きちんとした知識があれば、こういうことをすると体にこんなことが起きる、体や美容に良いか悪いか、効果の有無などを自分で判断できるようになります。

　しっかり勉強し、深い知識を身につけて、信頼してもらえるセラピストを目指しましょう。

2021年6月　野溝明子

セラピストなら知っておきたい
病態生理学

Contents 目次

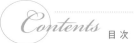

第2章 美容の悩みを医学的に「診る」

1. ニキビを深く理解する

第1章

セラピストが知っておきたい
「病態理解のための のキホン」

解剖生理学のキホンを押さえたら、もう一歩、
美容に関わる深い知識を学びましょう。

体の構造や機能に何か異常が起きた時に
体に起こる症状がわかるようになります。

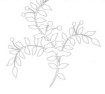

1. 体をつくる細胞と組織
2. 皮膚について深く知る
3. 体脂肪をしっかり理解する
4. 食べて吸収してその栄養素が使われるしくみ
5. 体を動かす筋肉のはたらき
6. 体をコントロールする神経の特徴
7. 血液やリンパの流れのしくみ
8. 体の調節をするホルモンと自律神経
9. 女性の体とホルモン
10. 病原体のキホンと体を守るしくみ（感染症と生体防御）
11. 老化とアンチエイジングを考える

1. 体をつくる細胞と組織

1-1. 細胞が糖を必要とする理由

ブドウ糖が必要なのは、生きるために細胞が活動するエネルギー源が必要だから。でも、脂肪など、他にもエネルギー源になるといわれるものがあるのに、どうして体にはブドウ糖が不可欠なのでしょうか？

　生きていくのに不可欠なエネルギーは、**ATP**という物質から取り出されるので、細胞は常にATPを作っています。ATPが細胞内で作られる場所は、細胞質と**ミトコンドリア**の２カ所です。最初の過程は**解糖**といって、細胞質でブドウ糖（グルコース）が分解されることでATPができます。この反応は酸素を必要としないので、激しい運動の最中や酸素が足りない時には便利ですが、ATPは少ししかできず、生命維持には足りません。そのため、解糖でできたピルビン酸という物質はミトコンドリアの中に運ばれて次の反応に加わります。ミトコンドリアでは、次々と化合物ができてまた戻って回るクエン酸回路（TCA回路、クレブス回路）という反応経路でどんどん補酵素を作り、その補酵素を今度は電子伝達系という反応系で使い、たくさんのATPが作られます。こちらの反応には酸素が必要で、細胞を傷める活性酸素も生まれますが、一方の解糖の途中にある迂回路からは強力な抗酸化物質もできて、細胞を酸化ストレスから守ります。

　酸素がない場合、解糖でできたピルビン酸は乳酸に変化します。ブドウ糖が足りない時には、この乳酸や、脂肪酸とケトン体（1-3-3）、アミノ酸なども利用できますが、これらはすべてなんらかの形でミトコンドリアでの反応に組み込まれないとATPを作ることができません。しかし、ブドウ糖が足りないと、クエン酸回路の出発点になる化合物が減ってしまうので、回路の回転が遅くなります（1-8-4）。脂肪もエネルギー源にするには、ブドウ糖がそれなりにある方が燃焼効率は良いのです。

　酸素を運ぶ赤血球や目の角膜の表面の細胞にはミトコンドリアがないため、解糖でしかATPを作れない、つまりブドウ糖だけがエネルギー源です。脳はブドウ糖以外の物質からもATPを作れますが、効率良く活動するためには多くのブドウ糖が必要な上に、ある種の神経の活動に必要な物質の取り込みに解糖の反応が不可欠です（1-6-1）。結局、体はブドウ糖がなければ生きられないのです。

✳ 理解のポイント ✳

- ブドウ糖を無酸素で分解する解糖によりエネルギー源のATPができる。
- ブドウ糖や脂肪酸などを使い、ミトコンドリアで酸素を使ってATPができる。
- 赤血球や角膜や脳の細胞の一部はブドウ糖がないと活動できない。

エネルギー源 (ATP) が作られるしくみ

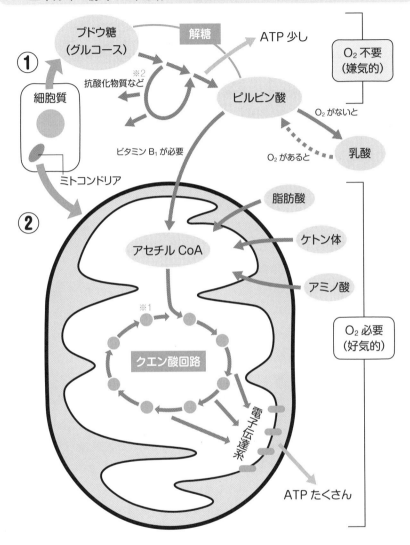

ブドウ糖
(グルコース)

解糖

ATP 少し

O₂ 不要
(嫌気的)

① 細胞質

※2
抗酸化物質など

ピルビン酸

O₂ がないと

ビタミン B₁ が必要

O₂ があると

乳酸

ミトコンドリア

② アセチル CoA

脂肪酸

ケトン体

アミノ酸

※1

クエン酸回路

O₂ 必要
(好気的)

電子伝達系

ATP たくさん

※1 オキサロ酢酸：ブドウ糖が足りないと減る
※2 この例のように、糖は ATP の材料だけではなく、いろいろな反応経路の成分となる。また、糖はタンパク
　　質や脂質と結合して細胞や組織の構造を作り、情報伝達物質としてもはたらく。糖は単なるエネルギー源
　　ではなく、生命活動を維持するために必要な要素

①解糖：細胞質でブドウ糖を分解。酸素なし。迂回路で抗酸化物質を作る。生成されるATPは少しだけ。
②クエン酸回路と電子伝達系：ミトコンドリアの中で酸素を使ってたくさんATPを作る。ブドウ糖や乳
　酸からできたピルビン酸、脂肪酸、ケトン体、ある種のアミノ酸が使われる。

1-2. 良性腫瘍と悪性腫瘍って何？

体の言うことを聞かずに勝手に分裂して増えるようになってしまったのが
腫瘍です。でも、全部ががんのように体に悪いものではなく、中には良性の
皮膚のプツプツのように、美容以外の問題はないものもあります。

普通の細胞は体の制御を受けて分裂し、規律正しく増えていきます。しかし、何かの
理由で細胞の遺伝子が壊れるか変化するかして、無秩序に分裂する細胞ができて増え
てしまったのが**腫瘍**です。腫瘍には、脂肪腫や肺がんなどのように塊を作るものと、白
血病のように塊を作らずに増えるタイプのものがあります。

受精卵はどんどん分裂して、それぞれ違う特性を持った各種の細胞になることがで
きます。このように、増えながらいろいろな細胞に変わっていけるような細胞を**未分化**
な細胞といい、そうした細胞はだんだん**分化**して特定の機能を持つようになり、さらに
最終的な形に**成熟**していきます。一度分化すると基本的に逆には戻りません。赤血球に
も白血球にもなれる骨髄の造血幹細胞のようなわずかな例外を除き、私達の体の細胞
のほとんどは、分化して成熟した細胞です。腫瘍細胞に変化してしまった細胞が、本来
の分化し成熟した細胞にそっくりな場合を**高分化**、あまり似ていないと**低分化**、全然違
う場合を**未分化**といい、未分化なものほどこれからどうなるかわからないので、悪性で
す。また、腫瘍細胞となった細胞が、元の細胞とどれだけ違う性質や外見かということ
を**異型度**といい、異型度が高い方が悪い腫瘍です。

悪性腫瘍は、放っておくと命に関わる腫瘍で、どんどん増え、元の場所から別の臓器
にも行き、治療しても再発することが少なくありません。一方、**良性腫瘍**は被膜に包ま
れるものも多く、同じ部位でゆっくり大きくなるだけで離れた場所には行かず、取り除
くとあまり再発しません。ただし、良性腫瘍でも、できた部位によっては他の臓器を圧
迫するなど問題になることがあり、特に脳では害になります。

悪性腫瘍の多くは、皮膚や消化管の内面など体の表面を覆う上皮組織にでき、「癌腫」
と呼ばれます。上皮以外の部位に塊でできた悪性腫瘍は正式には「肉腫」といって癌と
区別されますが、難しいので一般にはまとめて「がん」と呼びます。

✴ 理解のポイント ✴

- 腫瘍は、体の細胞が変化して勝手に分裂するようになったもの。
- 悪性腫瘍は増殖が速く転移して命に関わるが、良性腫瘍はその場にとどまる。
- 固形の悪性腫瘍で、上皮組織にできるのが癌、それ以外は肉腫という。

未分化な細胞と分化した細胞

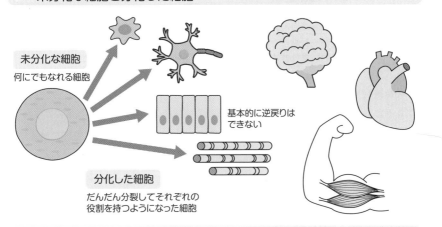

未分化な細胞
何にでもなれる細胞

基本的に逆戻りは
できない

分化した細胞
だんだん分裂してそれぞれの
役割を持つようになった細胞

腫瘍細胞の異型度

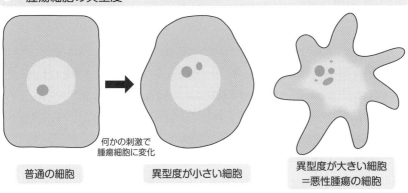

普通の細胞

何かの刺激で
腫瘍細胞に変化

異型度が小さい細胞

異型度が大きい細胞
＝悪性腫瘍の細胞

良性腫瘍と悪性腫瘍の特徴

	良性腫瘍＊	悪性腫瘍
分化と異型度	高分化　異型度低い	低分化、未分化　異型度高い
大きさの変化	一定の大きさにとどまる	どんどん大きくなる
増殖の速さ	遅い	速い
周囲との境界	たいてい被膜に包まれ明瞭	被膜に包まれず不明瞭
転移	なし	あり
全身への影響	小さい	大きい
再発	少ない	多い
生命	命に関わらない	命に関わる

＊脳の良性腫瘍は頭蓋骨の中で脳を押すので問題となる

1-3. がんが転移するしくみ

がん細胞は血管やリンパ管に入って遠くの臓器まで転移します。それでは、マッサージなどで血流やリンパの流れを良くしたら、がんは転移しやすくなってしまうのでしょうか？　実は、関係ないか、むしろ逆なんです。

がん細胞は、生まれた場所（**原発巣**）で増え、やがて特殊なしくみを使って塊から剥がれると、いろいろな分解酵素を出して周囲の細胞間の組織を少しずつ壊して移動し、隣の臓器や血管やリンパ管の中に侵入していきます。これが**浸潤**で、転移の始まりです。がん細胞は血管内に入ると血流に乗って全身を回りますが、どこか別の臓器にとりつくためには、まずそこで血管の内皮細胞（1-7-1）にくっつき、血管壁を通り抜けて臓器内に入り、新しい血管を作って自分に引き込み、新たな環境に適応しなければなりません。まるで長い障害物競走のように、これらの各段階をすべてクリアするためにそれぞれ複雑なしくみがあり、原発巣のがん細胞達も特別なシグナルを送って転移する細胞を助けていることもわかっています。

このように、転移のしくみに血流そのものは関わりません。むしろ血流が良ければ、がん細胞が他の臓器にとりつく足場作りに苦労している間に、血液中をパトロールしている白血球達に遭遇しやすく、がん細胞は退治されます。マッサージでリラックスすれば免疫細胞の力も上がります。がん細胞ではないふりをしている化けの皮を剥ぐことで、血液中で白血球に発見されやすくするというがんの薬もあります。

リンパ管の流れが良くても、その合流部にあるリンパ節では、流れをわざと足止めし、内部の異物を白血球が処理します。そこでがん細胞との戦いに敗れ、がん細胞が増殖したのが**リンパ節転移**です。リンパ管は頸の左右の付け根周辺の**静脈角**から静脈へ注ぐので、そこまでがん細胞がたどり着くと血液にも入っていきます。

がん細胞が遠くへ転移する道としては、血管とリンパ管以外に、腹膜や肺を包む胸膜の内部に飛び散る場合もあります。これらの膜は、閉じた袋のような構造になっているので（1-3-4）、内部の空間にがん細胞が入ると、中で自由に移動できてしまいます。この転移は、手で小さな種をばらまく様子にたとえ、播種といいます。

✴ 理解のポイント ✴

- がん細胞が血管や周囲の臓器にじわじわ侵入する浸潤から転移が始まる。
- がんは血流が良くなっても転移しやすくはならず、むしろ退治されやすい。
- がんが遠隔転移する道すじは、血行性、リンパ行性、播種の3種類である。

がんが転移するまで（がんの転移にはたくさんの条件が必要）

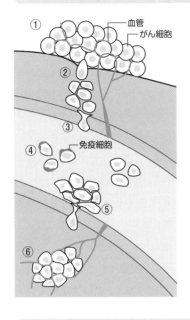

①原発巣で増えて新しい血管を作って引き込む。

②原発巣からがん細胞が剥がれて移動。

③周囲の組織を壊して進み、隣の臓器や血管やリンパ管に入る＝浸潤。

④血液やリンパ管の中を流れていく途中で免疫細胞ががん細胞を退治。

⑤他の臓器の血管の内皮細胞にくっついて足場を作らないと転移できない。

⑥血管壁を通り抜けて他の臓器の中に入り、自分に血管を引き込んで増殖。

がんの遠隔転移の道は三つ

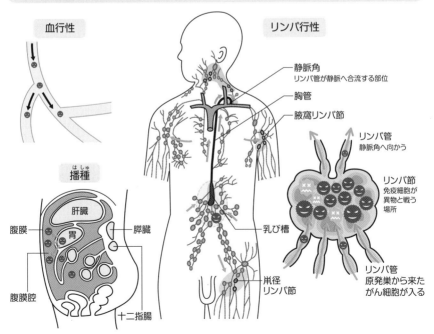

1-4. コラーゲンやコラーゲン線維って何？

コラーゲンは、サプリメントや化粧品の広告などで、誰でも聞いたことがあると思いますが、実際は、どういう物質でどんな性質を持っているのか、そしてコラーゲン線維とは何かを説明できますか？

コラーゲンは**タンパク質**の一種です。タンパク質というのは**アミノ酸**がたくさんつながった分子で、アミノ酸の種類と順番と数、そして3次元構造の違いでそれぞれの名前がつきます。コラーゲンは、ビタミンCと鉄を使い、主にグリシンなどのアミノ酸を連ねて合成されます。ヒドロキシプロリンやヒドロキシリシンという、合成時の化学反応で元のアミノ酸に少し飾りがついた特別なアミノ酸を含むという特徴や、内部に水分を保持する性質があります。コラーゲン自体が、3本らせん鎖でできた繊維状の分子ですが、さらにそれが規則正しく連結する性質があり、集まって太くしっかりした繊維を作ります。このコラーゲンが連なった繊維が**コラーゲン線維**※（膠原線維）です。その特徴的な構造からわかるように、コラーゲン線維はすごく頑丈で、線維の方向に対する引き伸ばしに強く抵抗し、基本的に伸びません。この機械的な強さで、体のいろいろな部位の形を保持し、守ります。コラーゲンは特徴からいくつかのタイプに分けられ、生体のそれぞれの部位で、タイプごとのコラーゲン線維が特定の方向を持って並び、それぞれの機能を果たしています。

ゼラチンは、コラーゲンが熱で変性し、鎖がほどけて1本ごとのバラバラな状態になったものです。アミノ酸の並びという点ではコラーゲンと同じですが、性質は変わり、水分保持能力は低下し、分解されやすく、冷やすと適当につながり合ってゲル状になりますが、方向性や強さのあるコラーゲン線維にはなれません。

タンパク質は腸から体内に吸収されず（1-4-1）、皮膚からも内部に入りません。外来のタンパク質は体にとって異物であり、免疫細胞の攻撃対象にもなります。だから、体内のコラーゲン線維が減ったからといって、ゼラチンやコラーゲンをサプリメントで摂って補充したり、体外から注射で入れる、ということはできません。

※医学では、生体内の繊維状のものを慣習的に「線維」と書く

✳ **理解のポイント** ✳

● コラーゲンはアミノ酸がつながったタンパク質である。
● 繊維状のコラーゲンは連なって引き伸ばしに強いコラーゲン線維となる。
● ゼラチンはコラーゲンが変性してバラバラになったもの。

タンパク質とは

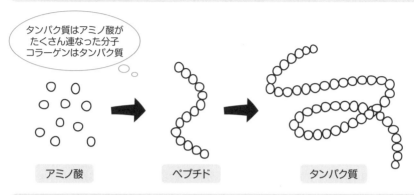

タンパク質はアミノ酸が
たくさん連なった分子
コラーゲンはタンパク質

アミノ酸　　　　　　　　ペプチド　　　　　　　　タンパク質

コラーゲンの構造

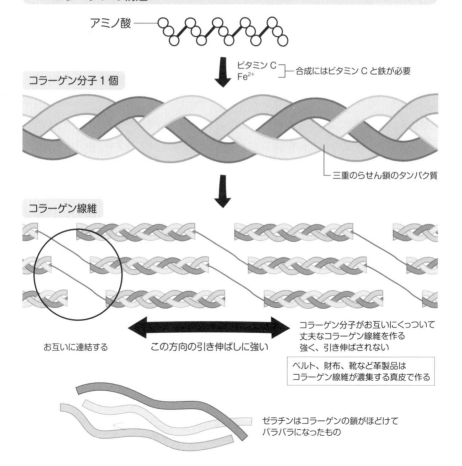

アミノ酸 ——

ビタミン C
Fe^{2+} ——合成にはビタミン C と鉄が必要

コラーゲン分子 1 個

—— 三重のらせん鎖のタンパク質

コラーゲン線維

お互いに連結する　　　この方向の引き伸ばしに強い

コラーゲン分子がお互いにくっついて
丈夫なコラーゲン線維を作る
強く、引き伸ばされない

ベルト、財布、靴など革製品は
コラーゲン線維が濃集する真皮で作る

ゼラチンはコラーゲンの鎖がほどけて
バラバラになったもの

1-5. コラーゲン線維を含む結合組織とは

コラーゲンは美容の世界で有名ですが、お肌だけに関係しているわけではありません。それどころか、全身のいたるところにあって、とても重要なはたらきをしています。理解のポイントは結合組織です。

　器官を作る特定の機能を持った細胞集団を**組織**といいます。体には**上皮組織**、**筋組織**、**神経組織**、**結合組織**の四つの大きな組織があります。上皮組織は体表と体の内側の表面を覆い、筋組織は骨格筋と心臓や内臓の壁にある筋肉、神経組織は神経細胞とそれを守る細胞です。そして、それ以外のほとんどすべてが結合組織です。つまり、結合組織は体内に一番たくさんあり、一番広く分布する組織で、変化に富んでいます。しかし見た目は様々でも、細胞どうしがほとんどくっついている他の組織と違い、結合組織には**細胞外基質**という空間があり、そこに必ず**コラーゲン線維**（前項）を含むという特徴があります。

　コラーゲン線維は強靭（きょうじん）なので、結合組織はそれで形を保つことができます。例えば、骨はコラーゲン線維の枠組みの中に骨細胞とともに大量のリン酸カルシウムが沈着してできているから硬いのです。骨が鉄筋コンクリートだとすると、コラーゲン線維は鉄筋のような役割で、コラーゲン線維が減れば骨はもろく骨折しやすくなります。軟骨は細胞外基質に大量のムコ多糖※を含むので、骨より弾力がありますが、中には椎間板のようにコラーゲン線維が多く丈夫なクッションとしてはたらく軟骨もあります。内臓どうしの隙間を埋めるクモの巣のような組織もコラーゲン線維が入った結合組織で、内部に水分が保持されています。その他にも、皮膚の真皮と皮下組織、目の角膜や水晶体、腱、靭帯、筋膜、骨膜、血管壁の一部など、結合組織は多種多様です。このように、コラーゲン線維は結合組織の成分として体の中のいたるところではたらくため、コラーゲンがうまく形成されないと、お肌がたるむだけでなく、結合組織である水晶体が変性して白内障になったり、腱や靭帯が断裂しやすい、血管がもろくなる、骨粗しょう症となるなど、全身で様々な病変が起きます。

※ムコ多糖（類）：アミノ酸がくっついた多糖類の総称。ヒアルロン酸やコンドロイチン硫酸など（1-2-8）

✳ 理解のポイント ✳

- 最も多く広く体内にある結合組織は多様な形態をとる。
- 結合組織は細胞外基質にコラーゲン線維を含み、組織の形を維持する。
- コラーゲンがうまく形成されないと、全身にいろいろな問題が起きる。

結合組織のキホン

● **結合組織**
細胞どうしが離れ、細胞外基質がある。
細胞外基質はコラーゲン線維など多くのタンパク質の線維を含む。

● 臓器の隙間を埋める結合組織の例

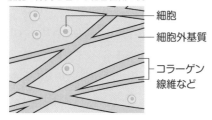

- 細胞
- 細胞外基質
- コラーゲン
  線維など

● 結合組織以外の組織
　細胞はたいていくっついている

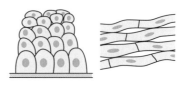

いろいろな結合組織

● **軟骨（70%が水分）**
軟骨細胞は水分やグリコーゲン、脂肪に富む
細胞外基質は水分を含むムコ多糖を多量に
含む

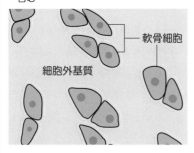

- 軟骨細胞

細胞外基質

椎間板は膠原線維が多くて強靱な軟骨
真ん中はちょっと柔らかい

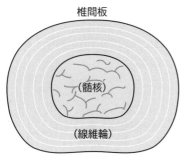

椎間板

（髄核）

（線維輪）

● **骨**
コラーゲン線維の枠組みにカルシウムを含
むミネラルがついたもの

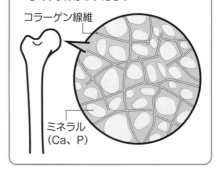

コラーゲン線維

ミネラル
（Ca、P）

● **腱や靭帯**

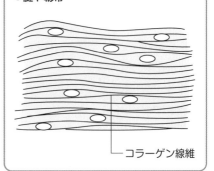

コラーゲン線維

1-6. 筋膜・ファッシアとその仲間たち

筋膜は筋肉を包む膜ですが、筋膜を作るコラーゲン線維は周囲とつながり、腱や骨膜に連続し、そして筋肉から離れた皮膚の中まで連なっています。その大きなつながりと拡がりを見てみましょう。

骨格筋は筋組織ですが、それを包む**筋膜**は結合組織で、主にコラーゲン線維でできた膜です（前項）。筋膜を実際に見たかったら、食肉を塊で買って観察するといいでしょう。肉は白い膜に包まれて、いくつかのブロックに分かれます。小さな塊は、手で簡単に破れる薄い膜に包まれ、いくつか筋を束ねた外側の白い膜は包丁で切るのも大変なくらい頑丈で、牛すじなどで見られる腱と似ています。骨格筋を包む筋膜は3種類で、個々の筋線維を包む薄い**筋内膜**、いくつかの筋線維を束ねる**筋周膜**、そして一つの骨格筋を包む**筋外膜**です。一般的にいう筋膜は、この筋外膜を指します。

筋膜はコラーゲン線維が並んで布のような面を作ったものですが、コラーゲン線維は骨格筋の端に向かって収束し、今度は同方向に並んで集まり強靭な帯＝腱となります。そして、腱はそのまま骨を包む**骨膜**というコラーゲン線維の膜へ移行していきます。膜状に拡がった腱である**腱膜**、前腕や下腿で2本の骨の間に張って屈筋と伸筋を分けている**骨間膜**、骨と骨のつなぎ目である関節を補強する**靱帯**、これらはみんなコラーゲン線維が筋膜や骨膜から連続しています。前腕の前側にある長掌筋の腱は、指へ行く腱を手首のサポーターのように守る屈筋支帯というコラーゲン線維の帯の上を通り、そのまま扇のように開く手掌腱膜となり、それはそのまま掌（てのひら）の皮膚のコラーゲン線維に付着して、物をつかんだ時に皮膚がずれないようになっています。コラーゲン線維つながりだけで、なんて多くの名前が出てくることか！

筋外膜の表層には骨格筋に付着しないゆるいコラーゲン線維の層があり、これを**深筋膜**といいます。そして結合組織である皮下脂肪の中にある、ゆるく面状に断続的につながるコラーゲン線維の層を**浅筋膜**といいます。これらの膜は骨格筋を直接包んでいるわけではないので、筋膜といわずに、臓器の合間を埋める他の結合組織のコラーゲン線維の構造と合わせて**ファッシア**とも総称されています。

✳ 理解のポイント ✳

● 一つの骨格筋を包む筋膜は、筋外膜というコラーゲン線維でできた膜である。
● 筋外膜、腱、骨膜、靱帯など多くの結合組織でコラーゲン線維は連続する。
● 皮膚内の深筋膜と浅筋膜は、他の結合組織の膜と一緒にファッシアと呼ばれる。

筋肉を包む三つの筋膜

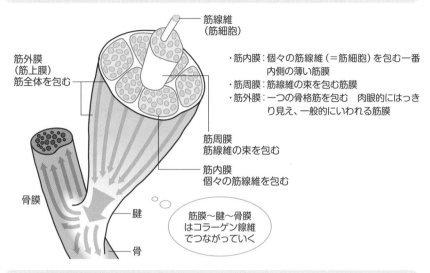

筋線維
（筋細胞）

筋外膜
（筋上膜）
筋全体を包む

・筋内膜：個々の筋線維（＝筋細胞）を包む一番
　内側の薄い筋膜
・筋周膜：筋線維の束を包む筋膜
・筋外膜：一つの骨格筋を包む　肉眼的にはっき
　り見え、一般的にいわれる筋膜

筋周膜
筋線維の束を包む

筋内膜
個々の筋線維を包む

骨膜

腱

骨

筋膜〜腱〜骨膜
はコラーゲン線維
でつながっていく

皮膚の中のファッシア

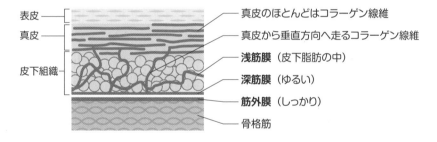

表皮

真皮

皮下組織

真皮のほとんどはコラーゲン線維

真皮から垂直方向へ走るコラーゲン線維

浅筋膜（皮下脂肪の中）

深筋膜（ゆるい）

筋外膜（しっかり）

骨格筋

ファッシアはつながる

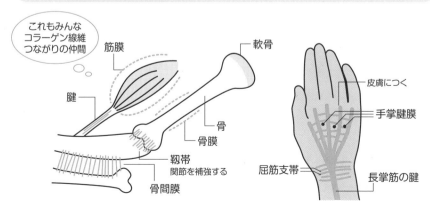

これもみんな
コラーゲン線維
つながりの仲間

筋膜

軟骨

腱

骨

骨膜

靱帯
関節を補強する

骨間膜

皮膚につく

手掌腱膜

屈筋支帯

長掌筋の腱

2. 皮膚について深く知る

2-1. 皮膚の３層の違いと特徴

皮膚は表皮・真皮・皮下組織の３層に分かれますが、組織という観点から考えると、表皮とその下層という２層です。常に生まれ変わるのは表皮だけ、その下の真皮と皮下組織との関係も捉えましょう。

表皮は皮膚の一番表層にある上皮組織（1-1-5）で、表皮だけが定常的に生まれ変わる層です。**角化重層扁平上皮**というタイプの組織で、扁平な細胞が多数積み重なっているため、外的刺激から守られます。口腔の粘膜も頑丈で同じ重層扁平上皮なのに、見た目がずいぶん皮膚と違うのは、最表面の層が角化しないからです。唇の表面は半分だけ角化し、口の中の粘膜と皮膚との中間のような性質を持ちます。表皮には血管がないので、表皮の細胞は真皮まで来た毛細血管からしみ出た栄養や酸素をもらいます。上皮組織は細胞の深層に必ず**基底膜**という網目状のコラーゲン線維でできた膜があり、その下の組織と分けられます。表皮とその下の真皮（真皮乳頭）は、基底膜を挟んでコラーゲン線維の協力のもと、しっかりとお互いにくっついています。

真皮の特徴は、7割程度がコラーゲン線維が配列した強靭な結合組織であるということです。その中で神経や血管が独特な配置をしています（1-2-8）。

皮下組織は真皮の下方に接して、結合組織なのでコラーゲン線維を含みますが、ほとんどが脂肪細胞からなる柔らかい組織で、血管や神経などを保護します（1-2-9）。

皮膚や粘膜が傷ついて炎症が起き、一部の組織が欠けた状態を、びらんや潰瘍といいます。皮膚の場合は、欠損した部分が浅く表皮までなら**びらん**で、それより深い部分が欠損したのが**潰瘍**です。

やけど（熱傷）も傷害の深度によって重症度が分類され、表皮、真皮、皮下組織の順にⅠ度、Ⅱ度、Ⅲ度と分けられます。Ⅰ度なら、赤くなる程度で表皮が生まれ変わり数日で治りますが、Ⅱ度ではびらんや潰瘍となり、水ぶくれもでき、真皮の深いところまで損傷した場合は瘢痕(はんこん)が残ります（1-10-8）。Ⅲ度は組織が壊死(えし)※した状態になり、自然には治らず、ひきつれた痕(あと)が残ります。

※壊死：個体の死と違い、細胞や組織が部分的に死ぬことを指す

✴ 理解のポイント ✴

- 皮膚は、定常的に生まれ変わる上皮組織の表皮と下層の結合組織からなる。
- 真皮と皮下組織は結合組織だが、真皮は強靭で皮下組織は柔らかい。
- やけどや潰瘍など皮膚の損傷は、皮膚の層の深度の違いで分類される。

皮膚の3層の特徴

	組織	組織の特徴	主な特徴
表皮	上皮組織	角化 重層扁平上皮	・扁平な角化細胞が多数積み重なり、刺激に強い ・一番表層は角化した細胞の層で非常に丈夫 ・角化細胞が深層で分裂を続け、常に生まれ変わる ・血管はなく、真皮の毛細血管からしみ出た栄養をもらう
基底膜	コラーゲン線維主体の膜		表皮と真皮の境界で表皮と真皮の接着を助ける
真皮	結合組織	強靭	・コラーゲン線維が多く強靭、引き伸ばしに強い ・基本的に生まれ変わらない 　（ただし、細胞や組織が破壊された時は修復される） ・神経や血管を含む
皮下 組織		ゆるい	・コラーゲン線維を含むが、ほとんどは脂肪細胞 ・柔らかく、クッションのように中の血管や神経を守る ・基本的に生まれ変わらない

やけどの深さによる分類

Ⅰ度　表皮まで：赤くヒリヒリ、数日で治る。

Ⅱ度　真皮まで：赤く、ジュクジュク、水ぶくれ
　　　（水疱）ができ、痛い　深いと痕が残る。

Ⅲ度　皮下組織に及ぶ：組織が壊死、
　　　神経も死ぬので痛くない（バイ菌が入らな
　　　いように壊死した皮膚は取ってしまう）。

皮膚のびらんと潰瘍

ケガなどで炎症が起きて皮膚の組織が欠けてしまう。

びらん：欠けたのが表皮まで
潰　瘍：真皮より深い部分が欠ける

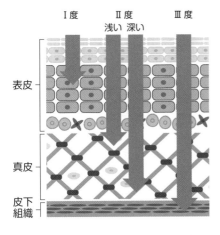

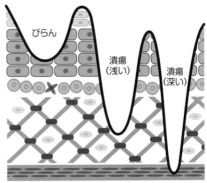

2-2. 表皮について深く知る

表皮のほとんどを占めるのが、常に生まれ変わる角化細胞という細胞です。その特徴は角化することですが、そもそも角化って何？　角化細胞が生まれて垢になるまでの過程や、その他の細胞のはたらきを学びましょう。

表皮の細胞のほとんどを占めるのが**角化細胞**（ケラチノサイト）という細胞です。角化細胞は、規則正しく制御されて表皮の一番深層の基底層で分裂し生まれ、徐々に押し上げられ、棘で細胞どうしが接する有棘層、細胞が顆粒を含む顆粒層、そして角化し角質層へと、変化しながら徐々に移動し、最後は垢となって落ちます。この過程を表皮の**ターンオーバー**といいます。ターンオーバーの過程はおよそ1ヶ月ですが、加齢で長くなります。手掌と足裏だけは角質層が特別に厚く、直下に透明層（淡明層）という別の層も含むため、外観が他と違います。手掌と足裏はいろいろな強い刺激を受ける部分なので、特に丈夫で物が浸透しにくくなっているのです。

角化というのは、細胞が死んで、**ケラチン**という丈夫なタンパク質で満たされ硬くなることです。角質層の細胞の間は脂質が埋めています。角質層は水を通さず、体内の水分の蒸発を防ぎ、前線で侵入物から体を守る体表面の防護フィルムのようなものです。角質層が全部なくなると、ヒトは水分を失い感染しやすくなって1日も生きられません。

角化細胞は、簡単に引き離されないようにいろいろな様式でお互いにくっついています。特に顆粒層では細胞どうしが密着し、外から物質が侵入したり細胞周囲の水分が外に漏れ出るのを防いでいます。角質層の表面から垢として細胞が剥がれ落ちるのは、遺伝子で制御されている以外に、細胞間脂質の役割も関わります（1-2-3）。

表皮のほとんどが角化細胞ですが、他の細胞も少し含まれます。基底層には**メラニン細胞**があり、メラニンを作っています。これは、角化細胞と違って普通は増えません。有棘層あたりでは、角化細胞の間をぬってランゲルハンス細胞という白血球の仲間が異物の侵入に目を光らせ、異物を発見すると表皮を離れて他の免疫細胞に報告に行きます。表皮には基本的に血管やリンパ管や神経はありませんが、メルケル細胞がつくる感覚の受容器があり、そこに感覚神経の先端が入ります。

✳ 理解のポイント ✳

● 表皮は、角化する角化細胞が積み重なった角化重層扁平上皮という組織。
● 角化細胞はターンオーバーの過程で、基底層から表層の角質層へ移動し垢になる。
● 表皮にはメラニン細胞や免疫に関わるランゲルハンス細胞も含まれる。

表皮のしくみ

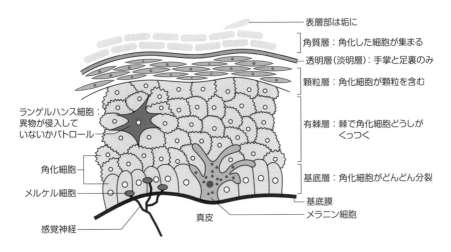

表層部は垢に

角質層：角化した細胞が集まる

透明層（淡明層）：手掌と足裏のみ

顆粒層：角化細胞が顆粒を含む

有棘層：棘で角化細胞どうしがくっつく

基底層：角化細胞がどんどん分裂

ランゲルハンス細胞：異物が侵入していないかパトロール

角化細胞

メルケル細胞

感覚神経

真皮

基底膜

メラニン細胞

表皮のターンオーバー

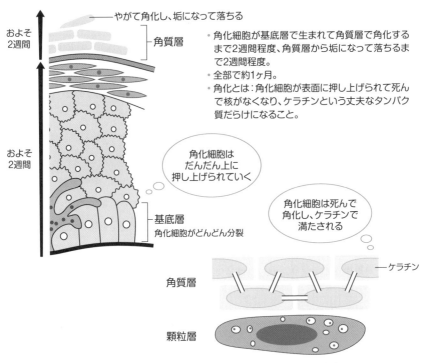

やがて角化し、垢になって落ちる

およそ2週間

角質層

およそ2週間

基底層
角化細胞がどんどん分裂

・角化細胞が基底層で生まれて角質層で角化するまで2週間程度、角質層から垢になって落ちるまで2週間程度。
・全部で約1ヶ月。
・角化とは：角化細胞が表面に押し上げられて死んで核がなくなり、ケラチンという丈夫なタンパク質だらけになること。

角化細胞はだんだん上に押し上げられていく

角化細胞は死んで角化し、ケラチンで満たされる

ケラチン

角質層

顆粒層

角化細胞は生きていて核がある

2-3. 表皮ではたらく脂質の仲間

皮膚で重要な役割を果たす脂肪は、皮下脂肪だけではありません。表皮の最上部に位置する角質層の細胞間を埋める脂質や、皮脂腺から皮膚の表面に分泌される皮脂も皮膚の健康を保っています。

　表皮の顆粒層の細胞は、ケラトヒアリン顆粒と呼ばれる粒を含んでいて、顆粒の中には、セラミドなどの脂質や、角化に必要な**フィラグリン**という物質のもとが入っています。細胞が角化する時に顆粒の中の脂質は細胞の外に放出されて細胞の間を埋め、角化や保湿に貢献します。また、フィラグリンは、ケラチンと一緒になって角質層の角化した細胞を作り、その後、角質層の上部でアミノ酸などに分解されて保水機能や紫外線吸収機能を持った**天然保湿因子**（NMF）に変わります。

　角質層の細胞間にある脂質は半分くらいが水分も保持し肌の保湿にも関わる**セラミド**で、次にコレステロール、そして残り2割くらいが遊離脂肪酸（1-3-3）や硫酸コレステロールなどです。角質層の角化細胞は、ケラチン線維や糖がくっついたタンパク質などを使って何カ所も橋渡しすることでお互いくっついていますが、この**細胞間脂質**も細胞どうしが互いに接着し安定するのに大きな役割を果たしています。角質層の上に行くほど、タンパク質分解酵素で細胞どうしの結合が剥がれ、さらに脂肪分解酵素のはたらきで細胞間脂質が分解されてしまうため、細胞どうしがだんだん離れて、最後は垢になって落ちてしまうのです。角質を剥がしたい時にビタミンAを使うのは、ビタミンAに角質細胞間脂質の硫酸コレステロールを減らす作用があるからです。

　皮脂腺から分泌され皮表を覆う**皮脂**は、血液から作られるので、角質細胞間脂質とは別物です。皮脂の主な成分は中性脂肪（1-3-1）、ワックスエステル、スクアレンなどで、特に中性脂肪は食事の影響を強く受けます。ワックスエステルは、中性脂肪のように常在菌で分解されることがなく、酸化されにくく安定しています。スクアレンはそれ自体が酸化されやすいことで活性酸素を減らし皮膚内の細胞の酸化を防ぐ反面、古くなるとそれが害にもなりえます。皮脂は、表皮をコーティングして体内の水分の蒸発を防ぎ、保湿し、角質層の潤いを保つのにも役立っています。

✳ 理解のポイント ✳

- フィラグリンは角化に必要で、天然保湿因子となって皮膚を守る。
- セラミドなどの角質細胞間脂質は皮膚の保湿や細胞の接着に役立つ。
- 中性脂肪やワックスエステルなどの皮脂も体表を守る。

角質の細胞の間を埋める脂質

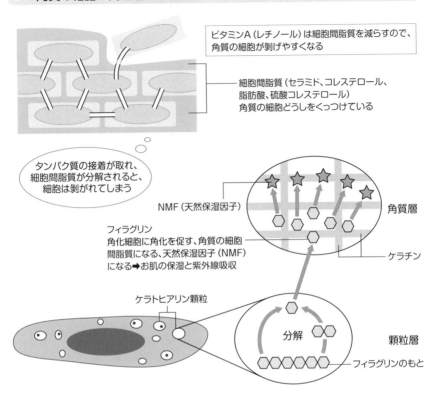

ビタミンA（レチノール）は細胞間脂質を減らすので、角質の細胞が剥げやすくなる

細胞間脂質（セラミド、コレステロール、脂肪酸、硫酸コレステロール）
角質の細胞どうしをくっつけている

タンパク質の接着が取れ、細胞間脂質が分解されると、細胞は剥がれてしまう

NMF（天然保湿因子）

角質層

フィラグリン
角化細胞に角化を促す、角質の細胞間脂質になる、天然保湿因子（NMF）になる➡お肌の保湿と紫外線吸収

ケラチン

ケラトヒアリン顆粒

分解

顆粒層

フィラグリンのもと

皮脂腺から出る皮脂

・中性脂肪、ワックスエステル、スクアレンなどが皮膚をコーティングして潤いを保ち皮膚を守る（ワックスエステルはホホバオイルの主成分としても有名）。

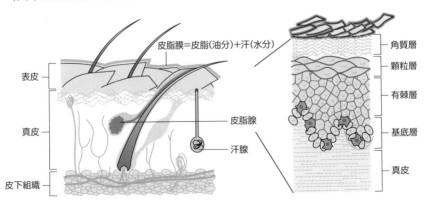

皮脂膜＝皮脂（油分）＋汗（水分）

角質層
顆粒層
有棘層
基底層
真皮

表皮

真皮

皮脂腺

汗腺

皮下組織

2-4. メラニン色素にまつわる知識

シミや美白の観点からメラニン色素は嫌われ者ですが、本来は皮膚の細胞をダメージから守ってくれているありがたいものです。メラニン細胞がメラニンを作る過程とメラニンの役割を知りましょう。

表皮の角化細胞は、紫外線や機械的な刺激を受けると、サイトカインといういろいろな情報伝達物質（1-8-1）を出します。また、皮膚に炎症が起きると、そこから放出される物質もあります。表皮の基底層にあるメラニン細胞※は、紫外線など直接刺激を受けたり、こうした角化細胞からの信号や炎症物質を受け取ったりすると、内部の**メラノソーム**という細胞内小器官の中で**メラニン**という色素を作り始めます。材料はチロシンというアミノ酸で、チロシナーゼという酵素で反応を進めてメラニンをどんどん作っていきます。十分なメラニンができると、メラニン細胞は樹状に伸ばした突起から周囲の角化細胞にメラニンでいっぱいのメラノソームを渡します。これは**メラニン顆粒**とも呼ばれ、角化細胞の核の上に日傘のように配置されて、紫外線により核の中にある遺伝子（DNA）が傷つくことのないように保護します。さらに、メラニンには、皮膚にダメージを与える活性酸素を吸収する作用、抗菌作用、金属や毒物や薬物などを取り込んで皮膚を守る作用もあります。

角化細胞は表層へ向かいながら内部でメラニン顆粒を分解するので、メラニン顆粒はだんだん小さくなりバラバラに散って、最後は垢として細胞ごと除去されます。歳をとるほど日焼けが長く残るようになるのは、ターンオーバーの時間が長くなるからです。メラニンが過剰に作られ、メラニン細胞や基底層の角化細胞内にメラノソームがたまったり、真皮にメラニン顆粒が落ち込んでとどまったりすると、消えない色素沈着となります。

メラニン細胞の密度や数は、体の部位によって違い、日光に当たる顔面や、なんらかの生理学的理由で外陰部などが特に多くなっています。また、メラニン細胞を刺激し、色素沈着を起こしやすくするのは、紫外線や外からの刺激や皮膚の炎症だけでなく、いろいろなホルモンが関わります（1-8-6）。

※メラニン細胞はいくつも呼び名があり、メラノサイト、メラニン産生細胞、色素細胞などともいう

✴ 理解のポイント ✴

- メラニン細胞は角化細胞からの情報伝達物質で刺激される。
- メラニンはメラニン細胞のメラノソームで作られ、角化細胞に配られる。
- メラニン細胞は、紫外線、機械的刺激、炎症物質、ホルモンでも刺激される。

メラニン色素ができて消えるまで

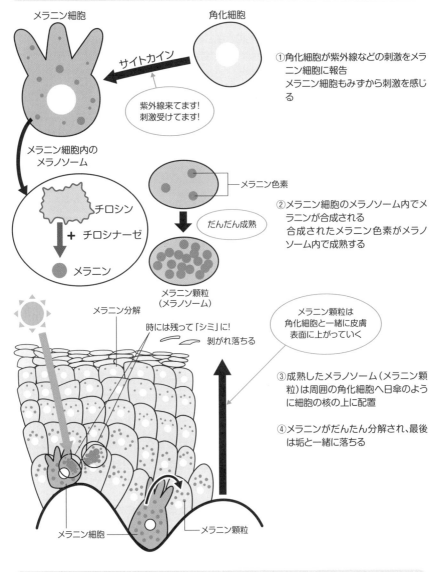

メラニン細胞　　　　　　角化細胞

サイトカイン

紫外線来てます！
刺激受けてます！

①角化細胞が紫外線などの刺激をメラニン細胞に報告
メラニン細胞もみずから刺激を感じる

メラニン細胞内の
メラノソーム

チロシン
＋　チロシナーゼ
メラニン

メラニン色素

だんだん成熟

メラニン顆粒
（メラノソーム）

②メラニン細胞のメラノソーム内でメラニンが合成される
合成されたメラニン色素がメラノソーム内で成熟する

メラニン分解

時には残って「シミ」に！
剝がれ落ちる

メラニン顆粒は
角化細胞と一緒に皮膚
表面に上がっていく

メラニン細胞　　　　　メラニン顆粒

③成熟したメラノソーム（メラニン顆粒）は周囲の角化細胞へ日傘のように細胞の核の上に配置

④メラニンがだんだん分解され、最後は垢と一緒に落ちる

メラニンの役割

・細胞内の遺伝子が傷つかないように守る（核の上に日傘のように配置）。
・活性酸素を吸収して皮膚を酸化ダメージから守る。
・抗菌作用があり、毒物を取り込むなどして皮膚を守る。

メラニンは紫外線などの
刺激から皮膚を守り、
老化を防ぐ！

2-5. 皮膚の色を決めるもの

皮膚の色はメラニン色素だけで決まるわけではありません。老化でお肌がくすむのには別の色素も関わります。血管や血液の状態、黄色い食べ物も皮膚の色を変えます。そして病気で黄色くなることもあります。

遺伝的に決まる肌色は**メラニン**によります。メラニン細胞の密度や数は人種による差はなく、濃淡はメラニン顆粒（前項）の大きさと数の違いです。ヒトのメラノソーム中では、同じチロシンから出発しても反応経路の違いで、黒〜暗褐色のユーメラニンと赤褐色〜黄色のフェオメラニンができます。この2種類のメラニンの比率でも皮膚や髪の色に違いが出て、ユーメラニンの比率が多いと、より黒くなります。

環境でメラニンは増減します。日焼けですぐに黒くなるのは、すでにあるメラニンの酸化です。ゆっくり黒くなるのは、紫外線などの刺激でメラニンの合成が促進されメラニン顆粒が増えるからです。また、ホルモンの影響でメラニンが増える変化は長く続きます。元に戻る時間には個人差があり、沈着して戻らないこともあります。

肌の赤みは、真皮に張り巡らされた血管が透けて見えることによります。赤血球の中にある**ヘモグロビン**という色素は、酸素と結びつくと鮮赤色、酸素から離れると暗赤色になります。皮膚の血管が拡張すれば皮膚は赤く見え、血管が収縮すれば白っぽく、酸素と結びついたヘモグロビンが減ると青黒くなります。

カロテン（カロチン）は脂溶性の黄色い色素で、血液中に増えると角質や皮下脂肪にたまり皮膚が黄色くなります（柑皮症）。特に角質の厚い手掌や足裏で目立ち、ミカンなどカロテンを豊富に含む食物を多く食べることが主な原因ですが、肝臓が悪くてカロテンをビタミンAに変えることができなくなるために起きることもあります。肝臓などの病気でビリルビンという黄色い色素が増えて起こる黄疸では、体以外に白目も黄色くなるので、白目が黄色くならない柑皮症とは区別がつきます。

老化による肌のくすみには、**リポフスチン**という黄色い色素が関わります。リポフスチンは脂肪の酸化によってでき、老化に伴ってだんだん増え、皮膚だけでなく脳や心臓、肝臓をはじめ全身の細胞に蓄積します。

※ **理解のポイント** ※

- メラニン顆粒の数と大きさ、メラニンの種類で皮膚の色調が変わる。
- 皮膚血管の拡張で赤、収縮で白、酸素化ヘモグロビンが少ないと青黒くなる。
- カロテン、リポフスチン、ビリルビンは、増えると皮膚を黄色くする。

皮膚の色を決める色素

メラニン：メラニン顆粒が大きくてたくさんあると濃い
ユーメラニン（黒〜暗褐色）とフェオメラニン（赤褐色〜黄色）の比率が人によって違う
メラニン顆粒はゆっくり増えるが、メラニンは紫外線などで酸化するとすぐ黒くなる
ホルモンの変化によるメラニンの変化はゆるく長く続く

ユーメラニン　　フェオメラニン
黒〜暗褐色　　赤褐色〜黄色

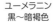
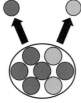

メラニン顆粒

酸化

すぐ黒くなる

ヘモグロビン

皮膚が赤い

皮膚が青白い

皮膚の血管が
拡張

皮膚の血管が
収縮

または

ヘモグロビンが
たくさん
酸素と結合

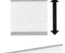

酸素と離れた
ヘモグロビン
が多い

O_2　Hb　O_2
O_2

Hb

酸素と結びつくときれいな赤

酸素と離れると青黒い
チアノーゼ：唇や爪が青っぽいこと
（血流が悪いとそもそもヘモグロビンがそこにないので
白っぽい）

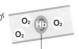

カロテン（カロチン）

- ミカン、ニンジン、ほうれん草、カボチャ、トウモロコシ、卵黄、バターなど
- カロテンの多い食物をたくさん食べ続けると、カロテンが皮膚に沈着して黄色っぽくなる
- 特に手掌や足の裏に出る（白目は黄色くならない）
- 肝臓病や脂質異常症で起きやすい
- 原因となる食べ物を控えれば2〜3ヶ月で治る

- もし体だけでなく白目も黄色かったら注意！
  ･･･ビリルビンが血液中に増えている＝黄疸
  （肝臓の病気や赤血球の破壊亢進で起きる）

リポフスチン

- お肌のくすみの犯人！
- 歳をとると脂質が酸化してできる黄色い色素
  ←ビタミンEやCなどの抗酸化物質がくすみに良いのはこの理由

2-6. 毛の成り立ちと変化

毛は、胎児の時に皮膚の表面が細くググっと内部に落ち込んでできあがります。表皮の角化細胞のように成長するのが毛の本体で、周囲は毛包と呼ばれる袋に包まれています。毛の色や形や成長はどうなっているのでしょうか。

皮膚に埋もれた毛根は、周囲を**毛包**に包まれています。毛包の内側は表皮に続く上皮組織で外側は真皮に接する結合組織です。毛包は傾いていて、付着する立毛筋が収縮すると毛が立ちます。毛根の上部には脂腺が開きます。遺伝的に毛包の断面が円だと直毛、楕円や潰れた形だと巻き毛などくせのある毛になり、直毛の方が皮脂腺から出た脂肪がつきやすいのでつやが出やすくなります。毛の一番下の部分（**毛母**）には、毛に色素を与えるメラニン細胞もあり、ユーメラニンが多いと黒く、少ないと金髪に、フェオメラニンが多いと赤毛になります（1-2-5）。加齢などでメラニン細胞が減り、さらに毛の内部に空気が入ると白髪になります。毛髪のケラチンは金属を吸着しやすいので、遺伝以外にも環境による色の変化が起きます。

毛母には、深層から結合組織の**毛乳頭**が突き出し、毛細血管から栄養を送ります。毛乳頭の刺激で深層の毛母細胞がどんどん分裂し、すぐメラニンを受け取って色づき、やがて押し上げられ角化して毛ができます。皮膚から突き出た毛幹部分の細胞はすべて角化し、生きた細胞ではないので、一度傷むと修復されません。毛のケラチンは表皮のケラチンと少し違い、非常に硬くできています。最表面はこのケラチンがうろこのように並び（**キューティクル**）、この重なりが厚いと硬い毛になります。

毛の成長は周期的で、頭髪では、数年間ずっと分裂成長を続け、ある時毛包が小さくなって上昇し分裂をやめます。この退行期は2週間ほどで、今度は数ヶ月間そこで休止します。その後、再び毛包が下がって分裂を始め、下に新しい毛ができると、上に残った古い毛は抜け落ちます。ヒトの頭髪の場合は、8割以上が成長期にあり、周期は1本ごとにバラバラなので、通常は一斉に抜けることはありません。

毛は、感覚神経とともに触覚装置にもなり、紫外線などの刺激を減らし、まつげや鼻毛はホコリを防ぎ、陰毛や脇毛は皮膚への摩擦を和らげ、汗の放散とも関わります。

✳ 理解のポイント ✳

● 毛根は毛包に包まれ、毛包には脂腺や立毛筋がついている。
● 毛乳頭の上の毛母で毛の細胞は分裂し成長して角化する。
● 毛は数年成長を続け、数ヶ月休止して、抜け毛とともにまた同じところから生える。

毛の成り立ち

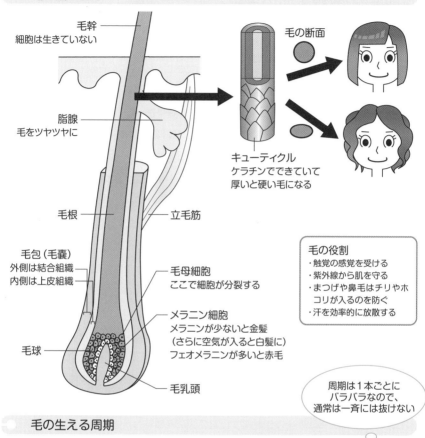

毛幹
細胞は生きていない

脂腺
毛をツヤツヤに

毛根

立毛筋

毛包（毛嚢）
外側は結合組織
内側は上皮組織

毛母細胞
ここで細胞が分裂する

メラニン細胞
メラニンが少ないと金髪
（さらに空気が入ると白髪に）
フェオメラニンが多いと赤毛

毛球

毛乳頭

毛の断面

キューティクル
ケラチンでできていて
厚いと硬い毛になる

毛の役割
・触覚の感覚を受ける
・紫外線から肌を守る
・まつげや鼻毛はチリやホコリが入るのを防ぐ
・汗を効率的に放散する

周期は1本ごとに
バラバラなので、
通常は一斉には抜けない

毛の生える周期

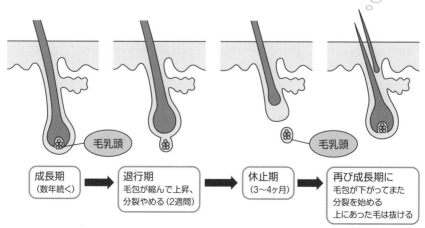

毛乳頭

毛乳頭

| 成長期
（数年続く） | → | 退行期
毛包が縮んで上昇、
分裂やめる（2週間） | → | 休止期
（3〜4ヶ月） | → | 再び成長期に
毛包が下がってまた
分裂を始める
上にあった毛は抜ける |

2-7. 皮膚表面の皮脂と汗と常在菌

表皮の組織が管状に深く落ち込んでできた外分泌腺が皮脂腺や汗腺です。
皮脂や汗を皮膚表面に放出して、皮膚を守る役割もします。それに一役買う
のが皮膚を覆う常在菌です。

皮脂腺は、手掌や足裏を除く全身の皮膚にあります。毛孔（毛穴）に開き、体の部位
で分布に偏りがあります。特に、顔のTゾーンや胸骨部、脇、へその周り、外陰部など
に集まっています。一部、毛と関係なく乳輪などの表面に開く独立脂腺もあります。
皮脂の分泌には年齢やホルモンも関わり、女性は思春期に一番多く分泌されます。

汗腺には、**エクリン腺**と**アポクリン腺**があります。エクリン腺の汗は薄い尿と考
えてもいいでしょう。尿より水分が非常に多く、乳酸が入り、尿素やアンモニアなど
はずっと少ないですが、尿と同様に血液の成分を反映します。腺で作られた汗は、導
管を移動しながらミネラルが再吸収されますが、急激に汗をかくと再吸収ができず
Na^+の多い汗が出ます。だから大汗をかいた時は水だけでなく塩分も補給しないと
いけません。エクリン腺はほぼ全身にありますが、部位により出方が違います。暑い
と、体温調節のため特におでこや首から出ますが、手掌と足裏からは出ません。
元々、手と足の汗には、摩擦を大きくして物をしっかりつかむための役割がありま
す。緊張で汗が特に出るのは手掌と足裏と腋窩（脇の下）です。おでこや鼻は、刺激
物を食べると汗が出ます。一方のアポクリン腺は、思春期に性ホルモンと関係して
発達し、腋窩や外陰部など限られた部位の毛孔に開き、栄養に富んだ汗を出します。
汗腺はどちらも交感神経の支配です。エクリン腺はアセチルコリンで、アポクリン
腺は性的興奮などの刺激でノルアドレナリンの作用を受けて、汗を放出します。

皮膚の表面は常に表皮ブドウ球菌など多くの**常在菌**で覆われています。こうした
菌は、皮脂の中性脂肪をリパーゼで分解して遊離脂肪酸とグリセリンに分け、さら
に汗と混ぜて乳化することで、保湿し、悪い菌を寄せつけない弱酸性の最高級の皮
膚防御クリームを作って皮膚の表面をコーティングします。ただし、皮膚常在菌に
は黄色ブドウ球菌などの悪い菌もいて、これらが増えることで肌荒れも起きます。

✳ **理解のポイント** ✳

- 皮脂は体の部位によって量が違い、年齢、ホルモンによっても左右される。
- 汗腺は、体温調節や緊張などで部位ごとに違う汗の出し方をする。
- 皮膚常在菌は、皮脂を分解し汗と混ぜることで皮膚を守るクリームを作る。

皮脂腺の多い部位

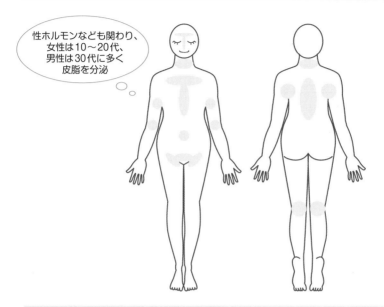

性ホルモンなども関わり、女性は10〜20代、男性は30代に多く皮脂を分泌

エクリン汗腺とアポクリン汗腺

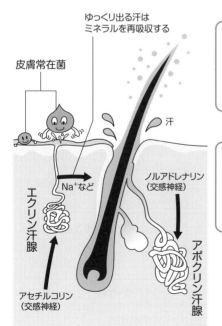

ゆっくり出る汗はミネラルを再吸収する

皮膚常在菌

汗

ノルアドレナリン（交感神経）

Na⁺など

エクリン汗腺

アポクリン汗腺

アセチルコリン（交感神経）

エクリン汗腺
- ほぼ全身にある
- 暑いと出る（特におでこや首など。掌と足裏は出ない）
- 緊張すると出る（特に脇や掌と足裏）
- 手足の汗は元々、摩擦を大きくするため
- 刺激物を食べると出る（特におでこや鼻）

アポクリン汗腺
- 思春期になって活動
- 限られた部位に、毛と関係してある（脇、陰部、乳輪）
- 興奮したり緊張すると出る（特に性的活動）

表皮ブドウ球菌などの皮膚常在菌が、汗と皮脂を混ぜて弱酸性の天然クリームを作って皮膚を守る

2-8. 真皮のコラーゲンと血管

真皮の大部分は方向を持って並んだコラーゲン線維ですが、その他にも、弾性線維や細胞外基質の糖が真皮を安定させ、いくつかの細胞も活動しています。そして、血管にも独特な配置と役割があります。

真皮の線維の多くは丈夫な**コラーゲン線維**（1-1-4）ですが、ゴムのように伸び縮みする**弾性線維**もあります。弾性線維は主にエラスチンというタンパク質からできています。細胞と線維の間の基質には、糖がくっついたタンパク質や、ヒアルロン酸などの**ムコ多糖**が含まれます。保水力がありモチモチしたムコ多糖は、集まってコラーゲンやエラスチンと結びつき、潤滑油のようにはたらきます。ムコ多糖は細胞の増殖などにも関わり、ヒアルロン酸はがんの転移を促進する面があることも知られています。コラーゲン線維や弾性線維やムコ多糖は**線維芽細胞**が作ります。また、アレルギーに関わる肥満細胞など白血球の仲間も真皮の中で活動しています。

真皮のコラーゲン線維は、体の部位により一定方向を向いています。皮膚は線維に沿う方向の引き伸ばしに強く、線維に垂直に伸び（太り）やすく裂けやすくなっています。このコラーゲン線維の向きを反映したのが**ランガー割線**ですが、毛孔（毛穴）の長軸が線維の方向になるので、毛穴の形をよく見ると方向が推測できます。

真皮の血管は、深層と中央に水平に分布する層を作り、真皮乳頭の直下でさらに水平に網目を作って真皮乳頭内へループ状に毛細血管を突き出します。また、汗腺と毛包の周囲には細い血管が特に密に集合しています。皮膚血管は交感神経の支配で、体温調節にも大きく関わり、多くの部位で発汗と同時に拡張します。また、通常の血管は、動脈と静脈の間に間質と水分をやりとりする毛細血管を挟むのですが、手足や鼻や耳介など体の末端の毛のない部分には、動脈がそのまま静脈につながる**動静脈吻合**（AVA）という特別なルートがあります。この血管のバイパス部分は、体温が上がるといっきに拡張するので、周囲の皮膚温も上昇し発汗が増え、拡張した血管からはどんどん熱が放散し、効率良く体温を低下させることができます。

真皮には感覚神経の受容器も多く分布し、毛とともに皮膚への刺激を察知します。

✦ **理解のポイント** ✦

● 真皮の主な線維は、頑丈なコラーゲン線維と伸び縮みする弾性線維。
● コラーゲン線維は体の部位ごとに向きがあり、その方向の引き伸ばしに強い。
● 皮膚の血管は、真皮や表皮への栄養供給だけでなく体温調節も担う。

真皮の成分

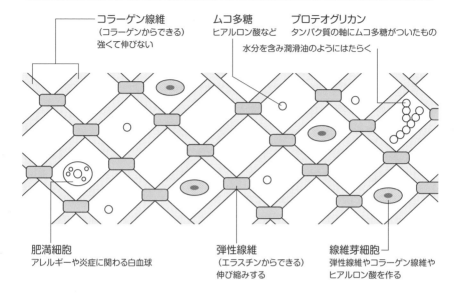

コラーゲン線維
（コラーゲンからできる）
強くて伸びない

ムコ多糖
ヒアルロン酸など

プロテオグリカン
タンパク質の軸にムコ多糖がついたもの
水分を含み潤滑油のようにはたらく

肥満細胞
アレルギーや炎症に関わる白血球

弾性線維
（エラスチンからできる）
伸び縮みする

線維芽細胞
弾性線維やコラーゲン線維や
ヒアルロン酸を作る

真皮の血管と動静脈吻合

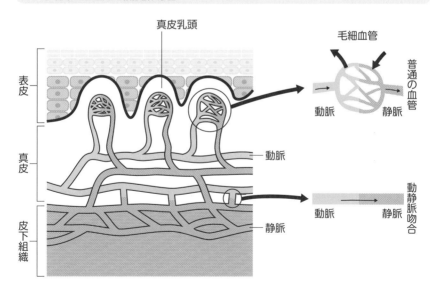

真皮乳頭

毛細血管

普通の血管

動脈　　静脈

表皮

真皮

皮下組織

動脈

静脈

動静脈吻合

動脈　　静脈

- 動脈が毛細血管を挟まず、そのまま静脈につながる動静脈吻合（AVA）は、手足と顔だけにある。
- 暑いといっきに拡張して放熱する。

2-9. 皮下組織の重要なはたらき

皮下組織は皮下脂肪と呼ばれる部分で、たくさんの脂肪細胞が集まった組織です。ダイエットでは嫌われものですが、体にとって不可欠で重要な役割がたくさんあるので、それなりの量が必要なものなのです。

皮下組織には脂肪細胞が集まり、頑丈な真皮と違って柔らかさがあります。もしも**皮下脂肪**がなく真皮のすぐ下が筋肉だとしたら、ちょっと皮膚がずれただけでその外力で筋肉が傷むでしょう。しかし、実際は皮下組織が動くので、筋肉は引きずられずに守られ、逆に筋肉の動きで皮膚がずれることもありません。お相撲さんが格闘に強いように、この脂肪のクッションは外部からの衝撃も吸収して体を守ります。また、体の深部からやってきて皮下組織を通って表皮の直下へ向かう神経も血管もリンパ管も、周囲の皮下脂肪が圧迫から守っています。褥瘡（床ずれ）は、長時間の圧迫で血流がとぎれ皮膚の細胞やその下の骨に酸素や栄養が行かず壊死が起きた状態ですが、皮下脂肪が少ない部分に起きやすいのも理解できるでしょう。

皮下組織は結合組織なので、脂肪細胞の間にコラーゲン線維を含み、水平なファッシアや、真皮から垂直方向へ向かってくさびのように固定する線維で、全体としての形を保っています（1-1-6）。物理的に皮下脂肪を外から吸い取るようなことをする場合、血管も神経もリンパ管も、そして間のコラーゲン線維とその膜も部分的に切れます。神経や血管は多少再生しますが、コラーゲン線維の並びは元どおりに修復されるとは限らないので、皮膚が大きくゆがんだりたるんだりするかもしれません。

皮下脂肪は、体の熱を外に出さずに保温もしています。痩せて皮下脂肪が少なくなると、体熱は外に放散されやすくなり、冷えやすい体になります。しかし、これは脂肪が熱を伝えにくい性質のためなので、厚い皮下脂肪がすっかり冷えてしまった場合は逆に暖まりにくく、保冷剤をつけているようなものです。太めの方がお尻が冷たいと感じたときは、いったんリセットして脂肪を暖めた方がよいでしょう。

皮下脂肪は内臓脂肪とは部位が違うだけでなく、性質も全く違い、良いホルモンを出して肥満を防ぎ、動脈硬化などから体を守るはたらきもあります（1-3-5）。

✳ 理解のポイント ✳

- 皮下組織は皮下脂肪のクッションで体を機械的刺激から守る。
- 皮下組織は皮下脂肪のクッションで血管や神経やリンパ管を守る。
- 皮下組織は体の熱を逃がさずに保つはたらきがある。

体を守る皮下組織

• 皮下組織は結合組織なので、コラーゲン線維である程度形を保ち、たくさんの脂肪が血管や神経を守っている。

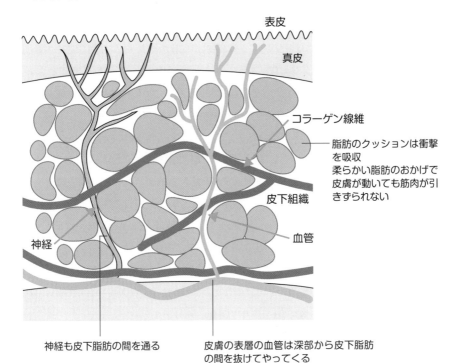

神経も皮下脂肪の間を通る

皮膚の表層の血管は深部から皮下脂肪の間を抜けてやってくる

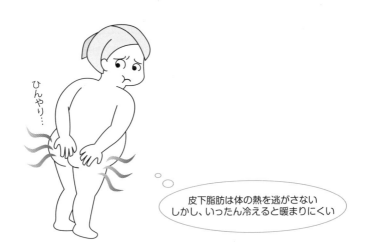

ひんやり…

皮下脂肪は体の熱を逃がさない
しかし、いったん冷えると暖まりにくい

3. 体脂肪をしっかり理解する

3-1. 中性脂肪を詳しく知る

体脂肪とは皮下脂肪と内臓脂肪のことです。体脂肪のほとんどは中性脂肪でできています。そして中性脂肪を作る脂肪酸にも違いがあります。体脂肪を理解するために、まずは中性脂肪の中身を知りましょう。

中性脂肪、つまり**トリグリセリド**は、その名前からわかるように、3個（トリ）の**脂肪酸**が、1個の**グリセリン（グリセロール）**にくっついたものです。脂肪酸は脂質ですが、グリセリンはアルコールの一種で、とても保水性が高いために化粧品の主な成分にもなっています。＋やーに荷電していないので"中性"脂肪といいます。

脂肪酸は炭素（C）が連なった鎖状の分子で、中性脂肪を作るのは炭素が12個以上の長鎖脂肪酸です。長鎖脂肪酸には、鎖が直線状の**飽和脂肪酸**と、二重結合があるため通常はねじれがある**不飽和脂肪酸**があります。不飽和脂肪酸はねじれた構造のせいでぎっちり詰め込めないので溶けやすく、室温で液状になります。不飽和脂肪酸は二重結合の数が1個の一価不飽和脂肪酸と2個以上の多価不飽和脂肪酸に分かれます。一価不飽和脂肪酸のオレイン酸と多価不飽和脂肪酸のリノール酸は体内に豊富にあります。多価不飽和脂肪酸は、最初の二重結合の位置が端（ω）から何個目かにより$\omega 3$と$\omega 6$に分かれます。$\omega 6$はリノール酸とその誘導体で、多くの植物油に入っており、$\omega 3$には、アマニ油のαリノレン酸、魚に多いEPAやDHAがあります。

ヒトはリノール酸やαリノレン酸を体内で合成できないので、必ず食事で摂らないといけません（必須脂肪酸）。脂肪酸は、エネルギー源となるだけでなく、体内の反応で変化してホルモンのようにはたらき、臓器の炎症と関わったり、脳内で神経に作用することがわかっています。$\omega 3$は、十分摂取すると、脳や心臓血管の健康に良いことが知られています。しかし、不飽和脂肪酸は、二重結合の部位がとても酸化されやすいために、細胞膜を傷つけるなど体にとって害になる面もあります。

中性脂肪は同時にいろいろな脂肪酸を含み、脂肪酸の種類によって性質が変わります。例えば、飽和脂肪酸が多いと室温で固形のいわゆる脂肪ですが、不飽和脂肪酸が多いと室温で液状になり油脂と呼ばれます。

☀ 理解のポイント ☀

- 体脂肪を作るのは中性脂肪（トリグリセリド）である。
- 中性脂肪は1個のグリセリンに3個の長鎖脂肪酸が結合した分子。
- 脂肪酸は、飽和脂肪酸と不飽和脂肪酸に大きく分かれる。

中性脂肪とは

- 中性脂肪は、グリセリン（グリセロール）に3個の脂肪酸がくっついたもの、トリグリセリド、トリアシルグリセロールともいう。

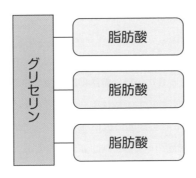

- 中性脂肪は果実や種の重要なエネルギー貯蔵体なので、オリーブやヤシなど、果実や種にたくさんの油が含まれ、たくさんの植物油がとれる。

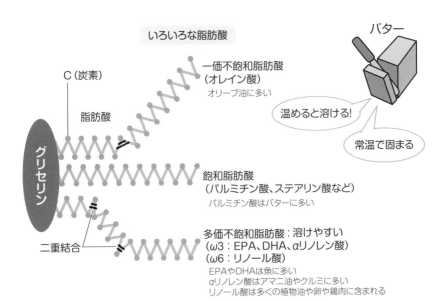

いろいろな脂肪酸

C（炭素）

脂肪酸

グリセリン

二重結合

一価不飽和脂肪酸
（オレイン酸）
オリーブ油に多い

バター

温めると溶ける!

常温で固まる

飽和脂肪酸
（パルミチン酸、ステアリン酸など）
パルミチン酸はバターに多い

多価不飽和脂肪酸：溶けやすい
（ω3：EPA、DHA、αリノレン酸）
（ω6：リノール酸）
EPAやDHAは魚に多い
αリノレン酸はアマニ油やクルミに多い
リノール酸は多くの植物油や卵や鶏肉に含まれる

※生体内の不飽和脂肪酸はほとんどがシス型で二重結合の位置がねじれるが、トランス型に変化すると二重結合でもまっすぐになる。トランス型の不飽和脂肪酸は、酸化しにくい反面、体に炎症を起こし、心臓血管を傷める。

3-2. 脂肪組織のキホン

脂肪細胞の中身はどうなっていて、どのように脂肪細胞は並んでいるのでしょうか？　脂肪組織の構造をミクロからマクロまで知ると、体脂肪を移動させることができない理由もわかります。

　体脂肪を作る中性脂肪は、水に溶けず水をはじくため、細胞の中でびっちり固まって水分が全くない油の粒＝**脂肪滴**になっています。中性脂肪は体の重要なエネルギー源になるので、使われない時は**脂肪細胞**の中に貯蔵され、エネルギーが余っている状態が続くと脂肪細胞の中で中性脂肪の脂肪滴はどんどん大きくなっていきます。体の多くの細胞は、核の周囲に広い細胞質の空間がありますが、脂肪の貯蔵庫として成熟した脂肪細胞の中では、脂肪滴が細胞質の大部分を占め、核は隅に追いやられています。脂肪細胞の数は、出生直後と思春期前後に増えるだけで、成長すると数はほぼ一定であることがわかっています。つまり、大人が太るのは、脂肪細胞の数が増えるのではなく、脂肪細胞そのものが個々に肥大するのです。

　脂肪細胞は**脂肪組織**の中でバラバラに集まっているわけではありません。脂肪組織と脂肪細胞の関係は、ミカンの構造に似ています。ミカンの皮をむくと中に房がいくつかあり、さらにその房の中にも黄色い粒がたくさんあります。この粒が脂肪細胞で、中の薄皮や外の皮がコラーゲン線維でできた膜にたとえられます。脂肪細胞はまず、コラーゲン線維でできた薄い膜の袋の中にまとめられて、脂肪小葉という単位を作り、さらにその脂肪小葉がコラーゲン線維の隔壁でまとめられているのです。皮下脂肪の場合はさらに、浅筋膜や深筋膜といったファッシアや垂直方向のコラーゲン線維の帯などが隔壁となり、脂肪組織がいくつかに区分けされます（1-1-6）。女性は、ウエストの脂肪を胸に移動させることができたらいいな、と思うかもしれませんが、このように体脂肪の細胞は各部位でコラーゲン線維でできた膜の中にしっかり閉じ込められていて、他へ移すことはできません。体の中でエネルギー源が足りなくなった時に、それぞれの部位で、個々の脂肪細胞の中の中性脂肪の脂肪滴が分解されて脂肪細胞が小さくなるだけなのです。

☀️理解のポイント☀️

- 成熟した脂肪細胞は中性脂肪の脂肪滴をたくさん含む。
- 脂肪細胞は成人では基本的に数は増えず、個々の大きさが変わる。
- 脂肪細胞は集まって、コラーゲン線維の膜の中に閉じ込められている。

子供のとき　　　　　大人になって同じ条件で太ると……

普通

子供の頃に太ると脂肪細胞の数が増える

大人になると脂肪細胞の数はほぼ一定
大人が太るのは細胞1個1個が大きくなるため

肥満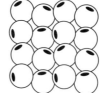

子供の頃に太ると脂肪細胞の数が多くなってしまうので、大人になってより簡単に太りやすい
（ただし、大人でも異常に脂肪が多くなると脂肪細胞が増えることがある）

脂肪組織*の構造

※脂肪組織はほとんどが脂肪細胞からなる

脂肪細胞

ほとんどが中性脂肪

脂肪滴

脂肪細胞の中は脂肪滴が占め、核などは隅に追いやられている

脂肪小葉

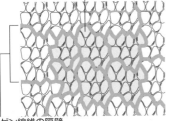

コラーゲン線維の隔壁

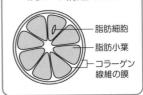

脂肪組織と脂肪細胞は
ミカンの構造みたい

脂肪細胞
脂肪小葉
コラーゲン線維の膜

• 脂肪細胞が集まってコラーゲン線維の膜で仕切られて脂肪小葉を作る。
• 脂肪小葉は集まってまたさらに少し厚いコラーゲン線維の膜で包まれている。

3-3. 脂肪が燃焼するってどういうこと？

体脂肪は分解されても、燃焼しないと減らず、それどころかまた元に戻ったりします。どうすれば体脂肪を減らせるのか考えるために、脂肪の分解と燃焼とは、それぞれどういうことなのか学びましょう。

　脂肪細胞は、いざという時のエネルギー源として中性脂肪を貯蔵しています。脂肪は水を含まず小さく集まれるので、同じ体積でも水と結びついたグリコーゲンよりずっと多くエネルギー源を貯蔵でき、さらに、同じ重さに対し糖質より多くのエネルギーを放出できるため、脂肪はとても効率の良いエネルギー源になります。

　中性脂肪はそのままではエネルギー源にできません。運動や絶食でブドウ糖だけではエネルギー源が足りなくなったり、ストレスがかかったりすると、脂肪を分解するホルモンが出てきて、中性脂肪は脂肪酸とグリセリンに分解されます。グリセリンはブドウ糖を作るのに利用され（1-8-4）、すぐにエネルギー源に変えられるのは脂肪酸の方です。グリセリンから切り離された脂肪酸を**遊離脂肪酸**※といい、長鎖脂肪酸はそのままでは水に溶けないため、血漿タンパク質のアルブミンと結合して運ばれ、エネルギーを必要とする体の細胞に届きます。脂肪酸はアルブミンと離れて細胞内に入ると、ミトコンドリアの中に入って、β酸化という酸化反応を受け、アセチルCoAという物質になります。ブドウ糖の解糖によってできたピルビン酸も、ミトコンドリアの中でアセチルCoAになってからクエン酸回路に入るので、その後のエネルギーを取り出す反応はブドウ糖と同じです（1-1-1）。脂肪を燃焼するということは、このように、酸素を使って脂肪酸を分解し、ATPを作ることです。

　アセチルCoAの量は制御されているため、遊離脂肪酸が増えても燃焼しきれずにアセチルCoAが過剰になると、アセチルCoAは肝臓で**ケトン体**に変換されます。

　また、体がそれほどエネルギーを必要とせず、遊離脂肪酸が血液中に過剰にある時は、脂肪酸には毒性があって危険なので（1-3-5）、脂肪細胞か肝臓がすぐ回収し、再び中性脂肪が合成されて脂肪細胞の中に貯蔵されます。

※本来、遊離という用語はそのまま血中に溶けているものに使うので、ここでは意味が違うことに注意

✴ 理解のポイント ✴

- 中性脂肪が分解されてできた遊離脂肪酸がエネルギー源となる。
- 遊離脂肪酸は、酸素を使って燃焼してエネルギーを作り出す。
- 脂肪酸から過剰にできたアセチルCoAはケトン体になる。

体脂肪の分解（体脂肪はそのままではエネルギー源にならない）

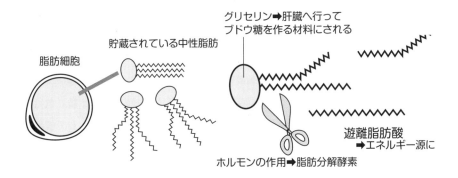

グリセリン➡肝臓へ行って
ブドウ糖を作る材料にされる

貯蔵されている中性脂肪

脂肪細胞

遊離脂肪酸
➡エネルギー源に

ホルモンの作用➡脂肪分解酵素

脂肪酸の燃焼とは

- 脂肪酸は水（血漿）に溶けないので、血漿タンパク質のアルブミンと結合して運ばれる。
- 細胞に着くとアルブミンから離れて細胞の中へ。

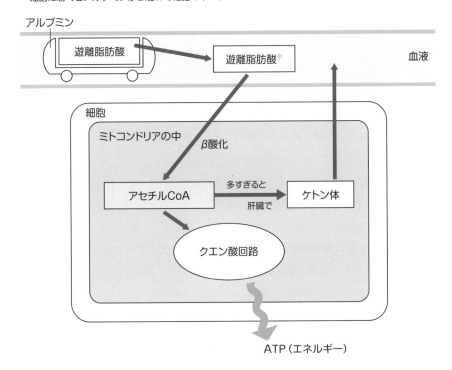

アルブミン

遊離脂肪酸

遊離脂肪酸※

血液

細胞

ミトコンドリアの中

β酸化

アセチルCoA

多すぎると
肝臓で

ケトン体

クエン酸回路

ATP（エネルギー）

※遊離脂肪酸が多すぎると…遊離脂肪酸は体にとって毒となるため、肝臓と脂肪細胞は遊離脂肪酸を血液からすぐ回収し、また中性脂肪を合成し貯蔵する

3-4. 内臓脂肪と脂肪肝

脂肪肝は内臓脂肪で、肝臓の周りに脂肪がついたもの、と思っていませんか？ 脂肪肝は内臓脂肪とは別で、肝臓の外の脂肪でもありません。そして、内臓脂肪がどこにあるかを知るには、まず腹膜を理解しないといけません。

内臓脂肪とは、腹膜の一部である**腸間膜**の間についた脂肪のことです。腹膜は、肺を包む胸膜と同様に、中にサラサラの漿液が少し入った袋状の膜です。肺を包む胸膜と違い、腹部内臓は複数あるので、腹膜が一つの袋であっても全体として複雑な形になり、臓器と直接接していない膜どうしはくっついています。胃や空腸や回腸や横行結腸などは周囲を腹膜に包まれ、2枚の腹膜がくっついた腸間膜の帯でゆるやかに固定されています。このため、これらの腸は位置関係を保ったままある程度自由に動くことができます。腹膜が閉じた袋なので、腸間膜という2枚の膜の間は腹膜の"外側"であり、腹膜腔という袋の内部とは違うので注意してください。

腸間膜は、消化器に向かう動脈や肝臓に向かう門脈という静脈などの血管、およびリンパ管と神経の通路です。そして、ここにたまった脂肪が内臓脂肪です。脂肪を運ぶ血管やリンパ管が豊富なので、栄養が過剰な時に脂肪がたまりやすい一方、脂肪が分解された時にも血流に乗りやすく、全身の組織で使われやすいため、痩せる時は皮下脂肪よりも先に内臓脂肪から使われ、減っていきます。

脂肪肝は、肝臓の細胞の内部に中性脂肪の脂肪滴がたくさんたまった状態で、飲酒、内臓脂肪型肥満、糖尿病が主な原因です。当然、糖質や脂質の摂りすぎが問題となりますが、不思議なことに逆の低栄養でも脂肪肝が起きます。絶食の繰り返しや絶食後の再栄養、急激な体重減少などでも脂肪肝になります。そのしくみは、毒性のある遊離脂肪酸の過剰 (1-3-5)、アミノ酸やミネラルの欠乏、腸内細菌やミトコンドリアの異常、細胞内の分解代謝システム (オートファジー) の関わりなど諸説あって複雑ですが、肝臓は栄養が来ないと脂肪をため込む性質もあるようです。

脂肪肝自体は生活改善で元に戻すことができますが、場合によっては脂肪肝炎が起き、ひどいと不可逆な肝硬変に至ることがあります。

✴ 理解のポイント ✴

- 内臓脂肪は、腹膜の腸間膜の間にたまった脂肪のこと。
- 内臓脂肪は間に血管が豊富なので、たまりやすいが一方で減りやすい。
- 脂肪肝は肝細胞内に中性脂肪がたまったもので、飲酒・肥満・糖尿病がリスク。

内臓脂肪と腸間膜（お腹を水平に切った断面）

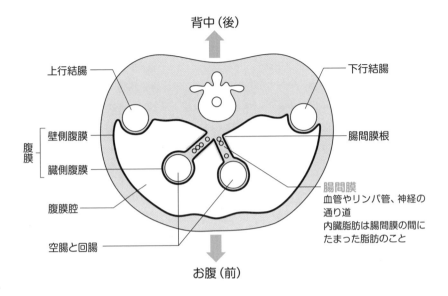

背中（後）

上行結腸

下行結腸

壁側腹膜

腹膜

臓側腹膜

腸間膜根

腹膜腔

腸間膜
血管やリンパ管、神経の
通り道
内臓脂肪は腸間膜の間に
たまった脂肪のこと

空腸と回腸

お腹（前）

脂肪肝 ＊

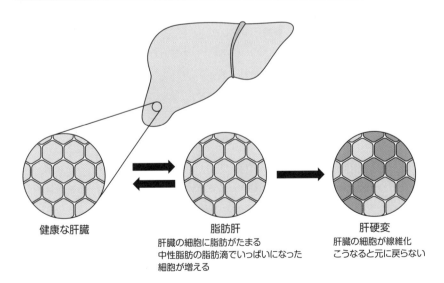

健康な肝臓

脂肪肝
肝臓の細胞に脂肪がたまる
中性脂肪の脂肪滴でいっぱいになった
細胞が増える

肝硬変
肝臓の細胞が線維化
こうなると元に戻らない

＊ 肝臓の細胞の中に中性脂肪がたまり、中性脂肪の脂肪滴でいっぱいになった細胞が増えた状態

3-5. 脂肪の悪とホルモン

高脂肪食を続けると糖尿病になります。糖でないのになぜ？　と思うかも
しれませんが、脂肪細胞はいろいろなホルモンを出し、中にはとても体に悪
いホルモンもあるのです。また、ある種の脂肪には細胞毒性があります。

　脂肪細胞はいろいろなホルモンを出しますが、小型脂肪細胞の**皮下脂肪**と大型脂肪
細胞の**内臓脂肪**では出すホルモンが違います。皮下脂肪は、食欲を抑え脂肪を分解す
る**レプチン**と、炎症や動脈硬化を抑えインスリンの感受性を上げるアディポネクチンと
いう善玉ホルモンを出します。皮下脂肪がつくとレプチンが増えて満腹感が出やすく
肥満にブレーキがかかり、痩せるとレプチンが減って食欲が増し脂肪がつきやすくな
り、体重が一定範囲に保たれます。一方、内臓脂肪は、体の酸化ストレスを増やし、イ
ンスリンの感受性を下げ、血管の炎症を起こし、血栓ができやすくなり、血圧を上げる
悪玉ホルモンを複数出します。これらは皮下脂肪の善玉ホルモンのはたらきも下げてし
まうため、皮下脂肪があっても内臓脂肪が増えると糖尿病や高血圧などになります。動
脈硬化を起こし、放っておくとやがて脳や心臓や腎臓の疾患を起こす状態をまとめて
メタボリックシンドロームといいますが、この概念の中心が「内臓脂肪の蓄積」なのは、
この恐ろしいホルモンのことを知れば理解できるでしょう。

　内臓脂肪は容易に分解されて遊離脂肪酸を放出します (1-3-3)。過剰な遊離脂肪酸は
ホルモンのようにはたらき、細胞を傷害したりインスリン抵抗性にしたりするなどの細
胞毒性があります。そのため、エネルギー源として使われない時は安全な中性脂肪に変
えられ皮下脂肪か内臓脂肪として貯蔵されます。しかし、脂肪の摂りすぎや運動不足で
エネルギーが余ると、脂肪が貯蔵場所からあふれ、肝臓（脂肪肝）、膵臓、筋肉の中や心
臓の内外にたまります。皮下脂肪・内臓脂肪以外の場所にあるこのような脂肪を**異所性
脂肪**といいますが、異所性脂肪は無秩序に遊離脂肪酸を放出し、臓器に慢性の炎症を
起こし、細胞を破壊します。不整脈や認知症にも関わり、内臓脂肪よりさらに深刻な問
題をいろいろと起こすことが近年わかってきました。ただし、こういった問題は高脂肪
食をやめるなど、食生活の改善で解消されるという良い報告もあります。

☀ 理解のポイント ☀

● 皮下脂肪は、食欲を抑え炎症や動脈硬化を抑える善玉ホルモンを出す。
● 内臓脂肪は、善玉ホルモンと反対のはたらきの悪玉ホルモンをいくつも出す。
● 肝臓や筋肉などにたまる異所性脂肪は、毒性のある遊離脂肪酸を無秩序に出す。

脂肪が出すホルモン（アディポサイトカイン＊）

内臓脂肪型肥満

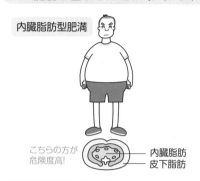

こちらの方が
危険度高!

── 内臓脂肪
── 皮下脂肪

皮下脂肪型肥満

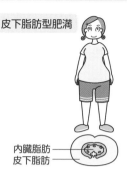

内臓脂肪 ──
皮下脂肪 ──

内臓脂肪が出す悪玉ホルモンの例
TNF-α（血管に炎症を起こすなど）
PAI-1（血栓を作る）
レジスチン（インスリンを効かなくする）
アンジオテンシノーゲン（血圧を上げる）など
体全体の酸化ストレスアップ

皮下脂肪が出す善玉ホルモン
太る➡レプチン↑：食欲を抑えて脂肪分解
痩せる➡レプチン↓：食欲増進、脂肪をためる
アディポネクチン：インスリンの感受性↑、動
　　　　　　　　　脈硬化や炎症を抑える

メタボな人が感染で血栓や
全身炎症が起きやすいのは、
こうした理由もある

● メタボリックシンドロームの定義

| 内臓脂肪型の肥満 | ＋ | 高血圧、高血糖、脂質異常のどれか2つ | …一番重要なのは内臓脂肪の蓄積 |

＊「アディポ」は「脂肪の」という意味で、「サイトカイン」はいろいろな生理活性物質（p94）のこと

怖い異所性脂肪

異所性脂肪：皮下脂肪・内臓脂肪以外の部位にある脂肪
　　　　　　無秩序に毒性のある遊離脂肪酸を放出して
　　　　　　細胞を傷つける

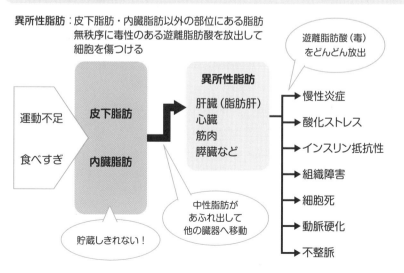

遊離脂肪酸（毒）
をどんどん放出

運動不足

食べすぎ

皮下脂肪

内臓脂肪

異所性脂肪
肝臓（脂肪肝）
心臓
筋肉
膵臓など

➡ 慢性炎症
➡ 酸化ストレス
➡ インスリン抵抗性
➡ 組織障害
➡ 細胞死
➡ 動脈硬化
➡ 不整脈

貯蔵しきれない！

中性脂肪が
あふれ出して
他の臓器へ移動

4. 食べて吸収してその栄養素が使われるしくみ

4-1. 栄養素のキホン① タンパク質

口から肛門までの消化管の中は体の外です。食物の栄養素が消化管の壁から体内に吸収されるには、消化によってかなり小さく分解されないといけません。栄養素のうち、まずはタンパク質の特徴を学んでいきましょう。

タンパク質は、**アミノ酸**がペプチド結合という様式でたくさんつながった大きな分子で、アミノ酸の数が少なくなると、アミノ酸の個数に応じて、ポリ（多い）やオリゴ（少し）、トリ（3）、ジ（2）といった量や数字の接頭語をつけた**ペプチド**と呼ばれます。例えばトリペプチドは、アミノ酸が3個つながっている分子、という意味です。

タンパク質はアミノ酸まで分解されないと吸収されません。タンパク質は、胃液や腸内の膵液によりどんどん分解されて小さなペプチドになり、最終的には小腸の壁の消化酵素でバラバラのアミノ酸となって体内の血管に入ります。赤ちゃんだけは、腸の壁がタンパク質を飲み込む特別なしくみがあるので、お母さんの母乳を通じてタンパク質である抗体をもらって体を守ることもできますが、本来、外来のタンパク質は体にとっては異物なので、新生児期を過ぎると吸収されなくなります。つまり、飲食物中のタンパク質はそのまま体に入ることはなく、生体内のタンパク質はすべて体内でアミノ酸から合成されたものです。タンパク質はアミノ酸を体に入れる目的で食べる必要があるのです。特に、体内で合成できない**必須アミノ酸**を食べないと、体に必要なタンパク質ができないため、必須アミノ酸が入った食品は重要です。

コラーゲンや酵素（1-4-5）はタンパク質なので体内に入りません。消化酵素のように腸管内（＝体の外）ではたらく酵素は意味があるかもしれませんが、食べた酵素が体内に入ってはたらくことはありません。また、特定のタンパク質を構成していたアミノ酸が、体に入ってまた同じタンパク質の原料になるわけではなく、全く自由に使われることがわかっているので、コラーゲンを食べたらそのアミノ酸がまた体内でコラーゲンになるということもありません。特に、コラーゲンはまずは普通のアミノ酸から合成されるため、コラーゲンが分解されてできた特別な飾りつきのアミノ酸（1-1-4）は、吸収されても逆にコラーゲン合成には使えないのです。

✳ 理解のポイント ✳

- タンパク質はアミノ酸がつながった大きな分子で、そのままでは吸収されない。
- タンパク質は消化管でバラバラのアミノ酸となって体内に吸収される。
- 新生児だけはタンパク質を吸収でき、母乳から抗体をもらう。

消化と吸収

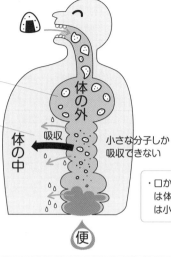

・消化とは食物を小さく分解すること

・吸収とは栄養素を体内（血管やリンパ管）に入れること

体の外

吸収

体の中

小さな分子しか吸収できない

・口から肛門までの消化管の中は体の"外"で、吸収されるのは小さい分子だけ

便

タンパク質とペプチド

➡➡➡消化されてだんだん小さくなる

タンパク質	ポリペプチド	オリゴペプチド	トリペプチド	ジペプチド	アミノ酸
アミノ酸が大量に連なる大きな分子	アミノ酸がたくさん連なる	アミノ酸が少し連なる	アミノ酸が3個連なる	アミノ酸が2個連なる	アミノ酸1個
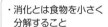			∞∞∞	∞	○

体に入るのはアミノ酸だけ、赤ちゃんだけは抗体（タンパク質）を吸収できる

必須アミノ酸

トリプトファン	バリン
リシン（リジン）	ロイシン
メチオニン	イソロイシン
フェニルアラニン	ヒスチジン
スレオニン（トレオニン）	

体内で合成できないので、食物から摂らないといけない

4-2. 栄養素のキホン② 炭水化物

ヤギは紙を食べて栄養にできます。なぜなら、本来の紙は樹木のセルロースという繊維、つまり炭水化物から作るから。でもヒトにとって紙が栄養にならないのはなぜ？ 炭水化物の消化と吸収を学びましょう。

炭水化物は生化学的に糖質と同じものですが、栄養の話に限り、ヒトに消化できない**食物繊維**を消化できる**糖質**から分けます。炭水化物は糖の数で、**単糖**、**二糖**、**多糖**の３種類に分けられます。単糖はブドウ糖、果糖、ガラクトース、二糖は乳糖、麦芽糖、ショ糖、多糖はでんぷん、グリコーゲン、セルロースなどです。糖の数が少ない多糖がオリゴ糖であり、消化の過程などで、オリゴ糖や二糖などいろいろな大きさの数種の糖が混ざって存在する時、それらの糖をまとめてデキストリンと呼びます。

腸管で吸収されて体内に入るのは単糖だけです。そのため、ブドウ糖など単糖は摂取するとそのまますぐ吸収されますが、デンプンは消化に時間がかかり、単糖まで分解できない炭水化物はそのまま腸管の中で便になります。つまり、単糖に分解できない物質を使えば、吸収されないのでカロリーゼロということができるのです。しかし、そうした人工甘味料の中には、甘味を感じるのに血糖値を上げない反面、逆にそのことで恒常性を崩して耐糖能異常を起こしたり、腸内細菌に影響したりして太りやすくなる可能性が指摘されている物質もあり、必ずしも良い面ばかりではないようです。

保水し軟骨を守るということでサプリメントになっているヒアルロン酸やコンドロイチン硫酸は、多糖なので、食べてもそのまま吸収されず分解されてしまいますが、ヒアルロン酸の成分であるグルコサミンは単糖の仲間なので吸収されます。

食物繊維の消化は、体に元々備わる消化酵素ではなく、**腸内細菌**のはたらきです。ヤギは胃腸にセルロースを分解する酵素を出す細菌がいるので、紙を栄養にできるのです。食物繊維は、ヒトでは基本的に吸収されませんが、腸内の乳酸菌を守り、不溶性の食物繊維ならば便の水分とかさを増やすなどして大腸の壁を刺激するので便秘に良く、水溶性の食物繊維ならばその粘り気で糖の吸収をゆっくりにして血糖値の急な上昇を抑え、油を吸着して排泄する——といった良い面があります。

✳ 理解のポイント ✳

- 炭水化物は単糖と二糖と多糖に分けられ、体内に吸収されるのは単糖のみ。
- 多糖と二糖は単糖まで消化されないと吸収されない。
- 食物繊維は、単糖まで分解されず吸収されない炭水化物だが、体に良い面がある。

栄養素としての炭水化物

生化学的には炭水化物＝糖質だが、ヒトの栄養の話では…

炭水化物	糖質 消化できる エネルギー源 になる	多糖	糖類	※糖の多くは体の中でタンパク質とくっついた糖タンパク質に なっている。大量の多糖がタンパク質にくっついたのがプロ テオグリカン
		二糖		※数個の単糖がつながった糖を総称してデキストリンという
		単糖		※キシリトールやソルビトールなど単糖にアルコールがくっつ いたものを糖アルコールと呼ぶ
	食物繊維 消化できない エネルギー源 にならない	不溶性		腸内の善玉菌を増やす 便の水分とかさを増やして腸を刺激し、便秘に良い セルロースなど（ゴボウやキノコ、豆などに含まれる）
		水溶性		ネバネバで、糖の消化吸収を遅くし急な血糖上昇を防ぐ 油を吸って排泄する ペクチンなど（果物や芋、大麦などに含まれる）

日本人の多くは海藻の細胞壁の炭水化物を消化する
腸内細菌を持っているので、他の国の人と違い、食物繊維であっても
生の海藻を栄養にすることができる、という説もある

糖質は3種類

いち、に、たくさん…と覚えよう！

➡➡➡多糖や二糖は単糖まで消化される

多糖（グリカン）	二糖	単糖
でんぷん、グリコーゲン、グリコサミノグリ カン（ヒアルロン酸やコンドロイチン硫酸な ど）、セルロースなど	乳糖 （ラクトース）	ブドウ糖 （グルコース）
	麦芽糖 （マルトース）	果糖 （フルクトース）
小さな多糖＝オリゴ糖	ショ糖 （スクロース）	ガラクトース

デキストリンはこれらの
糖が混じった状態

体内に吸収される
のは単糖だけ

※牛乳で下痢する人は乳糖分解酵素が足りない。未消化の多糖や二糖は腸から大量の水分を引き込む（浸透圧が
高い）ので、便が水っぽくなる

4-3. 栄養素のキホン③　脂質

脂肪は水に溶けにくい性質のために、消化の過程がものすごく複雑です。さらに、吸収されたあとも、腸の壁で変化して、主に血管ではなくリンパ管に入るという特徴もあります。

　食物に含まれる主な脂肪は中性脂肪です (1-3-1)。中性脂肪は、口で噛まれ胃腸で掻き混ぜられて小さい脂肪の粒 (脂肪滴) になり、さらに小腸内でリパーゼという脂肪分解酵素によって脂肪酸が切り離されます。しかし、それだけでは集まってまた脂肪滴になってしまうので、胆汁酸の力を借りて**乳化**、つまり水になじむようにします。同時に、コレステロールやリン脂質など他の脂質も一緒になり、**ミセル**と呼ばれる小滴を作ります。ミセルは水分中をスムーズに移動できるので、速やかに吸収されます。小腸の壁内に入ったミセルは、いろいろな酵素のはたらきで再び中性脂肪に戻り、コレステロールなどとともに今度はタンパク質とくっついてカイロミクロンという脂肪滴となり、その後、リンパ管の中に入ります。つまり、脂肪は血管ではなくリンパ管に入り、最終的に左静脈角から血液に流れ込み、全身に配られます。腸から集まるリンパ管の合流部を**乳び槽**というのは、中のリンパ液が腸で吸収された脂肪で白く濁っているからです。他の栄養素に比べて脂肪が消化不良を起こしやすいのは、このように脂肪の消化吸収のしくみが複雑なためです。

　母乳や牛乳やココナツ油に多く含まれる**中鎖脂肪酸**は、中性脂肪を作る長鎖脂肪酸と違い、炭素数が少なく水になじみやすいので、ミセルにする必要がありません。そのため吸収速度が速く、吸収されるとすぐアルブミンという血漿タンパク質と結びついて血液中に入るため、エネルギー効率が良いという特徴があります。

　酪酸など炭素数が6個以下の**短鎖脂肪酸**は、乳製品にも含まれますが、主に腸内細菌が大腸で食物繊維などを発酵させて作っています。これも中鎖脂肪酸と同様に大腸の壁から速やかに血中に吸収されてエネルギー源となりますが、それ以前に大腸上皮の細胞のエネルギー源としても使用され、大腸の壁を守り、大腸癌を防ぎ、大腸でのミネラルの吸収量を増やすなど健康に良い作用が知られています。

✳理解のポイント✳

- 食物中の脂肪のほとんどは中性脂肪である。
- 中性脂肪は、乳化されることで他の脂肪とともに吸収されリンパ管に入る。
- 中鎖脂肪酸と短鎖脂肪酸は速やかに吸収され血管に入る。

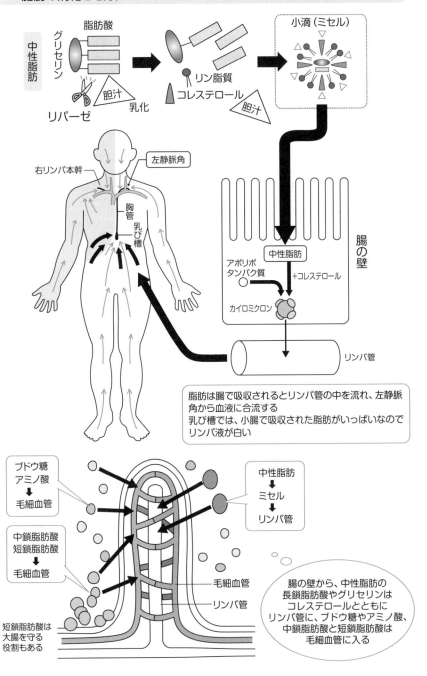

中性脂肪

グリセリン

脂肪酸

リパーゼ

胆汁

乳化

リン脂質

コレステロール

胆汁

小滴(ミセル)

右リンパ本幹

左静脈角

胸管

乳び槽

腸の壁

中性脂肪

アポリポ
タンパク質

+コレステロール

カイロミクロン

リンパ管

脂肪は腸で吸収されるとリンパ管の中を流れ、左静脈角から血液に合流する
乳び槽では、小腸で吸収された脂肪がいっぱいなのでリンパ液が白い

ブドウ糖
アミノ酸
↓
毛細血管

中鎖脂肪酸
短鎖脂肪酸
↓
毛細血管

中性脂肪
↓
ミセル
↓
リンパ管

毛細血管

リンパ管

短鎖脂肪酸は
大腸を守る
役割もある

腸の壁から、中性脂肪の
長鎖脂肪酸やグリセリンは
コレステロールとともに
リンパ管に、ブドウ糖やアミノ酸、
中鎖脂肪酸と短鎖脂肪酸は
毛細血管に入る

4-4. 栄養素が使われるしくみ（代謝）

栄養を摂らないといけないのは、体が摂取した栄養素を使い、体の成分を作ったりエネルギーを生産したりして生命を維持しているからです。栄養素を体内で利用する化学反応のことをまとめて代謝といいます。

代謝には、小さな分子から大きく複雑な物質をつくる**同化**と、大きな分子を分解して小さくする**異化**があります。例えば、アミノ酸からタンパク質をつくるのが同化で、タンパク質をアミノ酸に分解するのが異化です。同化で筋肉や骨など体の成分ができ、生きるために必要なホルモンなども合成されます。異化の反応ではエネルギーが放出されます。糖質、脂質、タンパク質の異化で熱とともにエネルギー源（ATP）が取り出され（1-1-1）、そのエネルギーが神経や内臓など生命の機能を維持して成長を促し、運動などの活動にも使われます。脂質の同化が進めば体脂肪は増えますから、「代謝を上げて痩せる」という時は、異化のことや次に述べる基礎代謝を指しています。

安静時でも呼吸し、内臓が動き、脳も活動し、筋肉もある程度の緊張を保っているので、体は常にエネルギーが必要です。覚醒時の生命維持に必要な最小のエネルギー量を**基礎代謝**といいます。基礎代謝は性別、年齢や環境、ホルモンの影響を受け、基礎代謝が大きいほどエネルギーを多く使うので太りにくくなります。

運動していないなどで多くのエネルギーを必要としない時、余った脂肪酸は危険なので、すぐ中性脂肪に同化され体脂肪になります（1-3-3）。つまり、摂取してもその時に使われない脂肪はすべて体につきます。昔はラットの実験から、糖も余ると、一部はグリコーゲンとして貯蔵されるものの大部分は体脂肪になると思われていましたが、ヒトは大きな脳で大量のブドウ糖を使うため、ラットとは異なることがわかりました。ブドウ糖は余っても、ヒトでは体脂肪に変換されにくい上に、糖から脂肪を合成する時に25％は熱になってしまうため、同じ量の脂肪食ほど体脂肪は増えません。脂質は飢餓に備えて備蓄されますが、ヒトでは糖質は多少多めに摂取してもほとんどがその日のうちに消費されてしまいます。ただし、血糖値が上がるとインスリンにより脂質が体脂肪になりやすくなるので、糖の摂りすぎも間接的に肥満につながります（1-8-3）。

✳ **理解のポイント** ✳

● 代謝は栄養素を使う化学反応で、物質を合成する同化と分解する異化がある。
● 覚醒時、生命維持のために必要な最低限のエネルギーの量を基礎代謝という。
● 使われない脂質は体脂肪として蓄積されるが、糖は体脂肪になりにくい。

代謝＝同化と異化

同化 小さい分子から大きな分子を作る

異化 大きな分子を分解して小さくし、熱とエネルギーを取り出す

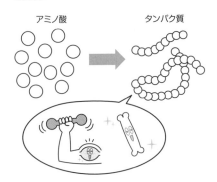

アミノ酸　　　　タンパク質

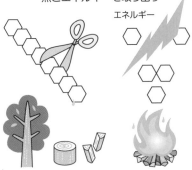

エネルギー

基礎代謝が高いのは…

基礎代謝量 (BMR)：覚醒時の生命維持に必要な最小のエネルギー量

基礎代謝量	高い　　　　　　＞　　　　　　低い	
脂肪組織以外の体重＊	重い	軽い
筋肉	多い	少ない
体格 (体表の面積)	大きい	小さい
体温	高い	低い
性別 (性ホルモンの役割が大きい)	男性	女性
年齢	乳幼児〜思春期	成人から加齢で徐々に低下
環境温度	寒冷時	温暖時
その他	アドレナリンなど特定のホルモン分泌時 (p206) 妊娠後半の女性	

＊脂肪組織の代謝はとても低いので、脂肪が多いと体重が重くても代謝は低くなる

脂肪は使わないと体につく

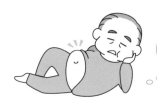

ラットでは脂肪だけでなく余った糖も脂肪になりやすいが、ヒトは脳で大量の糖を使うため糖を体脂肪に変えにくい

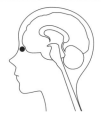

4-5. ビタミンやミネラルのキホン

炭水化物、脂質、タンパク質の3大栄養素だけでは健康を保てません。ビタミンやミネラルは少量であっても体に欠かせない栄養素です。種類やはたらき、食べて吸収するための条件など基本を学びましょう。

ビタミンは**脂溶性**と**水溶性**に分かれ、脂溶性ビタミンは脂質と同様の経路で消化吸収され (1-4-3)、水溶性ビタミンはそのまま腸の壁から血管に入ります。水溶性なら過剰に摂取しても尿に捨てられますが、脂溶性ビタミンは体脂肪に蓄積され害にもなりえます。ビタミンCをアスコルビン酸というなど、食品中や腸の吸収時に少し違う化学構造をとるために違う名称で呼ばれるものもあり、例えば、植物性食品内のβカロテンは腸や体内でビタミンA (レチノール) になります。

ほとんどのビタミンは**補酵素**としてはたらきます。**酵素**とは、それ自体は変化せずに化学反応を仲介するタンパク質で、補酵素は酵素を活性化させます。つまり、ビタミンがないと体内のいろいろな代謝が進まないのです。例えば、ビタミンB_1がないと糖がクエン酸回路で代謝されず乳酸がたまります (1-1-1)。神経の機能を保ち、葉酸とともに赤血球の合成に関わるビタミンB_{12}は、腸での吸収に胃の内因子が必要なので、胃の問題で欠乏し、神経の障害や貧血を起こします。ビタミンB_2、B_6、ナイアシン、ビオチンなどは皮膚との関係が深く、欠乏によって紫外線過敏症などの皮膚炎や色素沈着を起こします。ビタミンCはコラーゲン合成に不可欠なので、減ると血管の壁が弱り出血しやすくなり、お肌のシワやたるみも増えます (1-1-5)。ビタミンA、E、Cは抗酸化物質としてもはたらき、健康や美容に大切です。

ミネラルには、微量であっても体に不可欠なものがあります。ヨードは甲状腺ホルモンの、鉄はヘモグロビンの材料です。亜鉛の欠乏は味覚障害や皮膚炎、免疫低下を起こします。神経や筋の活動、血液凝固などいたるところで必要なカルシウムは、ビタミンDがないと吸収が悪くなります。鉄の吸収には胃酸やビタミンCの助けが必要です。このように、ミネラルやビタミンの欠乏を防ぐには、胃腸の健康を保ち、他の栄養素との関係も考えてバランスの良い食事を摂取しなければなりません。

✳ 理解のポイント ✳

- 水溶性ビタミンは尿で排泄されるが、脂溶性ビタミンは過剰だと蓄積する。
- ビタミンは補酵素としてはたらき、体の様々な代謝に関わる。
- ビタミンやミネラルの吸収には、他の栄養素や消化器の健康が関わる。

主なビタミンとミネラル

	主なビタミン（食品中か腸での吸収時の形）	欠乏時の症状の例（その他注意点）
脂溶性	A（βカロテン：植物性食品） （レチニルエステル：動物性食品）	夜盲症、皮膚が弱る、感染しやすい （過剰で肝障害、頭痛、嘔吐、柑皮症など）
	D	くる病・骨軟化症（骨が弱る）
	E	神経などに影響する
	K	出血傾向（過剰で肝障害）
水溶性	B_1（チアミン）	神経の変性、脚気
	B_2（リボフラビン）	皮膚の病変
	ナイアシン（ニコチン酸アミド、ニコチン酸）	皮膚炎、口角炎、口内炎、下痢、認知症
	B_6（ピリドキサール、ピリドキサミン）	神経や皮膚や筋の異常
	B_{12}（メチルコバラミンなど）	貧血、神経の障害（吸収に胃の内因子が必要）
	葉酸	貧血
	ビオチン	皮膚炎、食欲不振、筋肉痛
	パントテン酸	筋肉の疲れ、しびれなど
	C（アスコルビン酸）	壊血病、傷の治りが遅い、免疫低下など

- ビタミンA、D、E、Kは脂溶性…摂りすぎると毒性もある。できるだけ食事で摂ろう！

主なミネラル	欠乏時の症状の例（その他注意点）
カルシウム（Ca）	骨が弱る、骨格筋がつる、しびれ等（リン〈P〉やマグネシウム〈Mg〉の代謝と関係）
鉄（Fe）	鉄欠乏性貧血、免疫低下など（胃酸とビタミンCにより吸収されやすくなる）
ヨード（I）	甲状腺ホルモンが減る（摂りすぎでも甲状腺機能低下を起こす）
亜鉛（Zn）	味覚障害、湿疹、免疫低下、発育障害など
ナトリウム（Na）	筋のけいれん、食欲低下
カリウム（K）	筋力低下（生野菜や果物など生きた細胞内に多い、過剰だと不整脈による心停止が起きる）

酵素と補酵素

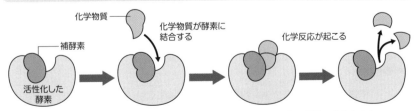

- 酵素（エンザイム）：タンパク質。化学反応を仲介し、それ自体は反応の前後で変化しない。
- 補酵素（コエンザイム）：ビタミンなど。酵素をはたらかせる。

4-6. 胃腸の構造とはたらきのキホン

胃腸はいつでも動いて消化吸収し、便を作ります。それをコントロールするのが自律神経です。そのはたらきだけでなく、神経が入っている胃腸の壁の構造を理解すると、潰瘍やがんの深度による違いもわかります。

胃腸の表面は**粘膜**で、その深層に筋肉（平滑筋）、外側には腹膜がつきます。粘膜の表面は上皮組織で毎日生まれ変わりますが、粘膜筋板という薄い層を挟んだ下の粘膜下層は血管や神経を含むゆるい結合組織です。皮膚と同様に層を考えるとわかりやすいでしょう（1-2-1）。消化管の壁が何かの理由で削れた場合、粘膜筋板より上だけなら**びらん**で、それより深いと**潰瘍**といいます。がんは粘膜表面の上皮から発生しますが（1-1-2）、粘膜筋板を越える深さまで到達すると、血管やリンパ管が豊富なので進行が速まります。粘膜はネバネバの粘液を出して胃腸の壁の表面を覆い、消化液や中を通過する病原体から壁を守ります。消化管の筋肉は縦横の2層で、食塊を混ぜたり、蠕動運動で送ったりできます。胃だけは内側にさらに斜めの筋層があり、いろいろな方向へ伸び縮みできるので、食物を混ぜておかゆ状にするのが得意です。

胃腸のはたらきは、粘膜下層や筋層の間にネットワークをつくる**自律神経**が調節します。ほとんどの場合、**副交感神経**は消化液の分泌を促し胃腸を動かして消化吸収を良くし、**交感神経**はその反対のはたらきをします。直腸など骨盤内の腸以外を支配する副交感神経は、脳に出入りする**迷走神経**です。また、ホルモンや本能や情動行動と関係の深い脳の視床下部が自律神経のコントロールセンターなので、胃腸は脳と関係が深く、食欲やストレスなどと胃腸のはたらきがつながります。

排便反射は直腸に便が入ることで起きますが、それまで大腸はどんどん順に便を送るわけではなく、ゆるくモミモミしているだけで、大腸が大きな蠕動運動をして便を直腸にどーんと送るのは通常、1日1、2回なのです。その**大蠕動**を起こす一番大きなきっかけは**胃-大腸反射**といって、空っぽの胃に食べ物が入る刺激です。朝食後にうんちが出やすいのはそのためです。また、排便反射は副交感神経のはたらきなので、緊張状態だとうまく排便までこぎつけられません。

☀ 理解のポイント ☀

- 胃腸の壁は粘膜（上皮と結合組織）および平滑筋からなり、外に腹膜がつく。
- 胃腸をコントロールする自律神経は脳との関わりが深い。
- 排便反射を起こす大腸の大蠕動は、空の胃に食物が入る刺激で起きる。

胃腸の壁の形

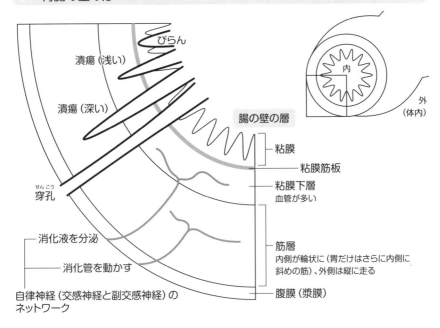

びらん

潰瘍（浅い）

潰瘍（深い）

内

外
（体内）

腸の壁の層

粘膜

粘膜筋板

穿孔（せんこう）

粘膜下層
血管が多い

消化液を分泌

消化管を動かす

自律神経（交感神経と副交感神経）の
ネットワーク

筋層
内側が輪状に（胃だけはさらに内側に
斜めの筋）、外側は縦に走る

腹膜（漿膜）

大腸の動き

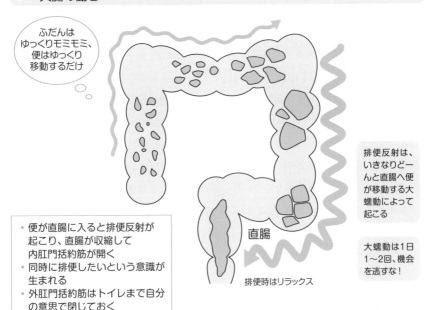

ふだんは
ゆっくりモミモミ、
便はゆっくり
移動するだけ

排便反射は、
いきなりどー
んと直腸へ便
が移動する大
蠕動によって
起こる

大蠕動は1日
1〜2回、機会
を逃すな！

直腸

排便時はリラックス

• 便が直腸に入ると排便反射が
　起こり、直腸が収縮して
　内肛門括約筋が開く
• 同時に排便したいという意識が
　生まれる
• 外肛門括約筋はトイレまで自分
　の意思で閉じておく

4-7. 腸内細菌のいろいろなはたらき

ヒトの腸には100兆個以上、約1.5kgというすごい量の細菌がすんでいます。この細菌達は、花畑のように種類ごとに縄張りを作って分布するので腸内フローラとも呼ばれ、免疫やいろいろな病気と関わっています。

腸内細菌は腸管内の食物を代謝していろいろなものを作ります。ビタミンB群をはじめ多くのビタミンを作り、中でもビタミンKは体の1日の必要量を作ってしまいます。また、腸を守る短鎖脂肪酸も作ります (1-4-3)。良いものばかりではなく、タンパク質を代謝して毒性のあるアンモニアを作り、発がん物質やいくつかの病気を促進する物質、老化を促進する物質も作ります。これらの物質の中には、そのまま腸から体内に入り、血流に乗って脳を含む体の様々な場所に影響を及ぼすものがたくさんあります。

腸内細菌は免疫とも深く関わります。腸の壁は粘液で表面を守って菌の侵入を阻止しつつ、同時にその上にすみついている腸内細菌とコンタクトをとっています。腸の上皮細胞やその下にいる白血球は腸管の中を通過する微生物を感知するセンサーを持ち、仲間ではないと認識した微生物に対しては抗体や殺菌物質を出して攻撃したり下痢を起こしたりして排除します。また、これらの細胞が腸内の微生物に反応して放出する物質は、血液に入り、肝臓や腸に分布する迷走神経を刺激し、体内の免疫細胞を活性化させたり病原体に対する応答を変えたりすることで、アレルギーにも関わります。

腸内細菌は神経を通じて脳にも影響を及ぼします。腸の細胞やその下にいる白血球は、細菌に反応してホルモンや神経伝達物質も作ります。例えばセロトニンは腸を収縮させて時に下痢を起こす物質で、血中に入っても血液脳関門を通らないため脳に入ることはないものの (1-6-1)、神経伝達物質でもあるので、その刺激で腸に分布する迷走神経 (前項) が脳に対して信号を発し、脳の活動に影響します。

このように、腸内細菌は代謝物や神経を通じて脳の機能や免疫やいろいろな病気と関わります。個人の腸内細菌の種類は、生まれて比較的すぐに環境で決まってしまうものの、良いはたらきをする菌を増やし悪い菌を減らすことは食生活の改善でできることがわかっています。あなたも、腸にきれいなお花畑を作る努力をしてみませんか？

理解のポイント

- 腸内細菌は、その代謝物、迷走神経、免疫細胞との関わりで全身に影響を及ぼす。
- 腸内細菌との関わりで、腸の細胞や白血球は免疫を促進したり抑制したりする。
- 腸内細菌の種類は変えられなくても、食生活で良い菌を増やすことはできる。

腸内細菌のいろいろなはたらき

- いろいろな菌がいる　例えば大腸には、大腸菌や腸球菌、ビフィズス菌など
- 腸の表面には粘液があって菌を侵入させない
- 腸内細菌はいろいろな物質を作る
  良いもの：ビタミン（葉酸やビタミンB_1、B_2、B_6、ビオチン、パントテン酸、ビタミンK）、
  　　　　　短鎖脂肪酸
  悪いもの：アンモニア、発がん物質、老化物質など

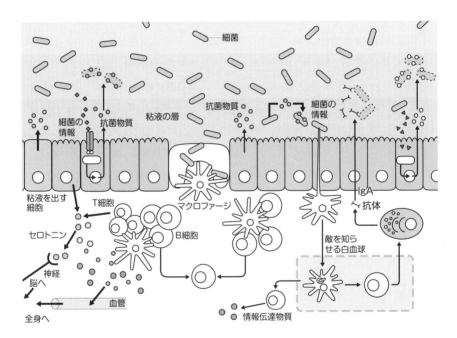

- 腸の上皮細胞とその深部にいる白血球は、菌とコンタクトをとって状況を察知。
- 変な微生物には抗体（IgA）や抗菌物質を放出。
- いろいろな情報伝達物質（ケミカルメディエーター）を作り、免疫反応、アレルギーと関わる。
- ヒスタミンやセロトニンは胃腸を収縮させ、下痢を起こす。

腸内細菌の研究が、
これらの病気の予防・治療技術の
進歩に貢献できるかも？

- 腸内細菌の関わりが指摘されている病気
  うつ病（社交性などの性格）、パーキンソン病、アルツハイマー型認知症、多発性硬化症、いろいろながん、糖尿病、パーキンソン病、腎臓病などです。

5-1. インナーマッスルってどの筋？

表面の筋の下にはまた筋肉、そしてさらにその筋の下に別の筋があり、骨に到達するまでに骨格筋は何層にもなっています。単純な2層ではないので、内側の筋という言い方は実はあいまいです。一番深い体幹の筋は？

　骨格筋はたいてい何層も重なっているので、どこまでを**インナーマッスル**（内側の筋）とするかは基準によって変わります。背中の例を見てみましょう。背筋といっても、背中の浅い層にある筋のほとんどは肩甲骨、鎖骨や上腕骨に付着して上肢の動きに関わる筋で、胴体（**体幹**）を動かす筋ではありません。背中で一番表層に見える僧帽筋、三角筋、広背筋をめくると、肩甲骨の周辺に見えてくる筋群があります。その中で、肩甲骨の後面の棘上筋、棘下筋、小円筋と肩甲骨前面の肩甲下筋は、前後でぐるっと囲むように上腕骨に停止します。肩関節をシャツの袖口（カフ）のように包み、肩を回す運動を安定して行うことができるので、これらの筋群の腱を**回旋筋腱板**（ローテーターカフ）と呼びます。これらの筋が加齢などで断裂してしまったのが腱板断裂で、肩を動かすと痛みが出ます。これらは僧帽筋などと比べると深いところにあるのでよくインナーマッスルと呼ばれますが、体幹を動かす脊柱起立筋はさらに深いインナーにあります。

　脊柱起立筋は脊柱を動かすいくつかの筋の総称で、その中でも浅い方から深い方へ何層か重なりがあります。中でも脊柱に近く、深く埋もれている横突棘筋を見てみましょう。横突棘筋は、椎骨の横突起と棘突起を結ぶ筋で、飛び越える椎骨の数、長さによってさらに浅い方から半棘筋、多裂筋、回旋筋の三つに分けられています。回旋筋は最も深い脊柱起立筋といえますが、よく見るとほぼ水平の走行、つまり、浅い側で縦方向に目立つ他の脊柱起立筋のように体幹を後ろに反らせたり横に曲げるといった動きではなく、脊柱の微妙な水平方向のねじれ（回旋）を微調整しているのです。ウエストで背骨の根元に指を入れて首を左右に回してみましょう。首の動きだけで腰部の最深部にある脊柱起立筋が動くのがわかります。深いところの筋肉は、比較的大きな動きをする表層の筋のように目立つことはありませんが、動作を安定させ、姿勢の保持などにも関わります。インナーマッスルも鍛えましょう。

※ 理解のポイント ※

● 骨格筋は多層なので、インナーマッスルは相対的な意味で内側の筋のこと。
● 背部で上肢に関わるインナーマッスルの回旋筋腱板は、肩関節を安定させる。
● インナーマッスルは、表層の筋とは違う動きで動作を安定させ姿勢を保持する。

肩関節を守るローテーターカフ

- 背中の表層の筋（僧帽筋、三角筋、広背筋）をめくると…肩のインナーマッスルが見える。
- 肩甲骨の後面の棘上筋、棘下筋、小円筋と肩甲骨前面の肩甲下筋は、肩関節を前後ぐるっと取り囲んで上腕骨に停止して肩の動きを守る。これがローテーターカフ（回旋筋腱板）。

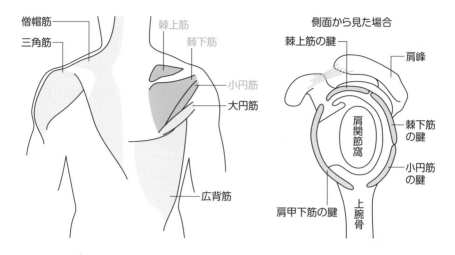

深いところにある体幹の筋

- 脊柱起立筋は基本的に脊柱に平行に縦に走り、背中を反ったり横に曲げたり…でも、深いところにある横突棘筋、その中でも一番深い回旋筋は横向きの走行で、脊柱のねじれを微調整。

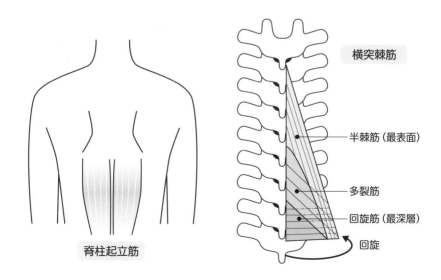

5-2. 皮膚を動かす表情筋の特徴

表情筋は、骨にくっつき関節を動かす他の骨格筋とは違い、皮膚に付着して皮膚を動かします。しかし、よく考えると皮膚にどうやって付着しているのでしょうか？　表情筋だけの特徴を見てみましょう。

通常、骨格筋は皮膚の下にあります。つまり、浅い方から表皮、真皮、皮下組織、骨格筋の順番。でも、皮膚を動かす**表情筋**は特別で、筋肉の一部は皮下組織の中で、皮下脂肪の合間に入り込んで存在します。他の骨格筋は両端とも腱を通じて骨にくっつきますが、表情筋の停止は皮膚内です。そして起始は、顔面の骨（骨膜）、他の骨格筋の筋外膜や腱様の組織、粘膜や皮膚内の結合組織などのファッシアです（1-1-6）。薄くて小さい筋なので、骨につく場合も骨を動かすほどの力はありません。このような特徴から、多くの表情筋は起始や停止でお互いに混じったり合体したりして、はっきり区別できなくなっています。例えば、鼻の根元に横ジワを作る眉毛下制筋は、眼輪筋の内側の一部が<ruby>眉毛下制筋<rt>びもうかせいきん</rt></ruby>は、眼輪筋の内側の一部が目の上を外方へ越えずそのまま眉へ行ってしまったものであり、起始では眼輪筋と分かれません。また、口を閉じたり唇を突き出したりする口輪筋は、一見、一つの輪状の筋ですが、実際は複数の筋の集まりです。頬の粘膜を動かし息を吹き出すのに使う<ruby>頬筋<rt>きょうきん</rt></ruby>は、頬を横切り口角に達すると上の線維は唇の下へ、下の線維は唇の上へと交差して唇を囲みます。上から来た口角挙筋も口角を過ぎると唇の下側へ回り、唇の上で上唇挙筋などいくつかの筋が集合して口周りの筋に合体し、唇の下でもいろいろな筋が同様に混じって全体として輪になるのです。

境界がはっきりした表情筋の絵は、筋の名前を覚えるには便利ですが、実際の表情筋は混ざり合って境界が少しあいまいだということを念頭に置きましょう。首の前の皮膚にシワを作る<ruby>広頚筋<rt>こうけいきん</rt></ruby>の下部はたいてい鎖骨周辺で終わっていますが、くっついているのは胸部をかなり広い範囲で覆う**胸筋筋膜**です。胸に手を当てて広頚筋を思い切り収縮させてみましょう。広頚筋のある部位よりずっと下まで皮膚が動くのがわかります。表情筋は薄いけれど、ファッシアつながりでその筋肉より広い範囲の皮膚に影響を与えます。マッサージの時にはそうしたこともイメージするとよいでしょう。

✳ 理解のポイント ✳

- 表情筋は、骨を動かす他の骨格筋と違い、皮下脂肪の間に混じっている。
- 口輪筋など多くの表情筋は、起始や停止で互いに混ざり合ったり合体する。
- 表情筋はファッシアにつくので、実際の筋の範囲よりも広い皮膚を動かす。

表情筋は皮膚の中

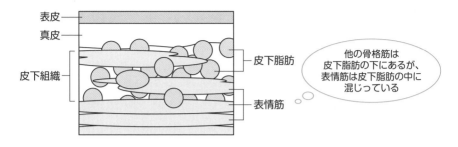

表皮
真皮
皮下組織
皮下脂肪
表情筋

他の骨格筋は
皮下脂肪の下にあるが、
表情筋は皮下脂肪の中に
混じっている

表情筋どうしは混じる

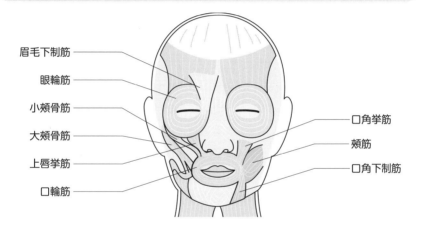

眉毛下制筋
眼輪筋
小頬骨筋
大頬骨筋
上唇挙筋
口輪筋

口角挙筋
頬筋
口角下制筋

広頸筋のファッシアつながり

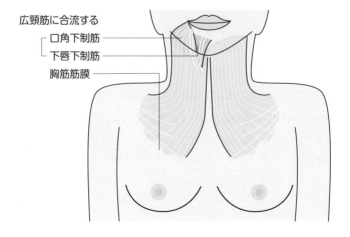

広頸筋に合流する
└ 口角下制筋
└ 下唇下制筋
胸筋筋膜

5-3. ミクロで見る筋肉の特徴

体を動かす筋肉はすごく細長い筋細胞の集まりで、その細胞の内部にはさらに、細長い筋原線維がたくさん詰まっています。骨格筋をミクロのレベルで見て、収縮のしくみや線維の違いを学びましょう。

骨格筋の**筋細胞**は、1個が一つの筋肉の端から端までの長さがあり、とても細長いので**筋線維**と呼ばれます。1個の細胞の中にたくさん核があり、顕微鏡で縞模様が見える特徴があります（横紋筋）。一つの骨格筋は、筋膜で束ねられた筋線維（筋細胞）の集まりです（1-1-6）。そして筋線維の中には、さらに細い**筋原線維**が束になって並んでいます。筋原線維を作るのはアクチンとミオシン、タイチン（コネクチン）などのタンパク質からできた細い糸（フィラメント）で、アクチンとミオシンで作る太さの違うフィラメントの並びが縞を作ります。筋細胞は分裂せず通常は数が増えないので、筋トレで筋が太くなる主な理由は筋原線維の増加です。だから、筋原線維の材料であるタンパク質やアミノ酸を摂取すること、および男性ホルモンや成長ホルモンなどタンパク質の同化（1-4-4）を促進するホルモンが、筋肥大に大きく関わるのです。

骨格筋は**運動神経**の指令で収縮します。運動神経は、電気信号が末端の神経筋接合部まで到達するとカルシウム（Ca^{2+}）を取り込みアセチルコリンを放出します。それを受容体で受けた筋細胞が、内部に貯蔵していたCa^{2+}を放ち、ATPを使ってアクチンとミオシンでできたフィラメントの位置関係を変えることで、筋が収縮します。またタイチンは、筋が引き伸ばされた時に、バネのように元に戻る弾力を発揮します。

筋線維には、解糖（1-1-1）で素早く強い力を発揮するタイプと、酸素を使って持続的に力を発揮するタイプがあり、どちらを多く含むかで筋は**白筋**（速筋）と**赤筋**（遅筋）に分かれます。深層の筋には赤筋が多く、姿勢の維持などに貢献しています。この線維の比率はある程度生まれつき決まっているので、元々瞬発力がある人と持久運動が得意な人がいるのですが、筋トレの種類によっては、筋肉がわずかに壊れて再生する時に、神経の変化に応じて筋線維のタイプも少し変化します。また、若い人が筋肉を使わないと、特に赤筋が萎縮し、線維が白筋タイプに変化することもあります。

✴ 理解のポイント ✴

- 骨格筋の筋細胞は細長いので筋線維と呼ばれる。
- 筋線維はアクチン、ミオシンなどのタンパク質でできた筋原線維の束を含む。
- 若い人は運動しないと持久力のある赤筋から衰える。

筋線維と筋原線維

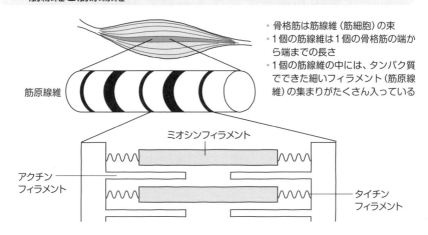

筋原線維

ミオシンフィラメント

アクチン
フィラメント

タイチン
フィラメント

- 骨格筋は筋線維（筋細胞）の束
- 1個の筋線維は1個の骨格筋の端から端までの長さ
- 1個の筋線維の中には、タンパク質でできた細いフィラメント（筋原線維）の集まりがたくさん入っている

筋肉が収縮するしくみ

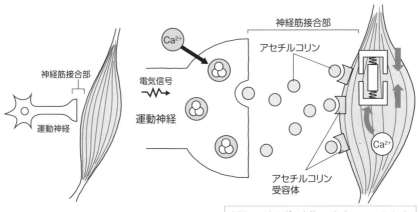

神経筋接合部

Ca^{2+}

アセチルコリン

電気信号

運動神経

神経筋接合部

運動神経

アセチルコリン
受容体

Ca^{2+}

ATPのエネルギーを使ってミオシンフィラメントがアクチンフィラメントを引き寄せて筋が収縮

赤筋と白筋＊

赤筋（遅筋）	白筋（速筋）
酸素を使い持続力を発揮する筋線維が多い 疲れにくい	無酸素で大きな瞬発力を発揮する筋線維が多い 疲れやすい
深層の筋や体幹の筋に多い	表層の筋や指の筋に多い
若い人は運動不足で萎縮しやすい	高齢で萎縮しやすい

＊これらの中間の性質の筋もある

5-4. 筋肉が壊れて再生するしくみ

骨格筋の筋細胞は分裂できないのに、筋肉は壊れても再生できるし、時に逆にもっと太くなったりもします。秘密を握るサテライト細胞とは？ 筋細胞の出す物質は筋肉を鍛える以外に体の健康にも関わっています。

　骨格筋が何かの理由で壊れると、筋細胞の周囲にくっついている**衛星細胞（サテライト細胞）**が筋を再生します。衛星細胞はふだんは活動しない未熟な細胞ですが、筋細胞が壊れると、炎症部位や筋細胞から放出されるいろいろなサイトカイン（1-8-1）や成長ホルモンの刺激で分裂を開始し、分化して筋細胞のもととなり、壊れた部位を修復したり、新たな筋線維となったりします。衛星細胞はケガだけでなく、ストレッチや、重りを持ったまま肘を伸ばすなど力を入れながら筋肉を伸ばす**伸張性収縮**という様式の筋収縮でも活性化します。強い収縮力を出して白筋を鍛える伸張性収縮の筋トレは、筋がミクロなレベルで傷つき筋肉痛も出やすいため、専門家の指導のもとでやった方がいいでしょう。衛星細胞の数は若い時は保たれるので、筋は衰えても筋線維の数は減りませんが、高齢では衛生細胞が減ってしまい、筋の修復ができず筋線維の数も減り、特に張力で壊れやすい白筋の衰えが進みます。つまり、若い時に運動しないと赤筋が衰え（1-5-3）、歳をとると白筋も減って全体に筋が萎縮してしまいます。筋肉が衰えると筋線維は細くなり、隙間を結合組織（1-1-5）が埋めて動きも悪くなってしまいます。運動不足やメタボなど条件によっては、衛星細胞は筋細胞の内外に脂肪をためることにも関わります。筋の過剰な脂肪は体に悪い異所性脂肪なので（1-3-5）、慢性の炎症も起き、悪循環になってしまいます。

　筋細胞が出すサイトカインはまとめて**マイオカイン**と呼ばれ、衛星細胞の活動に関わる以外にも、血流に乗ってホルモンとして全身に影響します。運動によって、がんの増殖が抑えられたり、メタボや認知症を予防したり、うつ病が改善されたりすることに、マイオカインの関わりが指摘されています。運動不足から来る多くのデメリットと比べ、適度な運動は、筋肉の維持による老化防止以外にも、脳のはたらきを良くし、いろいろなところで健康維持に関わるなど良いことだらけです。

✴ 理解のポイント ✴

- 骨格筋が壊れると衛星細胞が修復し、新たな筋線維もできる。
- 高齢になると衛生細胞が減り、白筋の衰えが進む。
- 運動によって出るマイオカインが、筋肉だけでなく全身の健康維持に役立つ。

サテライト細胞のはたらき

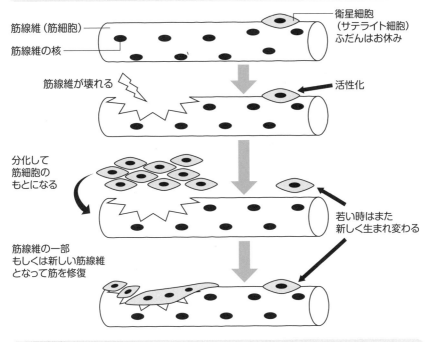

筋線維（筋細胞）

筋線維の核

衛星細胞
（サテライト細胞）
ふだんはお休み

筋線維が壊れる

活性化

分化して
筋細胞の
もとになる

若い時はまた
新しく生まれ変わる

筋線維の一部
もしくは新しい筋線維
となって筋を修復

伸張性収縮とは

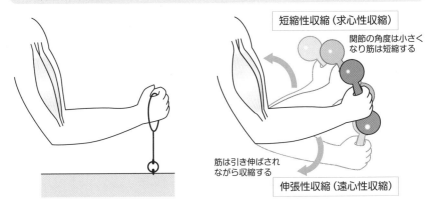

短縮性収縮（求心性収縮）

関節の角度は小さく
なり筋は短縮する

筋は引き伸ばされ
ながら収縮する

伸張性収縮（遠心性収縮）

等尺性収縮
筋肉の長さが変わらない

伸張性収縮には、
等尺性収縮や短縮性収縮より
強い収縮力が必要

等張性収縮
関節を動かし筋の長さが変わる
短縮性収縮（求心性収縮）と、
筋肉が引き伸ばされながら収縮する
伸張性収縮（遠心性収縮）に分けられる

5-5. 筋肉と熱とエネルギーの話

運動したり寒い時にブルブルふるえたりすると体が温まることからわかる
ように、骨格筋は熱を生み出します。収縮して熱を生み出す筋肉のエネル
ギーの使い方を知れば、減量したい時の運動のヒントが得られます。

　体が1日に生み出す熱は、普通の活動時の6割、安静時の2割は骨格筋によるもので、
運動すればもっと増えます。骨格筋は姿勢を維持し、活動していない時も部分的に軽く
収縮し即座に動けるようになっており、安静時でも熱を生み出しています。そのため、
骨格筋の量が多ければ体温（平熱）も上がり、じっとしていても使われるエネルギーが
多いので基礎代謝も上がります（1-4-4）。基礎代謝に貢献する臓器としても、肝臓や脳
を少し上回って骨格筋が1位です。減量目的の筋トレですぐに痩せなくても心配いりま
せん。やがて筋肉がつけば痩せやすく太りにくい体になるからです。

　骨格筋の収縮にもエネルギー源としてATPが必要です（1-1-1）。最初の10秒くらい
はクレアチンリン酸からリン酸（P）をもらってATPを作り、その後数分は貯蔵してある
グリコーゲンをブドウ糖に戻して解糖でATPを供給しますが、酸素が足りないと乳酸
がたまって血液が酸性に傾くなどし、数分で筋肉が動けなくなってしまいます。そこで
酸素供給が間に合えば、酸素を使って糖からどんどんATPを作り運動が続けられます。
この有酸素運動では、しばらくたって体脂肪が分解され遊離脂肪酸ができてくると脂
肪もエネルギー源になります（1-3-3）。しかし、脂肪の分解が運動の強さに追いつかず、
遊離脂肪酸の供給が間に合わないと脂肪は燃焼できないので、激しい運動をするほど
脂肪は使われなくなります。脂肪を燃やしたければ、あまり強くない運動をある程度
ゆっくりやるのがいいでしょう。運動が長くなると大切なタンパク質もエネルギー源と
して分解されますが、これは糖質を十分に摂取していると防げます。糖の摂取を減らし
て運動する場合は、タンパク質の分解を防ぐために長時間の運動は避けないといけま
せん。運動後はしばらく筋の血流が増えてインスリンの感受性が高まるので（1-8-3）、
運動直後にアミノ酸と糖を一緒に摂るとタンパク質の同化が進み筋肉が肥大しやすく
なります。

✷ 理解のポイント ✷

● 骨格筋は熱を生み出し、骨格筋が増えれば体温や基礎代謝が上がる。
● 脂肪を燃焼させるには、激しくないゆっくりとした有酸素運動が必要。
● 運動直後の糖とアミノ酸の摂取は筋肉の同化を促進する。

運動する時のエネルギーはどこから？

筋肉で即座にATPを作る反応

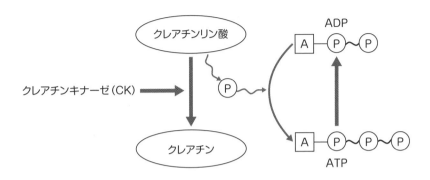

運動時にエネルギー源（ATP）が供給されるシステム

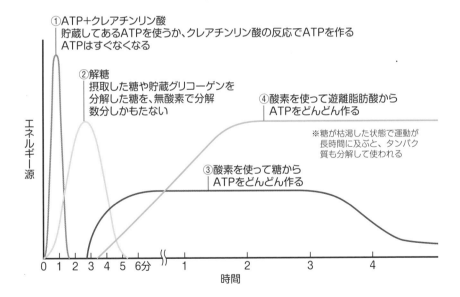

- 血液検査のCK（クレアチンキナーゼ）値って何？
　クレアチンキナーゼもしくはクレアチンホスホキナーゼ（CKまたはCPK）は、クレアチンリン酸のリンを使ってATPを即座に作るための酵素で、骨格筋と心筋と脳の細胞にしかありません。細胞が壊れると酵素が細胞の外に流れ出すので、血液中のCK値が高いのは、骨格筋か心筋か脳の細胞が壊れたということを意味します。

6. 体をコントロールする神経の特徴

6-1. 脳だけの特別なしくみ

脳は命を保ち、体を制御する最高中枢です。そのため、体の他の部位とは違う形で特別に守られるしくみがあり、そのしくみのために、エネルギーを作ったり使ったりすることにも他と違う特徴があります。

脳では、たくさんの**グリア細胞**が神経細胞を取り囲んで保護し、老廃物を取り除くなどして神経が正常に活動できる環境を作っています。このうち、星形の**アストログリア**は、神経にエネルギー源を与え、多くの神経から放出されたグルタミン酸を取り込み再び使えるように神経にグルタミンを渡し、神経を活性酸素から守ることなどをすべて解糖によって行うため、ブドウ糖を欠かすことができません (1-1-1)。

脳の毛細血管は普通の毛細血管と違い、壁の細胞に隙間がほとんどなく、さらに毛細血管と神経細胞の間に必ずアストログリアが入り通過する物質を選別するため、ブドウ糖やアミノ酸など特別な輸送のしくみを使える限られた物質しか神経の中に入れません。このしくみが**血液脳関門**で、大多数の薬をはじめ、体の細胞に入っても脳の神経には入らない物質がたくさんあります。これで脳が守られますが、細胞膜が脂質でできているため、アルコールや覚醒剤など脳に悪くても通過できる脂溶性の物質があります。また、血液脳関門には、特別なタンパク質を使って、エネルギー源ともなる乳酸やクレアチンやケトン体、ある種の脂肪酸を通過させるシステムもあります。

ブドウ糖がないと脳の神経細胞は死んでしまうため、ブドウ糖が少ないと体の細胞はインスリン抵抗性になり脳に糖を集めます。脂肪や骨格筋の細胞はブドウ糖を取り込むためにインスリンの力が必要ですが、脳はインスリンと関係なくブドウ糖を取り込めるからです (1-8-3)。脳の神経細胞には脂肪酸をエネルギー源にする酵素が少ないので、ブドウ糖が足りない時に主に使うのはケトン体と、アストログリアに貯蔵されたグリコーゲンからできる乳酸、そしてアミノ酸です。ケトン体は肝臓で作られ脳外からも来ますが (1-3-3)、通常は血液脳関門を通ることができる量が十分ではないため、主に脳内で脂肪酸から作って調達します。ケトン体は脳の神経を保護する一方で、過剰だと血管内皮細胞を傷つける可能性も指摘されています。

✳ 理解のポイント ✳

- 脳の神経はグリア細胞に守られ、ブドウ糖の分解で基本的な活動を維持する。
- 血液脳関門のしくみにより、脳に入らない物質がたくさんある。
- ブドウ糖が足りない時はケトン体も脳の重要なエネルギー源となる。

血液脳関門（BBB*）とアストログリア

＊BBB：Blood Brain Barrierの略

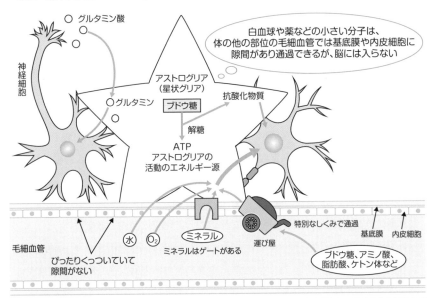

＊視床下部や松果体といったホルモンなどを放出する部位や、延髄の後ろにある毒を感知して嘔吐させる部位などにはBBBがない

ブドウ糖が足りない時の脳のエネルギー源

• 体の細胞にインスリンが効かなくなる（インスリン抵抗性）➡ブドウ糖を脳へ集める。

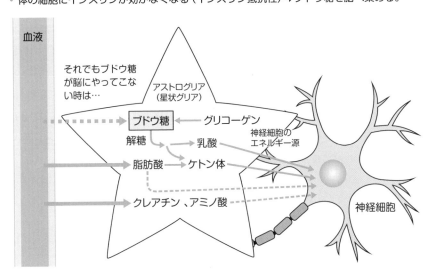

6-2. 感覚の伝わる道

痛いと悲しい、好きな人に優しく触れられたらうれしい……。感覚は単に外の
情報を得るためだけのものではなく、感情と結びつきます。また、内臓の痛み
が遠く離れた皮膚の痛みとして感じられるなど、感覚はとても複雑です。

感覚神経は受容器で刺激を受け取ります。受容器は、網膜の視細胞や皮膚のメルケル細胞（1-2-2）のように神経とは別の細胞のこともありますが、たいていは神経の先がそのまま〇〇小体などと呼ばれる形をとるか、周囲の支持細胞を失いむき出しの軸索となった**自由神経終末**です。神経は、太くて情報伝達が速いAα線維から、細くて遅いC線維までに分類され、速い触覚はAβ線維、鈍い触覚や温度や痛みはAδ線維やC線維が自由神経終末で受けます。C線維はさらに、かゆみや情緒を感じる触覚にも関わります。触覚を伝えるAβ線維の刺激は脊髄で、Aδ線維やC線維から来た痛覚の情報を少し邪魔するので、痛いところへ手を当てると少しだけ痛みが和らぎます。

感覚情報はそれぞれの線維ごとに中枢の中で違う経路を伝わりますが、体性感覚は必ずどこかで左右反対側に行くため、体とは左右反対側の脳が感じます。体性感覚は、脳に入ると必ず視床という部位で違う神経に情報を渡し、各経路ごとに信号が散り、大脳皮質の感覚野で意識されるだけでなく、感情や運動にも関わります。特に、細い毛のある部位を優しくゆっくりなでた刺激がC線維で伝わった場合、島皮質など情動や記憶に関わる**大脳辺縁系**と呼ばれる部位へ信号が行き、心に関わるホルモンが放出され心地よさを感じます。しかし、怖い顔でなでるとそうではないようです。手掌にC線維はありませんが、信頼する人が手を握ってくれたらうれしいですよね。Aβ線維が伝える刺激も快にも不快にも判断されるように、脳内では感覚情報が飛び交い、心への影響も強く、痛みが悲しみとつながったりすることもあるのです。

皮膚とは違って、内臓に入る感覚神経は少なく痛みの場所があいまいな上、途中で混線が起きて、脳は別の部位の皮膚の痛みだと勘違いしてしまうことがあります。これが**関連痛**であり、心筋梗塞で左肩が痛むなど、内臓の痛みは違う部位に出ることもあり、必ずしもその内臓の位置が痛むとは限らないと知っておきましょう。

✴ 理解のポイント ✴

- 感覚神経のAβ線維は速い触覚、Aδ線維とC線維は遅い触覚と痛みを伝える。
- C線維が伝える有毛部への優しくゆっくりした刺激は情緒に影響する。
- 内臓の痛みは、必ずしもその内臓の位置に出るとは限らない。

感覚の伝わる道

大脳皮質の体性感覚野

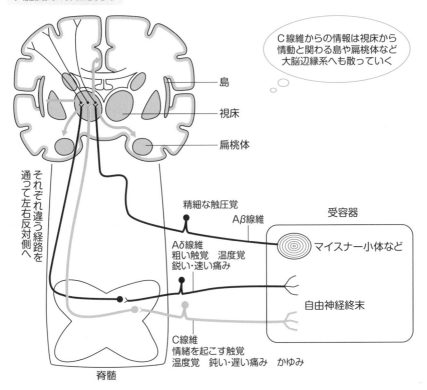

Ｃ線維からの情報は視床から
情動と関わる島や扁桃体など
大脳辺縁系へも散っていく

島

視床

扁桃体

それぞれ違う経路を通って左右反対側へ

精細な触圧覚

Aβ線維

受容器

マイスナー小体など

Aδ線維
粗い触覚　温度覚
鋭い・速い痛み

自由神経終末

C線維
情緒を起こす触覚
温度覚　鈍い・遅い痛み　かゆみ

脊髄

問題のある内臓とは違う場所が痛む

関連痛：内臓の痛みを脳が皮膚の痛みと勘違い
　　　　心筋梗塞で顎や左肩やお腹が痛むことも…

心筋梗塞で痛みが出る部位

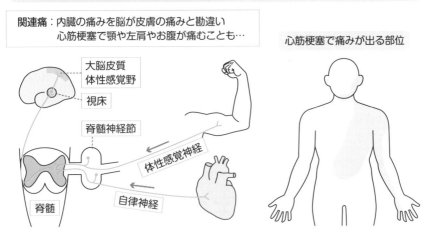

大脳皮質
体性感覚野

視床

脊髄神経節

体性感覚神経

自律神経

脊髄

6-3. 筋肉を動かす神経

骨格筋とそれを支配する運動神経は固いきずなで結ばれているので、同じ神経に支配される筋どうしは離れていても仲間です。興奮する神経の数で筋の張力を調整し、感覚との連携により無意識でも筋は協調して動きます。

筋肉は**支配神経（運動神経）**と深い関係があります。例えば、股関節の外側にある大腿筋膜張筋と殿部の中殿筋は同じ神経支配で元は一つの筋、よく見ると微妙につながっています。前腕の前側の筋は、ほとんどが手首や指を曲げる屈筋群に分類されるのに、肘を曲げる腕橈骨筋が伸筋群の仲間とされる理由は、支配神経が上肢後面の伸筋群と同じ橈骨神経、後面から来た筋だからです。骨格筋は神経支配も考えましょう。

目に見えるサイズの神経はたくさんの神経線維が束になったもので、個々の神経線維は筋に到達すると細かく枝分かれして1個の運動神経が複数の筋線維を支配し、筋線維のタイプも神経の種類に応じて決まります（1-5-3）。一つの筋の中に、個々の神経線維が支配する筋線維の単位が混在して、その単位ごとに収縮するため、一度にどれだけの数の神経線維が興奮するがで筋全体の力が決まります。指や目を動かす筋は1個の神経が支配する筋線維の数が少ないので繊細に動きますが、ふくらはぎの腓腹筋のようにドッと大きな力を出す筋では、一つの神経が数百個の筋線維を支配して同時に動かします。運動神経は常にわずかに活動しているので、休んでいる時にも筋肉は完全にダランとはならず、わずかに緊張状態を保っています。

運動神経に指令を出すのは脳や脊髄の神経です。前頭葉の運動野からは意識的に動かす命令が出て、小脳や中脳や大脳基底核といった細胞群は無意識に体を動かす命令を出してスムーズな動きや体のバランスを調整します。また、熱いものに触ってすぐに手を引っ込めるなど、脊髄の中だけで感覚と連動して運動神経に信号が伝わる反射もあります。筋肉の中には「筋が伸びた」、腱の中には「筋が縮んだ」ことを知らせる受容器があり、その感覚が運動神経に伝わり、伸びすぎや縮みすぎを防ぎながら、筋の動きが自動的に調整されます。歩行やジョギングなどの動きがリズミカルに行われるための脊髄内の回路の調節には、セロトニンなどいろいろな神経伝達物質も関わります。

✴ 理解のポイント ✴

- ● 骨格筋と支配神経の関係は決まっていて、同じ神経支配の筋は仲間。
- ● 1個の神経線維が複数の筋線維を動かし、興奮する神経の数で張力が決まる。
- ● 脳の調整を受けながら、脊髄では感覚に連動した無意識の運動を起こす。

筋と支配神経は深い関係

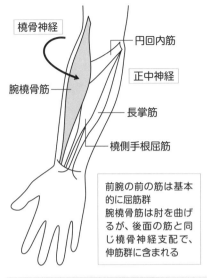

橈骨神経

円回内筋

正中神経

腕橈骨筋

長掌筋

橈側手根屈筋

前腕の前の筋は基本的に屈筋群
腕橈骨筋は肘を曲げるが、後面の筋と同じ橈骨神経支配で、伸筋群に含まれる

運動神経と筋線維の関係

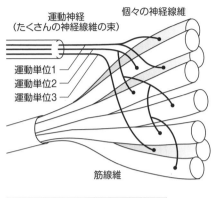

運動神経
（たくさんの神経線維の束）

個々の神経線維

運動単位1
運動単位2
運動単位3

筋線維

一度にどれだけの数の神経線維が興奮するかで、筋全体の力が決まる

筋の伸び縮みの自動調整

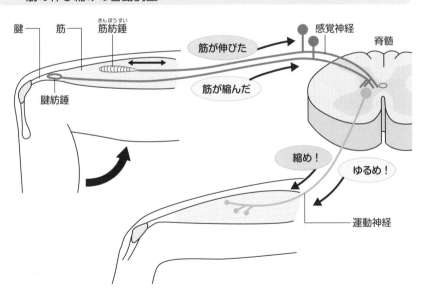

腱　筋　筋紡錘（きんぼうすい）

感覚神経

脊髄

筋が伸びた

腱紡錘

筋が縮んだ

縮め！

ゆるめ！

運動神経

骨格筋の状態	感覚受容器	感覚神経➡（脊髄）➡運動神経➡骨格筋
伸びる	筋紡錘（筋の中）	筋を収縮させる（筋が伸びすぎるのを防ぐ）
縮む（腱は引っ張られる）	腱紡錘（腱の中）	筋をゆるめる（筋が過剰に収縮するのを防ぐ）

7. 血液やリンパの流れのしくみ

7-1. 血液が固まるしくみ

血が固まるのは、出血した時に血液が失われるのを防ぐためです。それなの
になぜ、切れてもいない血管の中で血の塊（血栓）ができるのでしょうか？
そして一度できた血栓はどうなるの？

血液凝固のポイントは血管の内側を覆う**内皮細胞**です。血管の中を血液が固まらず
にサラサラ流れるのは、内皮細胞が平坦で血小板や血液凝固因子がくっつきにくく、さ
らに内皮細胞が出すいろいろな物質が血小板の集合や血液凝固を抑制しているからで
す。血管が傷つき内皮細胞が破壊されると、内皮細胞の下にあったコラーゲン（1-1-5）
がむき出しになって血液に触れ、それが止血システム始動の合図となります。まず、そ
の部位のコラーゲンに血小板がくっつき、他の血小板を呼び寄せて集まり、板で壁の穴
を塞ぐように応急処置的にそこを塞ぎます。また、血小板は血管収縮物質のセロトニン
を出して血流を下げます。そして同時に、障害された組織から放出された血液凝固因子
や血漿中にあった血液凝固因子が活性化し、血小板の上でどんどん反応が進んで、血
漿中のフィブリノゲンというタンパク質がフィブリン（線維素）という長い線維となり、
その網で赤血球を絡め取ります。凝固した血液（**血栓**）は、網で魚を捕るように、フィブ
リンで赤血球が1カ所に集まった状態です。このように、内皮細胞の破壊から血液凝固
が起きるため、血管が切れていなくても、動脈硬化などで内皮細胞が傷つくと血管内に
血栓ができるのです。

血液凝固の反応は連続した滝のように起きるカスケード反応で、凝固因子が一つ欠
乏するだけで反応が進みません。血液凝固因子は、フィブリノゲンやCa^{2+}やプロトロ
ンビンなどいくつもあります。血友病は、遺伝で生まれつき凝固因子の一つがないため
出血が止まらない病気です。いくつかの血液凝固因子は肝臓が**ビタミンK**を使って作
るため、ビタミンKの欠乏や肝臓の病気でも出血傾向が起きます（p59）。

血管の修復が終わったあと、いつまでも血栓がそこにあっては邪魔なので、血栓がで
きると今度はフィブリンを溶かす**線溶**（線維素溶解）というシステムが自動的にはたら
きます。フィブリンを溶かすプラスミンを作るt-PAは脳梗塞の治療にも使われます。

✳ 理解のポイント ✳

- 内皮細胞の破壊で血液凝固が開始される。
- 血栓は、赤血球がフィブリンの網に捕らわれて集まった状態。
- 血栓ができると、今度は線溶によりフィブリンが溶かされて血栓は消える。

血が固まるしくみ

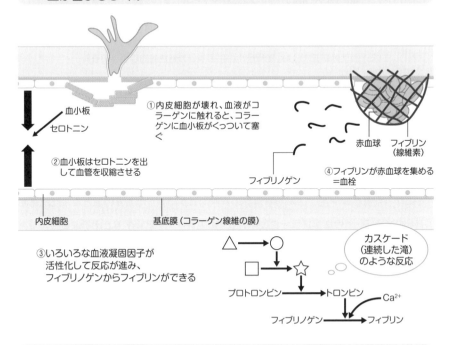

血小板
セロトニン

① 内皮細胞が壊れ、血液がコラーゲンに触れると、コラーゲンに血小板がくっついて塞ぐ

② 血小板はセロトニンを出して血管を収縮させる

内皮細胞

基底膜（コラーゲン線維の膜）

フィブリノゲン

赤血球　フィブリン（線維素）

④ フィブリンが赤血球を集める＝血栓

③ いろいろな血液凝固因子が活性化して反応が進み、フィブリノゲンからフィブリンができる

カスケード（連続した滝）のような反応

プロトロンビン ──→ トロンビン　Ca²⁺

フィブリノゲン ──→ フィブリン

血栓は自動的に溶かされる

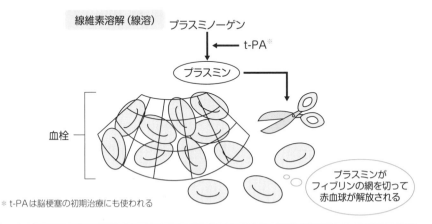

線維素溶解（線溶）　プラスミノーゲン

← t-PA※

プラスミン

血栓

プラスミンがフィブリンの網を切って赤血球が解放される

※ t-PAは脳梗塞の初期治療にも使われる

• 怖い播種性血管内凝固（DIC）

　感染症やがんや重度の脱水などで起きる体の反応に、全身が出血傾向になる重篤な状態、播種性血管内凝固（DIC）があります。名前が凝固でなぜ出血？　と思うかもしれませんが、血栓がたくさんできて血液凝固因子が枯渇した上に線溶が亢進するので、出血が止まらなくなるのです。

7-2. 動脈が硬くなるのはなぜ？

動脈の壁が硬くなるのが動脈硬化です。悪玉コレステロールが犯人にされますが、実は、コレステロール値が高くても、内皮細胞が傷つかないと動脈硬化は起きません。動脈硬化の原因やその怖さを知りましょう。

動脈硬化のほとんどは内皮細胞の傷害から始まる**アテローム硬化**です。内臓脂肪の悪玉ホルモン（1-3-5）などいろいろな刺激を受けて内皮細胞が壊れると、血管壁の防御が崩れ、放出された活性酸素で酸化されたLDLコレステロールが血管の壁内に入り込みます。侵入した酸化LDLに免疫がはたらき、白血球が集まり様々なサイトカイン（1-8-1）を放出するので事態が悪化します。そして、コレステロールやそれを食べてぶくぶくになった白血球や迷い込んだ平滑筋の細胞などがぐちゃぐちゃの塊となった状態がアテロームで、その塊を**プラーク**といいます。プラークが破綻するとそこに血栓ができ（1-7-1）、血管が狭まったり詰まったりします。

　動脈は硬くなると、心臓が血液を押し出した時に拡張しにくいので最高血圧が上がります。末梢血管も抵抗が強くなるのではじめは最低血圧も上がるのですが、動脈硬化が進行して柔軟性がなくなり血管が土管のような状態になってしまうと、逆に末端では抵抗が減るので最低血圧が下がり、最高血圧と最低血圧の差（脈圧）が大きくなります。動脈硬化の進行した高齢者などでは、下の血圧が低いことを喜べません。血管壁が弱くなると部分的に膨らみ動脈瘤もできます。プラークで内腔が狭くなるので、血流が妨げられ、運動時などに臓器に十分な酸素が行かず、詰まりやすくもなります。腎臓は血液から尿を作るので、血液が十分に来ないと機能低下するだけでなく血圧を上げるホルモンも出します。結果的に高血圧になり、命に関わる動脈瘤の破裂も心配です。つまり動脈硬化が怖いのは、動脈が切れやすく詰まりやすくなり、命に関わる心臓や脳の疾患、腎臓をはじめ様々な臓器の障害が起きるからです。また、血流が悪くなることは皮膚の色や状態も悪くし、老化も促進され美容にも影響します。内皮細胞を傷つけるメタボな生活習慣や活性酸素を増やす喫煙をやめ、ストレスを減らすなど、リスクを減らすことが重要です。

✳ 理解のポイント ✳

- 動脈硬化の多くを占めるアテローム硬化は、内皮細胞の傷害から始まる。
- 動脈硬化によって、血管が切れやすく詰まりやすくなり、高血圧になる。
- メタボな生活習慣の改善、禁煙、ストレス軽減が動脈硬化のリスクを下げる。

動脈硬化とは

- 内皮細胞が傷む要因

> 男性、加齢、遺伝的体質、内臓脂肪の多い肥満、糖尿病、喫煙、ストレス

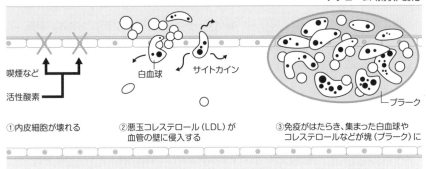

アテローム（粥状）硬化

喫煙など
活性酸素
白血球
サイトカイン
プラーク

①内皮細胞が壊れる

②悪玉コレステロール（LDL）が
血管の壁に侵入する

③免疫がはたらき、集まった白血球や
コレステロールなどが塊（プラーク）に

動脈硬化が進行すると…

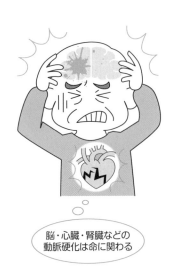

脳・心臓・腎臓などの
動脈硬化は命に関わる

血栓ができて詰まりやすい

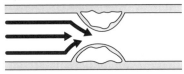

高血圧となり
動脈瘤ができて切れやすい

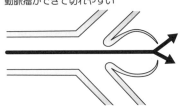

7-3. 動脈の流れに問題が出る時

虚血、塞栓、充血、ショック——これらの用語の意味を学びましょう。胸が
ウーッとなる狭心症、安静時と運動時に起きる違いはどこに？　医学でい
うショックは「試験に落ちてショック〜」というのとは全然違います。

細胞は血液を通じて酸素や栄養をもらって活動しているので、血流が不足するとその
組織は障害を起こします。この状態が**虚血**で、虚血が改善されず細胞や組織が壊死して
しまったのが**梗塞**です。多くの臓器では虚血が起きにくいように、動脈どうしがところ
どころで合流し網目を作るので、血管に流れない部位ができても違うルートがあり、そ
う簡単には問題は起きません。しかし、脳、心臓、肺、腎臓および目の網膜は、こうした
迂回路をほとんど持っていない**終動脈**と呼ばれる形の動脈に養われているので、1カ所
が詰まるとその先の細胞が苦しみ、再開通が間に合わなければ壊死してしまいます。心
臓を養う冠状動脈（冠動脈）では、虚血で**狭心症**となり、心筋が壊死すれば**心筋梗塞**です。

虚血を起こす理由の一つは動脈硬化です（前項）。運動時に起きる狭心症は、細胞が
より多くの血液を必要とする時に、硬化して狭まった血管では十分な血液が流れないこ
とが原因です。安静時に起きる狭心症は、心臓の血管が過剰にキュキュッと収縮する冠
れん縮という状態が関わります。内皮細胞は血管を拡張する一酸化窒素（NO）なども作
るので（1-8-1）、内皮細胞が壊れると本来血管が拡張すべき時に収縮するような事態も
起きるからです。**塞栓**というのは何かが血管を詰まらせることですが、一番多いのが血
栓による塞栓です。血栓ができた部位で塞栓を起こすこともあるし、血栓が剝がれて血
流に乗り離れた部位の動脈で血管を詰まらせることもあります。

炎症部位など、部分的に動脈が拡張して赤くなった状態が**充血**です。局所ならともか
く、もし全身の動脈がいっきに拡張したらどうなるでしょうか？　どーんと血圧が下が
ります。**ショック**とは、全身の血圧低下で組織に必要な血液が届かず、肺や腎臓や肝臓
など多くの臓器が機能できない状態で、命の危険があります。急性心不全などで心臓
のポンプがはたらかない、重いアレルギーや敗血症で全身の血管が拡張する、脱水や
出血などで体液が消失した、などの理由でショックとなります。

✴ **理解のポイント** ✴

- 脳や心臓などは終動脈なので、血管が切れたり詰まると梗塞を起こしやすい。
- 塞栓は血管が詰まることで、血栓による塞栓が起こりやすい。
- ショックとは、全身の血圧低下による血流不足で多臓器不全となった状態。

終動脈とは

一般の動脈　　　　　　　終動脈

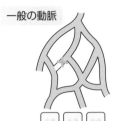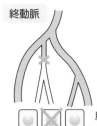

多くの臓器の細胞は
網目状の動脈が行き、
1カ所詰まっても血液が届くが、
終動脈は1カ所詰まると
先の細胞に血が行かない

脳、心臓、腎臓、肺、網膜…「梗塞」が起きる臓器

心臓の虚血（血が来ない）と塞栓（詰まる）

安静時狭心症

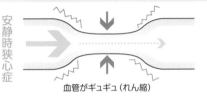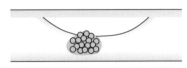

血管がギュギュ（れん縮）

中には血栓が詰まる寸前のタイプもあるので注意!
プラークが破綻して血栓が詰まる（血栓の塞栓）

労作時狭心症

動脈硬化で一部細くなった血管では、運動する時に必要な十分な血が流れない

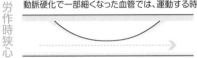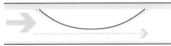

安静の時は血管が狭まっていてもなんとかなるが、運動時は血流が足りなくなる　心臓の細胞が大変

ショックとは

- 血液が来ない、酸素が足りない➡全身の臓器が機能不全になった状態。

- ショックの徴候

血圧低下	その他に見られる徴候
最大血圧が90mmHg以下 ふだん150以上の場合は60以上の低下 ふだん110以下の場合は20以上の低下	・頻脈（100回／分以上）　・脈が弱く触れにくい ・皮膚が蒼白、冷や汗　　　・呼吸が激しい ・意識障害があるか興奮状態 ・尿がほとんど出ない ・爪を圧すと白いまま2秒以上戻らない

（血圧低下 ＋ その他に見られる徴候）

心原性	心筋梗塞など心臓疾患が原因で血液を送り出せない	コールドショック （末梢血管が収縮し四肢が冷たい）
低容量性	出血、脱水、ひどい熱傷などで循環血液量が減少	
敗血症性	細菌感染により大量のサイトカインが出て全身に炎症反応が起きる	ウォームショック （末梢血管が拡張し四肢が暖かい） ※敗血症は進行すると冷たくなる
神経原性	脊髄損傷や麻酔が原因で自律神経が異常になり全身の血管が拡張	
アナフィラキシーショック	激しいⅠ型アレルギーにより全身の血管が拡張	

7-4. 運動する時の筋肉と皮膚の血流

たいていの臓器では場合に応じて血流が変わり、特に運動した時の筋肉には多くの血液が配られます。暑い時に運動をすると、皮膚の血流が下がって汗をかきにくくなることもあるって知っていますか？

心臓と脳には、命を保つためにいつも一定範囲の血液が行くシステムがあり、腎臓もある程度の血流が保たれています。しかし、他の臓器では血流は臨機応変、血液の需要の多い臓器へ行く動脈は拡張し、他の臓器へ行く動脈は収縮して調整し、その時々で必要な部位に血が多く行くように配分されます。食後すぐに激しい運動をするとムカムカするのは、筋肉に行く血が増えるために胃腸や肝臓へ行く血が減って、消化が悪くなるからです。心臓ドキドキで心拍出量を上げて血圧を上げることでも血流を増やし調整しますが、その能力を超える強い運動の場合は、腕の運動を追加すると脚の筋への血流が落ちるなど、同じ筋肉の間でも血流が配分されます。

運動する筋肉はたくさんのエネルギーを使うので、十分な酸素や栄養をもらい二酸化炭素や老廃物を素早く除去するために、安静時の何十倍もの血液が筋肉に流れます。下肢の筋肉が筋ポンプとして静脈をしごいて心臓へ戻る血液を増やし、交感神経も活発にはたらき心拍数も上がるので、筋肉の血管が拡張しても血圧は下がりません。トレーニングで強くなった心臓は、強い運動時に、より大きな心拍出量を確保できるので、より多くの血液を筋肉に供給できるようになります。

暑い中で運動する時は、皮膚の血管を拡張させて放熱し、体温の過剰な上昇を防がなくてはなりません（1-8-12）。しかし、皮膚の血流は運動する筋肉と競合するので、強い運動を続けると皮膚の血流が下がることがあります。さらに、脱水すると、血液中の水分が減り血液の浸透圧が上昇するため、体が反射的に皮膚の血流と発汗を低下させ、体温が上がってしまいます。体温が上がると交感神経がもっと活発になり、グリコーゲンを過剰に消費するのでエネルギーも足りなくなります。あまりに体温が上がると脳の血流も維持できなくなって、脳がストップをかけ、運動が続けられなくなります。暑い時の運動は、塩分や糖の入った水分をたっぷり飲みながら適度にやりましょう。

✳ 理解のポイント ✳

- 脳と心臓と腎臓の血流は、いつも一定範囲に保たれる。
- 食後に激しい運動すると、消化器へ行く血液が減るので消化に悪い。
- 暑い中での運動は、皮膚の血流や発汗が低下し体温が上がる危険がある。

血流の配分

運動すると…

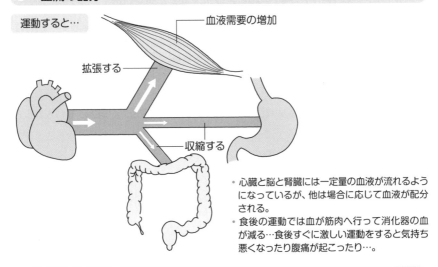

拡張する

血液需要の増加

収縮する

- 心臓と脳と腎臓には一定量の血液が流れるようになっているが、他は場合に応じて血液が配分される。
- 食後の運動では血が筋肉へ行って消化器の血が減る…食後すぐに激しい運動をすると気持ち悪くなったり腹痛が起こったり…。

心臓を鍛えると筋肉は頑張れる

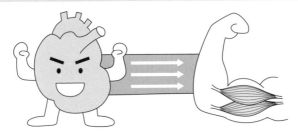

- 運動すると心臓が頑張って筋肉の血管拡張に対しどんどん血液を送る。
- 運動習慣が続いて心臓が強くなると、このはたらきが強くなる。

暑い時の運動は要注意

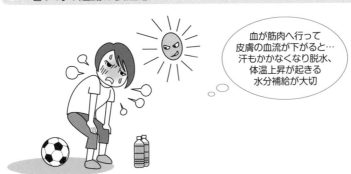

血が筋肉へ行って
皮膚の血流が下がると…
汗もかかなくなり脱水、
体温上昇が起きる
水分補給が大切

7-5. 静脈の流れが悪くなる時（うっ血）

静脈の流れはゆっくりで、血液が流れないと薄い血管の壁が拡がって血液がたまりやすくなります。血液の流れが悪い箇所ができて、その手前の静脈に血液がたまるうっ血は、心不全や脳梗塞とも関係します。

心臓に向かって流れる**静脈**には、動脈のように心臓のポンプ圧と血管壁の弾力でドクドク流れる力はありません。静脈は、内部の**弁**で逆流を防止し、周囲から押されると一方向へ流れるというしくみでゆっくり流れるため、部分的に流れが悪くなることがよくあります。血液やリンパ液がうまく流れず、間質液がそのままとどまっている状態を**うっ滞**といい、静脈の流れが悪いことが原因でうっ滞することが**うっ血**です。うっ血した部位では血液が流れにくくたまるので血管が拡がり、皮下の静脈では青い血管が膨らんで浮き出ます。手の甲に静脈が浮き出るのは、高齢者では皮膚の弾力の低下も一因となっていて消えにくいのですが、若い人の場合は単純に水を飲めば血液中の水分が増えてサラサラ流れやすくなり、うっ血が解消されることもあります。

静脈が狭まったり詰まったり、あるいは心臓が血液が押し出せないと、その手前がうっ血し、静脈の手前の毛細血管から水分がしみ出し間質液がたまるため、むくみも出ます。ポンプとしての心臓が十分な量の血液を送り出せない状態が**心不全**です。全身から血液が戻る右心に不全が起きると、大静脈のうっ血で頸静脈が怒張し、肝臓などの臓器や全身がむくみ、皮膚や粘膜が紫色になるチアノーゼが起きます。一方、左心不全では心臓に血液を送る肺静脈がうっ血し、呼吸困難などが起きます。肺と心臓は血液をやりとりするので、心臓の問題で呼吸がおかしくなることもあるのです。

うっ血の原因の一つが、弁の破壊やそれによってできた血栓です。心臓でも同様で、心臓内の弁に問題が生じると血栓ができやすく、本来リズミカルに収縮して心室に血液を送り出さなくてはならない心房が細かくプルプルする**心房細動**も起きやすくなります。これは脳梗塞の原因になります。脳の外から血流に乗ってきた物質が脳の血管に詰まるのが脳塞栓ですが（1-7-3）、脳梗塞の1/3は心臓から飛んできた血栓が詰まる心原性脳塞栓症です。心臓が悪いと脳の梗塞も起こしやすいのです。

✳ 理解のポイント ✳

- うっ滞とは体液が流れにくい状態で、静脈の流れが悪いうっ滞がうっ血。
- 血流が悪い箇所の手前がうっ血し、静脈の怒張やむくみが起きる。
- 静脈の弁が壊れると血栓ができやすい。

静脈の流れが悪い（うっ血）すると手前がむくむ

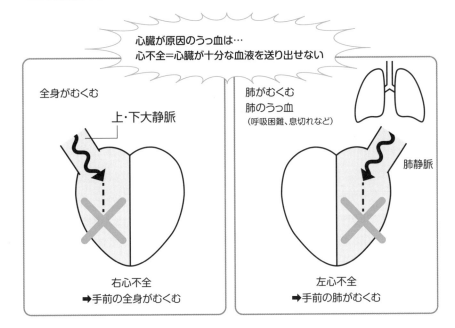

心臓が原因のうっ血は…
心不全＝心臓が十分な血液を送り出せない

全身がむくむ

上・下大静脈

右心不全
➡手前の全身がむくむ

肺がむくむ
肺のうっ血
（呼吸困難、息切れなど）

肺静脈

左心不全
➡手前の肺がむくむ

心臓から血栓が飛んでくる…？

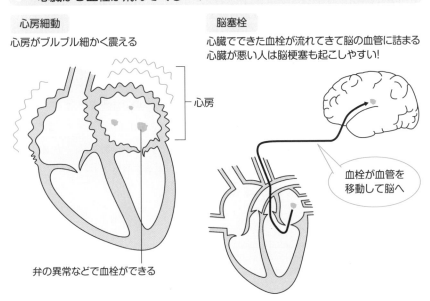

心房細動

心房がブルブル細かく震える

脳塞栓

心臓でできた血栓が流れてきて脳の血管に詰まる
心臓が悪い人は脳梗塞も起こしやすい！

心房

血栓が血管を
移動して脳へ

弁の異常などで血栓ができる

7-6. 心臓の負担と血液・リンパの流れ

血液も、その流れに合流するリンパ液も、結局は心臓のはたらきで巡り、心臓に影響を与えます。心臓の状態によっては、血液やリンパ液の循環が良くなることが逆に心臓に悪い場合もあることを学びましょう。

まずは体液の流れをさらっとおさらいしましょう。血液は心臓から動脈で送り出され、毛細血管で間質に一部がしみ出てまた戻り、静脈でまた心臓まで戻ってきます。毛細血管に直接入れなかった間質液はリンパ管で回収され、鎖骨の上あたりの静脈角という部位から静脈に流れ込み、血液循環に戻ります。どこかにうっ滞 (1-7-5) があるなど条件によっては、間質液がそのままそこにたまった状態、つまりむくみ (浮腫) になります。尿は血液から作られるので、老廃物や過剰な水分など体に必要のない血液の成分は腎臓で尿にされて体から排出され、また汗や蒸発などによっても血液中の水分が少し減ります。しかしそれ以外では出血でもない限り、体液はぐるぐると循環を繰り返し、心臓は常に肺と全身に血液を送り出し続けています。

この働き者の心臓の立場になって、どんな状況が負担に感じるか考えてみましょう。心臓はポンプですから、押し出す血液の量が多いほど大変です。体全体の血液の量が一定でも、むくみがあって血液の成分が組織にとどまっていたり、静脈の中で血液がまったり滞っていたりするので、心臓へ戻る血液は必ずしも常に同じ量というわけではありません。心臓へ戻る血液の量を**静脈還流量**といいます。静脈やリンパの流れが悪いのは困るとはいえ、静脈還流量が少なければそれだけ押し出す血液も減るので、心臓にとっては楽なのです。心不全の人は足がむくみますが、足が重くてつらそうでも、足のマッサージでリンパや血液の流れが良くなって静脈還流量が増えると、心臓の負荷が増えて (前負荷)、よけいに苦しくなってしまうこともあるので注意が必要です。また、心臓が血液を押し出した時にも、動脈の抵抗が強いとやはり負荷が大きくて大変です (後負荷)。寒かったり緊張したりして血管が収縮するといった一時的なこともありますが、長期的にこうした動脈の抵抗を増やすのはやはり動脈硬化です (1-7-2)。心臓のためにも血管を大切にしなくてはなりません。

✳ 理解のポイント ✳

- 血液は心臓から動脈で出て、リンパ管が合流したあとの静脈で戻る。
- 心臓に戻る血液＝静脈還流量が多い方が、心臓に負担をかける。
- 動脈の抵抗が強いほど、心臓が血液を押し出す時に負担となる。

心臓にかかる負荷は？

前負荷

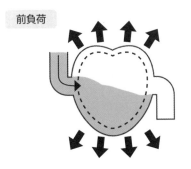

後負荷

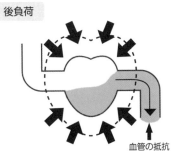

血管の抵抗

- 心臓に入る血液が多いと心臓（ポンプ）は血液を押し出すのが大変。
- 血液が多い（塩分の摂りすぎなどによる）、心臓に戻る血液（静脈還流量）が多いなど。

- 心臓（ポンプ）が血液を押し出す時に血管の抵抗が強いと大変。
- 動脈硬化がある、寒さや緊張で末梢の血管が収縮するなどで血管の抵抗が強いなど。

心臓が弱っている人のマッサージは要注意

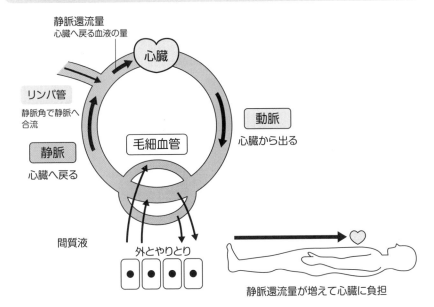

静脈還流量
心臓へ戻る血液の量

心臓

リンパ管
静脈角で静脈へ合流

動脈
心臓から出る

毛細血管

静脈
心臓へ戻る

間質液

外とやりとり

静脈還流量が増えて心臓に負担

- 血流やリンパの流れが良くなると、心臓に戻る血液（静脈還流量）が上がる➡心臓の負担が増える。
- 心臓の弱った人に寝た姿勢でマッサージすると特に静脈還流量は上がり、心臓に負荷がかかるので注意が必要（座って手だけのマッサージなどならOK）。

7-7. 下肢と顔面に関わる血管の配置

なんだか左足の方が微妙に右足よりむくみやすい気がするのはなぜ？ 顔のおできに触ってはいけないといわれる理由は？ これらは静脈に着目した血管の配置を知ると理解できます。

皮下の静脈を圧すとわかるように、動脈と違い、壁が薄い静脈は圧迫で簡単に血流を妨げられます。体の深部の太い静脈も壁が薄いことに変わりはなく、場合によっては臓器の重さで狭まります。下腹部では、腹大動脈が下大静脈の左前にあり、下肢から来た左右の静脈が合流する手前で、頑丈な動脈が左側の静脈をまたいで仙骨に押しつけています。仰向けに寝ると、前にある腸もこの部分を圧迫するので、左下肢から心臓に戻る血流が悪くなり、左下肢の方がむくみやすくなります。なんだかいつも左の下肢が右より少しむくむという人には、時には横向きやうつぶせで寝ることをアドバイスしましょう。腰痛などでうつぶせは無理という人でも、**シムス位**という楽な姿勢があります。妊婦さんはさらにこれに胎児の重さも加わるので、仰向けでは心臓に戻る血液が減って血圧が下がり失神することもあります。妊婦さんが寝る時は、左側を下として横向きに寝ると静脈が圧迫されにくくなります。

顔面の動脈と静脈の配置も見てみましょう。顔の前面は主に**顔面動脈**に養われます。下顎のラインを指先でたどると、数ミリくらいの凹みに気づきます。ここで触れる脈が顔面動脈の拍動で、顔面動脈はここから上に向かい多くの枝を出して顔面の皮膚や筋肉に届きます。顔面動脈をはじめとして顔面や頭皮の動脈は、脳に行く動脈とは一切つながりがありません。しかし、静脈は違います。静脈は動脈とほぼ同じような部位を走りますが、動脈と違ってお互いに枝がよくつながります。困るのは、脳の内部から眼球の上を通ってくる静脈が**顔面静脈**と連絡していることです。顔面のおできを掻き壊すなどしてバイ菌がもし顔面静脈に入ると、動脈と違ってゆるゆる流れる静脈の中を菌がさかのぼって脳に行ってしまうこともありえるからです。顔のマッサージができない時は、表情筋が血管をたくさん含む皮膚の中にあるので（1-5-2）、表情筋をよく動かすと顔の血流も良くなりお肌の美容にもなります。

✳ 理解のポイント ✳

- 腹部の静脈は、仰向けで寝ると圧迫されて流れが悪くなる。
- 左下肢から来る静脈は、仰向けで寝ると腹部で圧迫されやすい。
- 顔面の静脈は脳内の静脈につながるので、菌を入れないように注意する。

腹部の大動脈と大静脈の関係

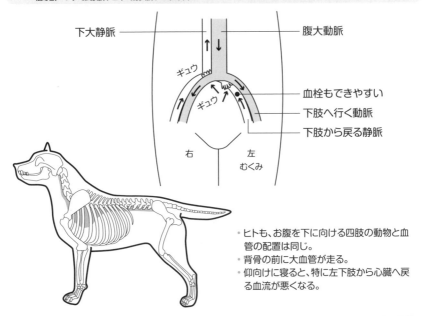

下大静脈

腹大動脈

ギュウ

ギュウ

血栓もできやすい

下肢へ行く動脈

下肢から戻る静脈

右　左
むくみ

- ヒトも、お腹を下に向ける四肢の動物と血管の配置は同じ。
- 背骨の前に大血管が走る。
- 仰向けに寝ると、特に左下肢から心臓へ戻る血流が悪くなる。

お腹を下にして楽に寝る姿勢…シムス位

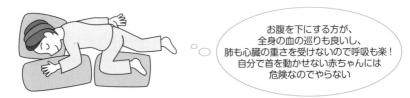

お腹を下にする方が、
全身の血の巡りも良いし、
肺も心臓の重さを受けないので呼吸も楽！
自分で首を動かせない赤ちゃんには
危険なのでやらない

顔面の静脈と動脈

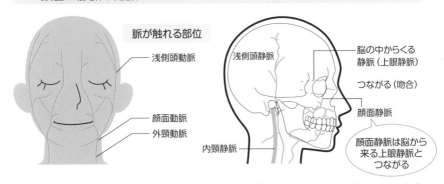

脈が触れる部位

浅側頭動脈

顔面動脈

外頸動脈

浅側頭静脈

脳の中からくる
静脈（上眼静脈）

つながる（吻合）

顔面静脈

内頸静脈

顔面静脈は脳から
来る上眼静脈と
つながる

顔のおできは触らない。バイ菌が脳に入るかも？

8. 体の調節をするホルモンと自律神経

8-1. 体に変化を起こす化学物質

> ホルモンだと思ったら神経伝達物質？　サイトカインとホルモンの違いは？　炎症を起こすヒスタミンは何？　など、いろいろな用語が出てきて混乱すると思いますが、全部まとめてケミカルメディエーターです。

ホルモンは、ある細胞から血液中に分泌（**内分泌**）され、対応する受容体を持つ細胞に影響を及ぼす物質です。血流に乗って体を巡るので、受容体があちこちにあるホルモンだと体中でいろいろな変化が起きますし、特定部位の細胞しかその受容体を持たなければそこにしか影響しません。分泌された物質が血中に入る前に、受容体がすぐ近くの細胞にあったり（傍分泌）、分泌した細胞そのものにあったり（自己分泌）しても同様に作用するので、これらも広い意味でホルモンといえます。甲状腺のようにホルモンを出す細胞が集まった組織を内分泌腺と呼びますが、内分泌腺以外でも、心臓、腎臓、脂肪細胞など多くの細胞がいろいろなホルモンを出します。神経細胞が出した物質が血液に入ってから他の細胞に作用すればそれはホルモンですが（**神経内分泌**）、すぐ近くの神経の受容体に直接作用すればそれは**神経伝達物質**です。同じ物質が状況によってホルモンだったり神経伝達物質だったりするのです。

サイトカインは、白血球や表皮の角化細胞、血管内皮細胞などいろいろな細胞が何かの刺激を受けて作るタンパク質であり、他の細胞の受容体に結合して情報を伝え変化を起こさせます。サイトカインは数百種もあり、近くの細胞に作用することが多いですが、血流に乗って離れた細胞にも影響を及ぼすので、ホルモンともいえます。だから、脂肪細胞の出すアディポサイトカインはホルモンでもあります（1-3-5）。

皮膚や粘膜の下の肥満細胞が出すヒスタミンなどは、周囲の細胞の受容体に直接結合して炎症を起こします（1-10-7）。内皮細胞が出す一酸化窒素（NO）は、ガスなので受容体も必要なく、細胞に入り局所の血管を拡張させる生理活性物質です。これらはホルモンなのでしょうか？　ややこしいですね。きっちり区別することはできません。でもこれらの化学物質は、細胞が他の細胞に情報を伝え何か変化を起こさせる仲介者（＝メディエーター）としてひとくくりにでき、全部、**ケミカルメディエーター**と呼べます。

✳ 理解のポイント ✳

- ● ホルモンは、血液を介する内分泌や、近くに作用する傍分泌などで作用する。
- ● サイトカインは、刺激された細胞が出して他の細胞に影響を与えるタンパク質。
- ● 細胞間で情報を伝達し生理的変化を起こす物質がケミカルメディエーター。

いろいろなケミカルメディエーター

ケミカルメディエーター：細胞が他の細胞に情報伝達し、変化を起こさせる物質すべて

ホルモンと神経伝達物質

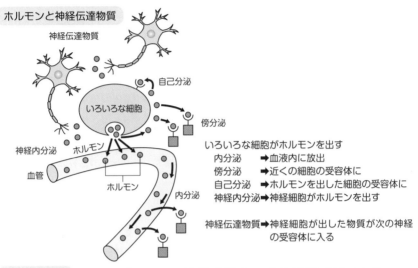

いろいろな細胞がホルモンを出す
内分泌 ➡血液内に放出
傍分泌 ➡近くの細胞の受容体に
自己分泌 ➡ホルモンを出した細胞の受容体に
神経内分泌➡神経細胞がホルモンを出す

神経伝達物質➡神経細胞が出した物質が次の神経
の受容体に入る

サイトカイン 情報伝達に使われるタンパク質。血液に入って作用すればホルモンという

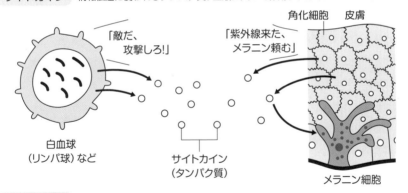

オータコイド ホルモン、神経伝達物質、サイトカイン以外のケミカルメディエーターをまとめてオータコイドという

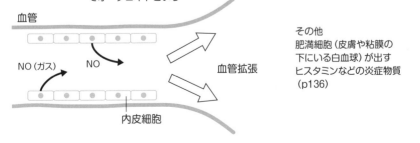

その他
肥満細胞（皮膚や粘膜の
下にいる白血球）が出す
ヒスタミンなどの炎症物質
（p136）

8-2. 皮膚や筋肉の血管が拡がるしくみ

運動すると胃腸の血管は収縮するのに、筋肉の血管が拡張するのはなぜ？
緊張したら交感神経のはたらきで血管は収縮するはずなのに、顔が赤くなるのは？　ケミカルメディエーターのはたらきはちょっと複雑です。

　自動的に体を調整する**自律神経**には交感神経と副交感神経がありますが、ほとんどの血管は**交感神経**だけで制御されます。基本的には、交感神経がはたらけば**ノルアドレナリン**という神経伝達物質が出て血管は収縮、交感神経が休めば拡張、といった具合です。ホルモンも関わります。交感神経の刺激で副腎髄質から放出される**ノルアドレナリン**と**アドレナリン**は、他のホルモンと違い、速くいっきに作用します。アドレナリンとノルアドレナリンの**受容体**はまとめてカテコールアミン受容体と呼ばれ、大きな分類では、血管を収縮させる α 受容体と拡張させる β 受容体があります。多くの血管には α 受容体が多いのですが、筋肉の血管には β 受容体が多く、他の臓器の血管が収縮する時に同じアドレナリンの刺激で拡張し、運動時に筋肉にどんどん血が流れるようにできています。血管以外でも、神経伝達物質やホルモンは、同じ物質でも受容体が違うと反応が違うことは知っておきましょう。さて、ここまでよく勉強してきた人は、運動時に皮膚の血管が拡張するのも不思議に思うでしょう。確かに、α 受容体の作用だけなら皮膚の血管は収縮するのですが、他にも関わるケミカルメディエーターがあるのです。運動で皮膚の血流が増えると血管の内皮細胞は一酸化窒素（NO）を放出し、そのはたらきはアドレナリンを上回り、その部位の血管は拡張します（1-8-1）。また、汗腺を支配する交感神経はノルアドレナリンではなく**アセチルコリン**を出しますが、アセチルコリンの刺激でもNOは出るので、発汗と同時に周囲の血管が拡張します。これらには未知の別の物質も関わるようです。ぬるくても炭酸泉につかるとその部位の皮膚が赤くなるのは、炭酸ガス（CO_2）の血管拡張作用によるものですが、局所的なケミカルメディエーターの作用も重要なのです。また、特定部位の血流維持のために、交感神経が部位ごとに異なる反応をすることも知られています。難しい！という人は、とにかく、いろいろな物質が同時にはたらき、体の反応は単純じゃない、ということがわかればOKです。

⁂ 理解のポイント ⁂

● ほとんどの血管は交感神経が興奮すると収縮し、逆では拡張する。
● 筋肉の血管は β 受容体の作用でアドレナリンによって拡張する。
● 皮膚の血管は局所の調節を受け、発汗と関わるなどして拡張する。

受容体の違いで反応が違う

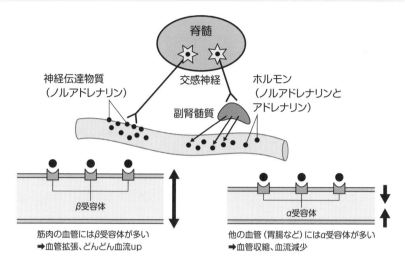

神経伝達物質
（ノルアドレナリン）

脊髄

交感神経

ホルモン
（ノルアドレナリンと
アドレナリン）

副腎髄質

β受容体

筋肉の血管にはβ受容体が多い
➡血管拡張、どんどん血流up

α受容体

他の血管（胃腸など）にはα受容体が多い
➡血管収縮、血流減少

・ カテコールアミン（ノルアドレナリン、アドレナリン、ドーパミン）の受容体の例

α受容体	$α_1$	血管収縮
β受容体	$β_1$	心機能亢進
	$β_2$	血管拡張、気管支拡張、グリコーゲン分解
	$β_3$	脂肪分解

受容体が違うと同じ
物質でも作用が違う

皮膚の血管が拡張するのは？

交感神経（ノルアドレナリンやアドレナリン）➡α受容体で収縮するけれど…

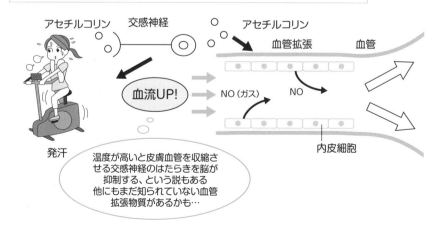

アセチルコリン　　交感神経　　　　アセチルコリン

血管拡張　　　血管

血流UP!

NO（ガス）　　　NO

内皮細胞

発汗

温度が高いと皮膚血管を収縮さ
せる交感神経のはたらきを脳が
抑制する、という説もある
他にもまだ知られていない血管
拡張物質があるかも…

8-3. インスリンのはたらき

インスリンは血糖値を下げる唯一のホルモンです。どうやって血糖値を下げているのかを学ぶと、インスリンが多いと脂肪がついて太る理由や、運動の習慣があると血糖値が下がりやすくなる理由もわかります。

血糖値とは血液の中にあるブドウ糖の量なので、血糖値を下げる一番の方法は血液中のブドウ糖を細胞の中に取り込んでしまうことです。**インスリン**の重要なはたらきがまさにそれです。血糖値が上昇すると膵臓のランゲルハンス島のβ細胞からインスリンが放出されます。そして、インスリンが血流に乗ってやってきて、脂肪細胞や筋細胞の受容体に結合すると、これらの細胞にブドウ糖を取り込むゲートができ、ブドウ糖が血液から細胞内にどんどん取り込まれます。このブドウ糖が入るゲートの名前は**GLUT4**<ruby>グルット</ruby>です。肝臓や心臓など他の組織には元々これと違うゲートがあり、インスリンがなくてもブドウ糖を取り込みますが、インスリンの作用でより多くのブドウ糖が入るようになります。ちなみに筋細胞の場合、有酸素運動や筋トレをするとGLUT4が自動的にできて増える、つまり、筋細胞がインスリンの刺激を受けなくても効率良くブドウ糖を取り込めるようになります。運動すれば高血糖を防げる体になるので、糖尿病にも運動はとっても良いですね。

インスリンは、肝臓や筋肉の細胞内に取り込んだ単糖のブドウ糖を多糖の**グリコーゲン**に変えて貯蔵することも促進します。こうしておけば、血糖値が下がっても即座にグリコーゲンからブドウ糖を作ってエネルギー源にできます。また、インスリンは脂肪細胞の中で脂肪を合成し、脂肪分解を減らす作用があります。そのため、インスリンがいつもたくさん出る状態だと体脂肪は増え、太ります。インスリンは糖だけでなく、アミノ酸の取り込みもすべての細胞において促進し、タンパク質の合成を増やします。インスリンで筋肉もつくし、成長も促進されるのです。

脳はインスリンと無関係に糖を取り込みます。しかし、記憶に関わる海馬などインスリンの受容体がある神経細胞があるので、インスリンには何か神経のはたらきに関わる別の作用があるらしく、認知症との関わりも調べられているところです。

✴ 理解のポイント ✴

- インスリンは脂肪細胞と筋細胞にブドウ糖を取り込ませる。
- インスリンはグリコーゲン、脂肪、タンパク質の合成を促進する。
- 肝臓や心臓、脳などはインスリンがなくても糖を取り込める。

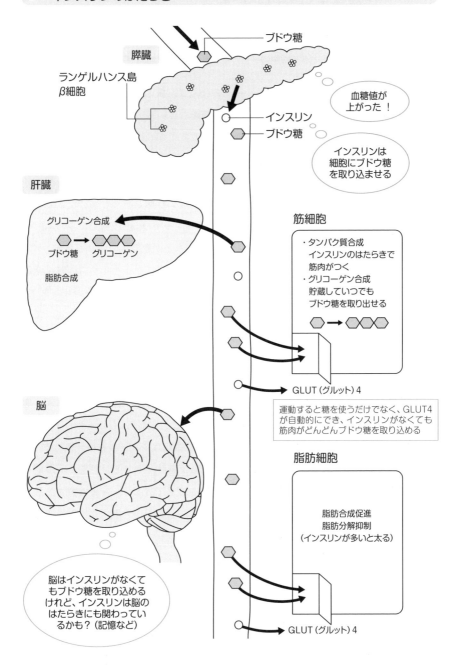

8-4. 糖が足りない時に起きること

ブドウ糖は生きるために絶対必要なものなので、ブドウ糖が足りないと、体はいろいろな手段を使って血糖値を上げます。しかし糖尿病では、血糖値が高いのに、さらに血糖値を上げる反応が起きるのはなぜ？

血糖値が下がると、いろいろなホルモンの作用で肝臓のグリコーゲンが分解されてブドウ糖が血液中に放出されます。また、筋肉などいくつかの組織はブドウ糖を節約し、脂肪分解で得られた遊離脂肪酸を主なエネルギー源にします (1-3-3)。しかし、糖が来ないままだとグリコーゲンは尽きてしまうので、体は必ず肝臓で、糖以外のものから糖を作り出す**糖新生**を行います。糖新生の材料の多くが筋肉を分解して作るアミノ酸なので、長期にわたり糖が補給されない状態が続くと筋肉がとても衰えます。その他にも、中性脂肪が分解されてできるグリセリン、解糖でできた乳酸やピルビン酸、クエン酸回路のオキサロ酢酸 (1-1-1) などが糖新生に使われます。

脂肪分解でできた遊離脂肪酸は、クエン酸回路の起点になるオキサロ酢酸が糖新生で減るとクエン酸回路へうまく合流できないため、多くはエネルギー源になれず、**ケトン体**へと変化します。そしてケトン体は、糖が足りない時は脂肪酸より先にエネルギー源に利用されます。飢餓が数週間に及んで、脳が主なエネルギー源を糖からケトン体に切り替えると、糖新生は少しゆるやかになり筋の破壊も減ります。

糖尿病では、インスリンが減るか、インスリンが来ても細胞が反応しない**インスリン抵抗性**となるため、筋肉や脂肪細胞は血液中の糖を利用できません (1-8-3)。細胞からすると、糖が来ない、もっと糖を！となるので、高血糖にもかかわらず、さらに筋肉や脂肪が壊され糖新生が続きます。しかし、細胞はできた糖を取り込めず、あふれた糖は尿に捨てられます。糖を使えない細胞は脂肪酸やアミノ酸をエネルギー源とするので、糖尿病が進行すると脂肪も筋肉も痩せてきます。遊離脂肪酸があふれケトン体がどんどん作られても、高血糖なので、インスリンと関係なく糖を使える脳はケトン体を使わず、血液中に酸性のケトン体があふれて血液が病的に酸性に傾く**ケトアシドーシス**という状態になり、ひどいと昏睡状態になって危険です。

✴ 理解のポイント ✴

- ● 血糖値が下がると、グリコーゲンが分解されてブドウ糖が血液に出る。
- ● 血糖値が下がると、糖新生によりタンパク質や脂肪が分解されて糖が合成される。
- ● 糖が欠乏すると、脂肪酸とそれからできるケトン体、アミノ酸が使われる。

ブドウ糖が足りないと…

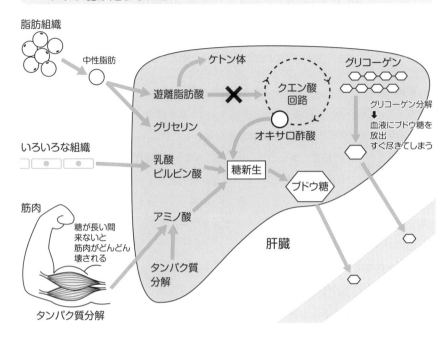

糖尿病で起きるケトアシドーシス

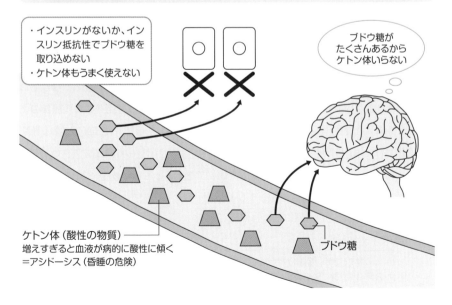

8-5. 薬としてのステロイドの理解

ステロイドというのはコレステロールからできるホルモンの型なのですが、
その中でも糖質コルチコイドというホルモンを人工的に合成したものが、
一般的に薬としてステロイドと呼ばれるものです。

糖質コルチコイドは、腎臓の上にある副腎の皮質から出るステロイド型のホルモンの一つです。名前の通り血糖値を上げるホルモンで、低血糖やインスリンなどに反応した脳の命令で、筋肉や脂肪を分解し糖新生を促進します (1-8-4)。このホルモンの受容体はほとんどすべての細胞にあるので、その他にも様々な機能調節や生命維持に関わります。ストレスで放出され、体にストレスに耐える力を与えるため、このホルモンがなければラットが数日で死んでしまうほどです。糖質コルチコイドにはいくつかの種類がありますが、体内で一番多くはたらくのが**コルチゾール**です。

このホルモンが薬としてよく使われるのは抗炎症作用があるからです。炎症やアレルギーは免疫の一面なので (1-10-9)、コルチゾールは炎症を起こす物質を作らせないことで、抗炎症、抗アレルギー、抗免疫の強い効果を発揮し、炎症やアレルギーや自己免疫疾患など広い範囲の治療に使われます。しかし、長期に投与すると、高血糖による様々な問題が起き、糖新生でタンパク質や脂肪が分解され、筋肉が衰え、骨はもろくなり、皮膚は薄く髪もパサパサになり、分解された脂肪が移動して四肢は細く体幹が太ります。免疫抑制作用があるので感染にも弱くなります。同時に男性ホルモンである副腎アンドロゲンも増すので、女性はニキビが増えたり毛深くなったりします。こうした副作用がマスコミで大きく取り上げられたため、ステロイド恐怖症という言葉ができるくらい、ステロイド薬を敬遠する人が増えました。しかし、ステロイドは適切な投与で命を救ったり苦しい症状を抑えたりできます。さらに、湿疹に使う外用薬には内服薬のような全身の大きな副作用は出ません。部位に応じた強さ、使用量や使用範囲、塗る期間が適正であれば、症状を良くし、中止もできます。湿疹が悪化した時だけステロイドで改善し、その後は薬はやめてスキンケアで維持できることも多々あるので、ステロイドの使い方を熟知した皮膚科医を探しましょう。

✳ 理解のポイント ✳

- ステロイド薬は、副腎皮質ホルモンの糖質コルチコイドを合成したもの。
- ステロイド薬には抗炎症、抗アレルギー、抗免疫の作用がある。
- ステロイド薬には高血糖、タンパク質分解、免疫低下など副作用も多い。

糖質コルチコイドとは…

・糖質コルチコイドは脳の命令（視床下部➡下垂体）を受けて放出される。

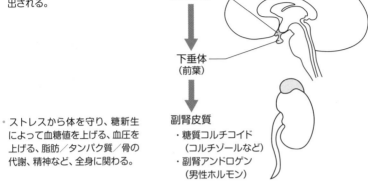

視床下部

下垂体
（前葉）

副腎皮質
・糖質コルチコイド
　（コルチゾールなど）
・副腎アンドロゲン
　（男性ホルモン）

・ストレスから体を守り、糖新生によって血糖値を上げる、血圧を上げる、脂肪／タンパク質／骨の代謝、精神など、全身に関わる。

ステロイド薬の効果と副作用

・一般的に「ステロイド」と呼ばれているのは、コルチゾールを人工的に合成した物質で、特に、抗炎症、抗アレルギー、抗免疫作用が強い（適切に使えばよく効く薬だが…）。

・副作用

高血糖、高血圧、胃潰瘍、骨粗しょう症、免疫低下、筋肉が低下
美容では、ニキビ、毛深くなる、皮膚が薄くなる、顔の赤み、中心性肥満、薄毛など

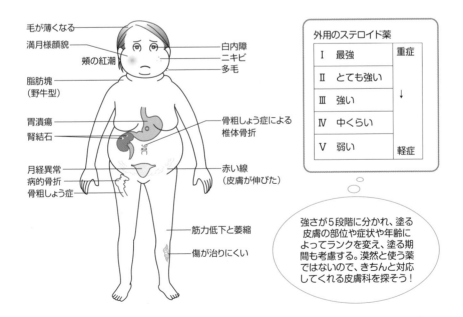

毛が薄くなる
満月様顔貌
頬の紅潮
脂肪塊
（野牛型）
胃潰瘍
腎結石
月経異常
病的骨折
骨粗しょう症

白内障
ニキビ
多毛
骨粗しょう症による椎体骨折
赤い線
（皮膚が伸びた）

筋力低下と萎縮
傷が治りにくい

外用のステロイド薬

Ⅰ	最強	重症
Ⅱ	とても強い	↓
Ⅲ	強い	
Ⅳ	中くらい	
Ⅴ	弱い	軽症

強さが5段階に分かれ、塗る皮膚の部位や症状や年齢によってランクを変え、塗る期間も考慮する。漠然と使う薬ではないので、きちんと対応してくれる皮膚科を探そう！

8-6. 肌に色素沈着を起こすホルモン

> ストレスでシミが増える、きちんと日焼け止めを塗ったはずなのになんだかしばらくして黒くなってきた、妊娠して肝斑や肌の黒ずみが起きやすいのは？ これらはみんなホルモンが関わっています。

　糖質コルチコイド（1-8-5）とその放出を命令するホルモンは色素沈着を起こしやすくします。ストレスを受けると、脳の視床下部の命令で、下垂体が**副腎皮質刺激ホルモン**（**ACTH**）を出します。そしてそれが副腎皮質に到達すると糖質コルチコイドが放出されます。ACTHは化学構造がメラニン細胞刺激ホルモン（**MSH**）と似ています。MSHは、カエルなどが体色を濃くするのに使うホルモンですが、ヒトではほんのわずか出るだけです。しかし、それと似たACTHでもメラニン細胞は刺激されます。また、同様にACTHの刺激で副腎皮質から出る**副腎アンドロゲン**（男性ホルモン）も色素沈着を起こします。ストレスを受けるたびにACTHと糖質コルチコイドと副腎アンドロゲンが放出されるので、ストレスが多いとシミができやすいのです。病気で副腎皮質から糖質コルチコイドが出なくなると、上位の命令を担うACTHは負のフィードバックという制御システムで、どうした、もっと出せ！と常に多くなるので、体全体が黒くなります。逆に、糖質コルチコイドが慢性的に多いとACTHは減りますが、糖質コルチコイドが多いのですから肌が白くなるわけではありません。

　紫外線が目に入ると、その情報が脳の中で視床下部に伝達され、MSHやACTHが放出されます。これらはホルモンなので、作用はゆっくり長く続きます。つまり、日焼け止めを顔に塗っても、目に光が入れば体は紫外線からお肌を守ろうとして、しばらくすると目の周りにシミができるなど全身をゆっくり時間をかけて少し黒くするのです。

　女性ホルモン（エストロゲンとプロゲステロン）も色素沈着を起こします。女の子が思春期になると乳輪や陰部などの皮膚の色が黒くなったり、妊婦さんが妊娠中にシミや肝斑ができるのは、女性ホルモンの増加が原因です。妊娠中は糖質コルチコイドも増えるので、色素沈着がいっそう起きやすくなりますから注意しましょう。

　他に、**甲状腺ホルモン**も増えるとメラニン細胞が刺激されます。

＊ **理解のポイント** ＊

- ストレスにより出る糖質コルチコイドなどのホルモンは色素沈着を起こす。
- 紫外線の刺激で出るホルモンは時間がたってから皮膚を黒くする。
- 妊娠中は女性ホルモンと糖質コルチコイドの作用で色素沈着が起きる。

色素沈着を起こすACTHと副腎皮質のホルモン

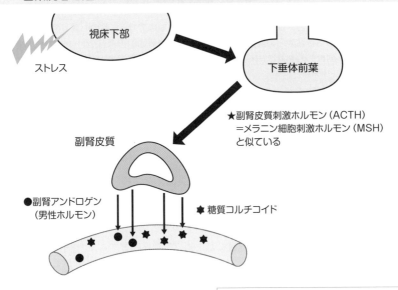

★副腎皮質刺激ホルモン（ACTH）
＝メラニン細胞刺激ホルモン（MSH）
と似ている

●副腎アンドロゲン
（男性ホルモン）

★ 糖質コルチコイド

• 他に色素沈着を起こすホルモン
  女性ホルモン　…思春期や妊娠中に注意
  甲状腺ホルモン…バセドウ病などに注意

目に紫外線が入ると…

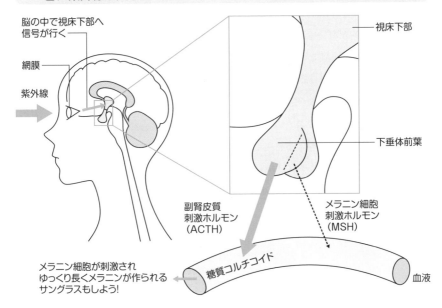

脳の中で視床下部へ
信号が行く

網膜

紫外線

視床下部

下垂体前葉

副腎皮質
刺激ホルモン
（ACTH）

メラニン細胞
刺激ホルモン
（MSH）

糖質コルチコイド

血液

メラニン細胞が刺激され
ゆっくり長くメラニンが作られる
サングラスもしよう！

8-7. 心と痛みに関わる脳のホルモン

心の動きは脳の神経のはたらきによるものです。ヒトの心理や感情にまつわる行動や心の病気に関わる神経伝達物質は山のようにありますが、代表的なものを見てみましょう。中には鎮痛に関わる物質もあります。

脳の中では同じ物質がホルモンにも神経伝達物質にもなります (1-8-1)。**オキシトシン**は子宮や乳腺にはたらくホルモンですが (1-9-3)、脳では扁桃体という部位などに作用して不安を減らし、共感力を高めて寛容にさせ、顔を記憶しやすくするなど、社会的な認知や行動の変化を起こさせます。オキシトシンはペプチドで、飲んでも体に入らないので (1-4-1)、自分で出せるといいですね。性的刺激や授乳以外にも、マッサージやペットをなでるなどのスキンシップで放出されます。

覚醒や記憶に関わる**ノルアドレナリン**と、不安を減らすなどの作用がある**セロトニン**は鎮痛にも関わります。これらは皮膚など末梢では発痛物質ですが、中枢では受容体が違い、逆に痛みを感じた視床下部や大脳辺縁系などから出た神経がノルアドレナリンやセロトニンを出す神経に連絡し、それらが脊髄の中で、感覚神経から来る痛み情報が伝わるのを妨害します (1-6-2)。また、どちらの経路も、脳が作る最強の鎮痛物質である**オピオイド**の受容体がある部位を経由するので、オピオイドの鎮痛作用も加わります。セロトニンは腸などで作られても血液脳関門を通らないので (1-6-1)、脳内では独自に作ります。セロトニンの材料である必須アミノ酸のトリプトファンを脳に取り込むにはインスリンが必要なので (1-8-3)、糖も同時に摂取する必要があります。トリプトファンは、代謝の過程で神経に強い毒となるキノリン酸もできるため、サプリなどで摂取しすぎてもいけません。他にもセロトニン合成には多くのビタミンやミネラルが必要なので、食事によって広く栄養を摂りましょう。セロトニンはタッチング、歩行や食物を噛む咀嚼や呼吸などリズムのある動き (1-6-3)、有酸素運動で増え、メラトニンと協調して概日リズムを調整するので (1-8-8)、規則正しい生活も重要です。女性では、ストレスで放出されるコルチゾール (1-8-5) がセロトニンとオキシトシンを抑制することがわかっているので、ストレス軽減も必要です。

✳ 理解のポイント ✳

- オキシトシンはスキンシップで放出され、社会行動を改善する。
- セロトニンはノルアドレナリンとともに中枢で鎮痛に関わる。
- 不安を減らすといわれるセロトニンはタッチングやリズム運動で増える。

オキシトシン

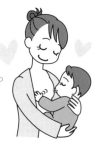

動物が出産直後に
赤ちゃんをなめるのは、
オキシトシンを出して
母子のきずなを
深める意味もある

・抱擁ホルモンともいわれる
・授乳、性的刺激、スキンシップで放出
・信頼、共感など社会的な人間関係をup

脳から出る痛み止め

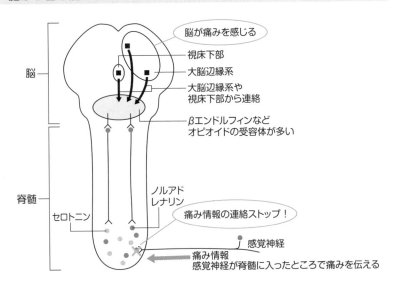

脳が痛みを感じる

視床下部

大脳辺縁系

大脳辺縁系や
視床下部から連絡

βエンドルフィンなど
オピオイドの受容体が多い

脳

脊髄

ノルアド
レナリン

セロトニン

痛み情報の連絡ストップ！

感覚神経

痛み情報
感覚神経が脊髄に入ったところで痛みを伝える

セロトニンを増やす

・セロトニン：不安を減らすなどの作用。セロトニン低下は、
　うつ病や慢性疲労症候群との関わりも指摘されている。

・セロトニンが出る刺激
・タッチング、リズム（歩行や咀嚼、呼吸）、
・有酸素運動、規則正しい生活時間

・脳内でセロトニンを作るための栄養
・トリプトファン（肉に多い）
・ブドウ糖（インスリンがトリプトファンを取り込むために必要）
・ビタミンB_1、B_6、葉酸、亜鉛、鉄、カルシウム

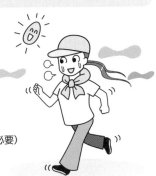

8-8．睡眠とホルモン

睡眠を促すホルモン、逆に邪魔するホルモン、睡眠不足で増減し健康を害す
るホルモンなど、いろいろなホルモンと睡眠の関係を学びましょう。それぞ
れのホルモンには、分泌させる刺激と抑制される刺激があります。

　動物の体には複数の体内時計があり、およそ1日の**概日リズム**（**サーカディアンリズ
ム**）で動くようにできています。その中心が脳の視交叉上核という部位で、脳の**松果体**
は、視交叉上核から信号を受け、朝日を浴びた12時間後くらいの夜にセロトニン（1-8-
7）から**メラトニン**を合成します。メラトニンは体温を低下させて睡眠を促し、体内時計
を調節するホルモンですが、網膜からの光の情報が遠回りに脳の中で松果体に伝達さ
れると合成されなくなります。メラトニンは本来、明るい昼と暗い夜の活動リズムにか
なった分泌をするので、夜寝る時にスマホを見たり部屋が明るいのは良くないのです。

　成長ホルモンは細胞分裂を促し、傷ついた細胞を修復し、コラーゲンの産生を促すな
ど、健康にも美容にも良いホルモンです。最も多く分泌されるのが、夜、寝ついてから1
～2時間後、最初に訪れる最も深い睡眠の時なので、ここでぐっすり眠ることが大切で
す。アルコールで意識が遠のくのは脳の気絶で、睡眠は逆に浅くなるので寝酒はお勧め
できません。成長ホルモンは何時に寝ても同様に出るのですが、遺伝子のリズムでは夜
の10時頃に細胞分裂が促進されるので、成長ホルモンもこの時間に増えるように寝る
と効果が高いでしょう。日中は酸素を使う活動で活性酸素（1-11-2）がたくさん出るの
で、分裂時に染色体が傷つくのを避けるため、多くの細胞分裂は夜なのです。

　お腹が空いていると寝つけないのは**アドレナリンとオレキシン**（1-8-9）の作用です。
アドレナリンは血糖値が低下するとすぐ反応して血糖を上昇させるホルモンなので、結
果的に体が戦闘モードになってしまうのです。眠るためには体温を下げる必要があり、
就寝時間が来ると体温調節担当の脳の視床下部は手足の血管を拡張し放熱を始めます
が（1-8-12）、アドレナリンには逆に体温を上げる作用があり、交感神経も皮膚の血管を
収縮させるので、うまく体温が下がりません。そして眠れないと、本来は夜に下がる糖
質コルチコイドの分泌が増えて、体を害することにもつながります（1-8-5）。

✳ 理解のポイント ✳

- 眠りを促すメラトニンは夜に出るが、光で抑制される。
- 成長ホルモンは夜、寝ついて最初の一番深い眠りで多く分泌される。
- 血糖値が低すぎると、アドレナリンやオレキシンの作用で眠りにくい。

眠りを誘うメラトニン

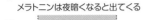

- 暗いと分泌され、明るいと抑制される
- 概日リズム (サーカディアンリズム) を調整
- 夜は暗くして寝よう

メラトニンは夜暗くなると出てくる

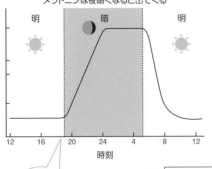

明　暗　明

12　16　20　24　4　8　12
時刻

夜、寝る前にメラトニンが体温を下げる

松果体
メラトニンを出す

松果体はハ虫類や鳥類では第3の目といわれ、直接光を感じる。哺乳類では光の受容器はないが、網膜からの情報は遠回りに脳の中で松果体にも伝達される

眠る前は体温を下げる

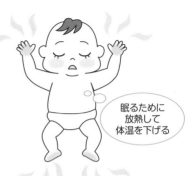

眠るために放熱して体温を下げる

成長ホルモンと睡眠

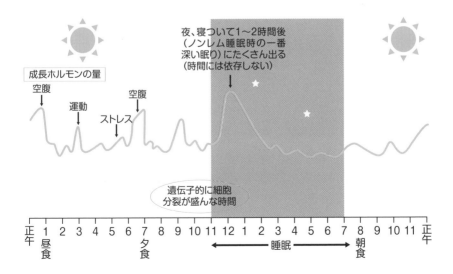

夜、寝ついて1〜2時間後
(ノンレム睡眠時の一番深い眠り)にたくさん出る
(時間には依存しない)

成長ホルモンの量

空腹

運動

ストレス

空腹

遺伝子的に細胞分裂が盛んな時間

正午　1　2　3　4　5　6　7　8　9　10　11　正午
昼食　　　　　　　夕食　　　　　　　　　　　　朝食

睡眠

8-9. 食欲とホルモン

お腹が空くと胃がグーッと鳴りますが、空腹かどうか判断するのは胃より
もむしろ脳の視床下部というところです。そして、食欲はいろいろなホルモ
ンが視床下部に作用して決まります。

　胃が空になり収縮すると空腹を感じ、食物が入ると満腹感が出ますが、この作用は実は小さく、体に吸収されず量だけあるものを食べてもあまり空腹感は減らせません。食欲を制御するのは主に脳の**視床下部**だからです。ここには食欲を増す**空腹中枢**（摂食中枢）と食欲を減らす**満腹中枢**があります。空腹中枢は血糖値の低下と遊離脂肪酸の上昇（1-3-3）で刺激されます。また、寒さも刺激となるので、冬に食欲が増すはずです。視床下部では、**オレキシン**やニューロペプチドＹ（**NPY**）などいくつもの食欲増進ホルモンが放出されます。胃から出る**グレリン**という食欲増進ホルモンも、これらの脳のホルモンと関わります。グレリンは成長ホルモンも増やしますが、NPYは逆に成長ホルモンを減らします。エネルギー源が減るとグレリンなどで食欲を増して食べさせ、成長ホルモンも増えて脂肪を分解しエネルギーにする一方で、成長ホルモンはNPYが分泌されるように促し、NPYは成長ホルモンを抑えてまた脂肪を蓄えるので、体重が一定範囲に保たれます。多くのホルモンはこのように連携して体の恒常性を保ちながら体を調整します。オレキシンは交感神経も活性化させ、シャキッと目覚めさせます。空腹な魚の方が戦いに勝つという実験結果があるのも理解できますが、眠る時は空腹を避けリラックスしたいものです。オレキシンが作用しないようにする不眠症の薬も出ています。

　食欲を抑えるホルモンは、**インスリンとインクレチン**、皮下脂肪の出す**レプチン**（1-3-5）などです。インクレチンは、食事をすると栄養素の刺激で腸が出すホルモンで、血糖値が高い時だけインスリン分泌を増やす作用があります。このように、体は血糖値が高くなると満腹を感じて食事をストップするようにできているのです。レプチンは睡眠不足で減り、グレリンは逆に増えます。つまり睡眠不足だと食欲が増して肥満につながります。また、インスリンは睡眠不足で減るため、本来、血糖値が下がるべき時に下がらなくなり、糖尿病につながります。睡眠は食事とともにとても重要です。

✳ **理解のポイント** ✳

- ● 食欲は主に脳の視床下部が制御する。
- ● 血糖値の低下と遊離脂肪酸の上昇は空腹感を増す。
- ● 血糖値とインスリンの上昇、皮下脂肪の出すレプチンは食欲を低下させる。

視床下部の空腹中枢と満腹中枢

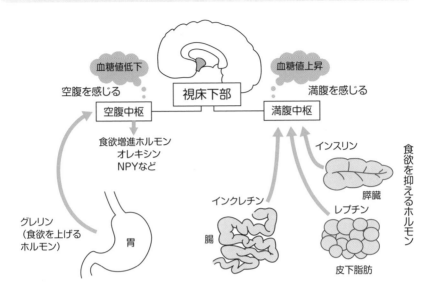

よく眠れないと…

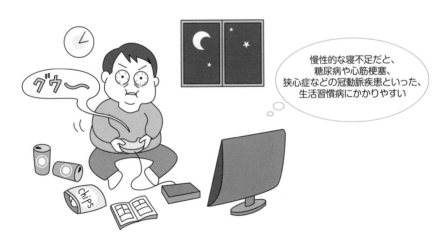

- インスリンの出が悪く、血糖値が上がって糖尿病になりやすい。
- レプチン出にくく、太る。
- グレリンが出て食欲が増し、太る。
- 交感神経が活性化して血圧上昇。
- 精神的に不安定。

8-10. 体の水分が保たれるしくみ

ヒトの体は半分以上が水分で、細胞はこの水分＝体液の中で生きています。命を保つためにも体液の量が一定範囲に保たれていないといけません。飲食以外に意図的にできない部分はホルモンが調節しています。

　体液の量を保つには、毎日、体から出る量と入る量をある程度一致させなくてはなりません。体から出る水の筆頭はなんといっても**尿**です。尿は腎臓が血液から作るので、血液中の水分が多ければ尿に捨てる量も増えます。次に皮膚から出る水分で、汗ばかりでなく皮膚表面から蒸発する分もあるので、乾燥した冬にも水分をしっかり摂りましょう。そして**呼気**、つまり息を吐くごとに水分が出ていくので、おしゃべりが多いとのどが渇きます。この呼気および皮膚からの蒸発は意識されないので、合わせて**不感蒸散**といいますが、1日に500mL以上となるので、ばかにできません。腸も水分を出すので便の中にも体の水分が捨てられ、下痢するとすごい腸液が出るので脱水の原因になります。1日の尿量がだいたい1.5Lくらいとして計算すると、普通でも毎日2Lくらいは飲食で摂らないといけないですし、汗をかいたらなおさらです。体に入る水には、飲食物から摂取する以外に、体内の反応で生まれる**代謝水**があります。毎日300mLくらいは代謝（1-4-4）で体内に自動的に水が生まれています。

　腎臓で尿を作る時には、ホルモンによって、水だけでなく血漿中に溶けているミネラルなどの成分も調整されます。脳の下垂体後葉から出る**抗利尿ホルモン**（バソプレシン）は名前通り、利尿させない、つまり尿を濃縮し水を体内に保ちます。副腎皮質から出る**アルドステロン**はナトリウム（Na）を尿に捨てず血液に再吸収しますが、水はNaについて移動する性質があるので、同時に水も体内に引き込まれます。結果的に血液が増えて血圧も上がります。逆に、Na濃度が下がると水分は尿で出ていくため、Naを失った時は塩分の補充が不可欠です。ちなみに、カリウム（K）は、腎臓で尿を作る時にNaと反対に動き、尿あるいは血液中にNaが増えればKは減ります。

　体は血圧が下がる方が怖いので（1-7-3）、血圧を上げるホルモンはいくつもある一方、血圧を下げるのは心臓からのANPとBNPという利尿ホルモンくらいです。

✳ 理解のポイント ✳

- 呼気および汗以外の皮膚表面の蒸発（不感蒸散）でも体液が失われる。
- 最も重要な体液調節は、腎臓で血液から尿を作ること。
- バソプレシンとアルドステロンの腎臓に対するはたらきで、体内の水分が増える。

体に入る体液、出ていく体液

体に入る水分	体から出ていく水分
食物・飲み物 1日に2Lくらいは必要	尿：脱水すると減るが、たとえ体内に水分が足りなくても毒を捨てるために尿を出す必要がある
	便：下痢すると水分の多い便になり脱水しやすい
代謝水 （体内の反応で生まれる水）	汗
	不感蒸散*（呼気、皮膚からの蒸発）

＊不感蒸散の量は1日に15mL×体重kg 体重50kgの人で750mLも！

抗利尿ホルモン（バソプレシン）

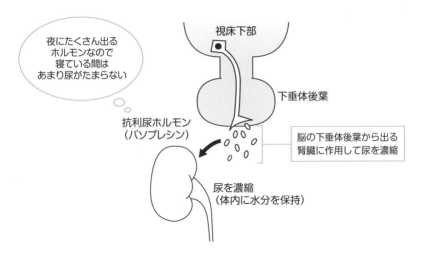

夜にたくさん出る
ホルモンなので
寝ている間は
あまり尿がたまらない

視床下部

下垂体後葉

抗利尿ホルモン
（バソプレシン）

脳の下垂体後葉から出る
腎臓に作用して尿を濃縮

尿を濃縮
（体内に水分を保持）

心臓が出す利尿ホルモン

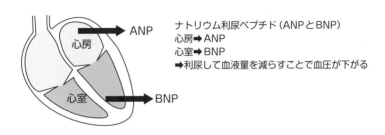

ANP

心房

心室

BNP

ナトリウム利尿ペプチド（ANPとBNP）
心房➡ANP
心室➡BNP
➡利尿して血液量を減らすことで血圧が下がる

※心臓の細胞が壊れると血中に出て増えるので、BNPは血液検査で心臓の状態を知る値として調べられる

8-11. カルシウムが保たれるしくみ

体内のいたるところで必要なカルシウムの量は、飲食で腸から吸収する、腎臓で尿に捨てる、骨を溶かす、の3点で調整されています。また、マグネシウムやリンも関わります。調整に関わるホルモンも学びましょう。

カルシウム (Ca) は、筋肉の収縮や神経の活動 (1-5-3)、血液凝固 (1-7-1) など、体内の多くの反応に不可欠なので、血液中の濃度が少しでも下がると、甲状腺の裏に米粒のようについている副甲状腺から**パラソルモン**というホルモンが出て、血液中のCaを増やします。Caの最大の供給源は骨であり、パラソルモンは骨を溶かす破骨細胞を活性化させて血液中にCaを放出します。また、腎臓にもはたらき、Caが尿に出ないようにします。**活性型ビタミンD**も腸からのCa吸収を促進します (1-4-5)。ビタミンDは食事からも摂れますが、皮膚が紫外線に当たるとコレステロールから合成もでき、肝臓や腎臓で活性化されてステロイド型のホルモンとしてはたらきます。Caはあまり吸収が良くないミネラルなので、ホルモンの助けがあった方が体に入ります。

Caと一緒に骨の成分となる**リン** (P) も、ATPの材料となり細胞内の反応でも重要なミネラルです。パラソルモンのはたらきで腎臓ではCaと反対に尿に捨てられ、活性型ビタミンDによりCaと同様に腸からの吸収は増えます。結局、Caとのバランスがどうなるかは難しいので、Caと連動してPも変化することだけ知っておきましょう。

マグネシウム (Mg) の濃度にホルモンは関わりませんが、飲食で変化し、尿で調整されるので、腎臓の障害でも過剰になったり欠乏したりします。Caとの関わりが深いため、Caの欠乏時は同時にMgの補給が必要な場合があり、CaとMgのバランスがとれていないと体がつったり筋力が低下したり、神経や心臓なども影響を受けます。

血液中のCa濃度が高すぎる高カルシウム血症では、消化器や筋肉、神経などに様々な症状が出て、関節などに石灰が沈着したり尿路に結石ができたりします。しかし、これはたいてい悪性腫瘍や副甲状腺・腎臓などの病気が原因です。通常はCaを飲食で摂りすぎても骨に貯蔵されて、高Ca血症にはなりません。日本は飲み水が軟水なのでCaの摂取が足りなくなりがちです。積極的にCaを摂りましょう。

✳ 理解のポイント ✳

● カルシウムの量が低下すると、パラソルモンと活性型ビタミンDが増加させる。
● カルシウムの変動にはリンやマグネシウムも関わる。
● 通常、カルシウムの摂りすぎで高カルシウム血症になることはない。

カルシウムを増やすには

①Caを多く含む食品を食べる	牛乳、チーズ、ししゃも、生揚げ、ひじき、小松菜など	
②ビタミンDを増やす 活性化には腎臓と肝臓の健康が必要	ビタミンDの多い食品を食べる	魚、キノコ、卵など
	皮膚でビタミンD合成	日光に当たる

カルシウムと関わるミネラル

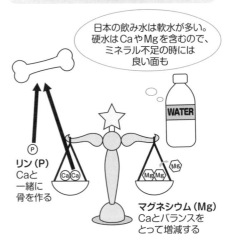

日本の飲み水は軟水が多い。硬水はCaやMgを含むので、ミネラル不足の時には良い面も

リン (P)
Caと一緒に骨を作る

マグネシウム (Mg)
Caとバランスをとって増減する

高カルシウム血症の起きるしくみ

- カルシウムが足りないと高カルシウム血症になる!?
- 悪性腫瘍や副甲状腺・腎臓の病気が原因となることが多い。
- 高度の高Ca血症では筋肉や神経、心臓など全身にいろいろな症状が起きる。

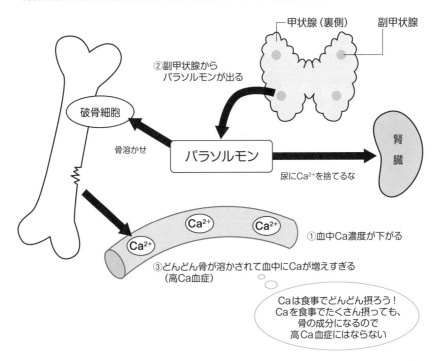

甲状腺 (裏側)　　　副甲状腺

②副甲状腺からパラソルモンが出る

破骨細胞

骨溶かせ

パラソルモン

腎臓

尿にCa²⁺を捨てるな

①血中Ca濃度が下がる

③どんどん骨が溶かされて血中にCaが増えすぎる（高Ca血症）

Caは食事でどんどん摂ろう！
Caを食事でたくさん摂っても、骨の成分になるので
高Ca血症にはならない

8-12. 体温調節とホルモン

体温は、脳の視床下部がホルモンや交感神経を使って一定範囲に保っています。体温が下がった時に熱を生み出すのは、震えるなどなんといっても骨格筋の動きですが、それ以外にも、食事や脂肪細胞が関わります。

体温は、環境に左右される皮膚温とは違い、体の深部の温度です。調節しているのは脳の**視床下部**で、体温が上がれば発汗や皮膚の血管拡張を促して**放熱**し、下がれば逆に放熱を制限し筋肉をブルブルさせて**産熱**し、体温をセットポイントに戻します。発熱は体を守るために脳が意図的にセットポイントを高温側に移動させた状態ですし (1-10-4)、猛暑や冬山での遭難など体の調整能力を超えた外部環境の変動がなければ、体温は一定範囲に保たれます。ただし、その範囲内ではプログラムされた体温の変動が起こり、例えば、ヒトはたとえ眠らなくても明け方に最低、夕方に最高になり、最大1℃くらい変化します。これは日中活動するのに好都合にできているようで、夜行動物は逆に夜に体温が高くなります。食後も栄養素の代謝により体温は上がります。体温を測る時は時間や状況も考慮しないといけません。

体温を上げるホルモンは、甲状腺ホルモン、プロゲステロン、アドレナリンとノルアドレナリンです。アドレナリンとノルアドレナリンは運動することで意図的に増やせるので、寒い時の運動は骨格筋の動きに加えて二重に体温を上げられる効果があります。

体脂肪は基本的にエネルギー貯蔵庫としてはたらく白色脂肪細胞の集まりですが、熊など多くの動物には、寒い時に交感神経のノルアドレナリンの刺激で脂肪を燃焼して熱を作る**褐色脂肪細胞**がたくさんあります。褐色脂肪細胞は、周囲に血管が豊富でエネルギーを作るミトコンドリアが多いので (1-1-1)、赤褐色に見えるのです。ヒトも赤ちゃんの時は褐色脂肪細胞が大動脈周辺や首、腎臓周囲、肩甲骨の間などにたくさんあり、赤ちゃんの体を冷えから守っていますが、大人になるとほとんどなくなってしまいます。しかし、たった50gでも1時間に17kcalもの熱を作れるので、意味はあるのかもしれません。ネズミが肥満になりにくいのは、過剰に食事を摂った分はほとんど褐色脂肪細胞のはたらきで熱として放出されるためです。

✳ 理解のポイント ✳

- 体温は、脳の視床下部によって一定範囲になるように調節されている。
- 交感神経の活動、アドレナリンとノルアドレナリンは体温を上げる。
- 赤ちゃんは骨格筋の活動以外に褐色脂肪細胞のはたらきで体温を上げる。

体温調節のしくみ

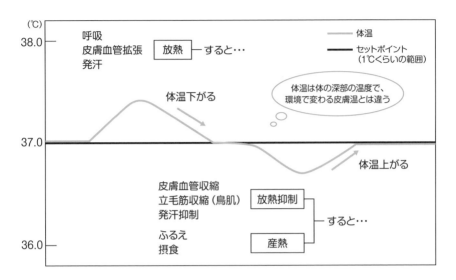

日内変動

明け方に最低、夕方に最高となる。ヒトの活動に便利なようにできている
体温を測る時は時間や状況も考慮する

体温を上げるホルモン

甲状腺ホルモン：代謝が上がる
プロゲステロン（黄体ホルモン）：女性は排卵後から月経まで体温が上がる
アドレナリンとノルアドレナリン：興奮、戦闘時に体温が上がる

赤ちゃんを冷えから守る褐色脂肪細胞

体の深部
心臓周辺、背骨（大動脈）の周辺、腎臓の周辺

表層部
首（前）と肩甲骨の間

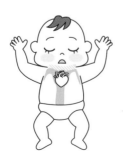

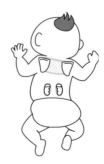

9. 女性の体とホルモン

9-1. 女性ホルモンのキホン

エストロゲン（卵胞ホルモン）とプロゲステロン（黄体ホルモン）という二つの女性ホルモンおよび男性ホルモンは、いずれもコレステロールからできるステロイド型のホルモンで、とても似ていて、脂肪とも関係が深いのです。

卵巣から出る女性ホルモンは**エストロゲン**と**プロゲステロン**の2種類です。心や自律神経などに関わる脳の**視床下部**の命令で放出されるので、精神的ストレスも影響し、月経が止まることもあります。成熟期では周期的に変動し、エストロゲンは排卵前に多く、妊娠維持にはたらくプロゲステロンは月経前に多く、妊娠しないとリセットされます。女性ホルモンの受容体は子宮だけでなく体のいろいろなところにあるので、女性の周期的な体の悩みは女性ホルモンの変動が原因かもしれません。例えば美容では、生理前にニキビが多くなり肌が荒れやすいのは、増えたプロゲステロンにむくみや便秘を起こし、皮脂を増やす作用があり、逆に、肌のヒアルロン酸や水分を増やしコラーゲンの破壊を減らす作用を持つエストロゲンが減るからです。

女性ホルモンは脳や脂肪の出すホルモンとも関わります。成熟した女性になるためにはある程度の皮下脂肪が必要であり、初めての月経は皮下脂肪が出す**レプチン**（1-3-5）が脳に合図して始まります。極端に痩せていると女性ホルモンが出ないのです。同様に、成熟した女性でも激しく痩せると月経が止まりますし、痩せすぎだと閉経が早まります。エストロゲンは脳内でセロトニンを出す神経の活動を高めることにも関係し、血管収縮に関わるため（1-7-1、1-8-7）、片頭痛や気分などにも関わります。

副腎アンドロゲンは副腎皮質から出る男性ホルモンです。男性は精巣から出るテストステロンという男性ホルモンが強力なのであまり関わらないものの、女性にとって副腎アンドロゲンの作用は大きく、このホルモンがストレスや副腎の病気で多く放出されると毛深くなったりニキビができたりします。女性ホルモンは男性ホルモンと構造が少し違うだけであり、副腎アンドロゲンは脂肪組織の酵素でエストロゲンに変わるため、太っている人の方がエストロゲンは多くなります。閉経すると卵巣からは女性ホルモンが出なくなりますが、脂肪組織でエストロゲンが作られます。

※ 理解のポイント ※

- 月経前にエストロゲンは減りプロゲステロンが増えることで不調が出やすい。
- 女性ホルモンが正常に分泌されるためには、皮下脂肪が十分あることが必要。
- 副腎皮質から出る男性ホルモンは、脂肪によってエストロゲンに変わる。

性ホルモンと美容との関わり

排卵前	エストロゲンが多い	生理前	エストロゲンが減りプロゲステロンが多い

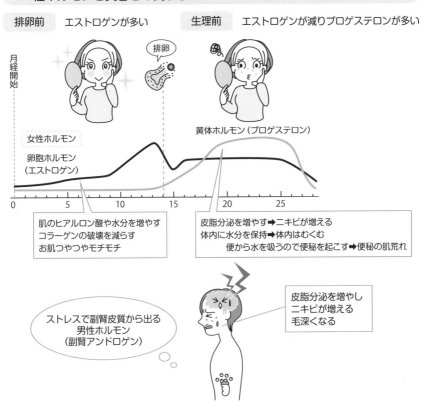

月経開始

排卵

黄体ホルモン (プロゲステロン)

女性ホルモン
卵胞ホルモン
(エストロゲン)

0　　5　　10　　15　　20　　25

肌のヒアルロン酸や水分を増やす
コラーゲンの破壊を減らす
お肌つやつやモチモチ

皮脂分泌を増やす➡ニキビが増える
体内に水分を保持➡体内はむくむ
便から水を吸うので便秘を起こす➡便秘の肌荒れ

ストレスで副腎皮質から出る
男性ホルモン
(副腎アンドロゲン)

皮脂分泌を増やし
ニキビが増える
毛深くなる

脂肪と女性ホルモン

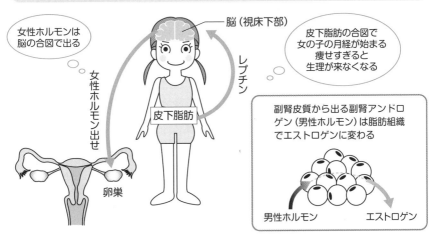

女性ホルモンは
脳の合図で出る

脳 (視床下部)

皮下脂肪の合図で
女の子の月経が始まる
痩せすぎると
生理が来なくなる

レプチン

女性ホルモン出せ

皮下脂肪

卵巣

副腎皮質から出る副腎アンドロ
ゲン (男性ホルモン) は脂肪組織
でエストロゲンに変わる

男性ホルモン　　エストロゲン

9-2. 女性生殖器と周りの臓器

子宮も卵巣も、骨盤腔と呼ばれる骨盤の一番下の凹みの中にあります。ここには膀胱や直腸も一緒に収まっているので、女性生殖器では周囲の臓器や腹膜との位置関係を知ることも病態の理解に重要です。

　子宮は、上方の大きい**子宮体部**と下部の細い**子宮頸部**に分かれ、子宮体の内部の空間は子宮腔、子宮頸の内部の細い通路は**子宮頸管**で、膣へつながります。膣の粘膜の表面は口腔と同様に機械的刺激に強い重層扁平上皮ですが（1-2-1）、子宮は1層の円柱細胞が並ぶ違う上皮で、その境界にある細胞がどちら側の細胞にも変化できることが子宮頸がんの発生と関わります。子宮の粘膜（**内膜**）の表層は、月経ごとに剝がれ落ちてはまた増殖して厚くなることを繰り返します。粘膜の外側は**平滑筋**の層で、子宮の一番外側は**腹膜**（漿膜）が覆います。子宮から卵巣へ向かう卵管の先と**卵巣**の間には隙間があり、卵子は卵巣からいったん腹腔へ放たれ、卵管の先のふさふさした卵管采がガバッとそれをつかみ取って卵管に入れるようになっています。これがうまくいかないと卵子が腹腔に落ちてしまうこともありえます。

　立つか普通に座った状態で横から骨盤内臓を見てみましょう。膣に対し子宮は前に傾き（前傾）、子宮頸部に対し子宮体部は少しお辞儀をするような角度になっています（前屈）。そして、腹膜や靱帯や○○索という名で呼ばれる結合組織のヒモなどであちこちからゆるく位置を保持されています。子宮が元々、後傾や後屈の人もいますが、腹腔内の炎症や子宮の病気で癒着などが起きて後ろに傾くこともあります。子宮の前は**膀胱**で、膀胱から尿を外に出す尿道は斜め前に傾いています。ヒトは二本足歩行をするようになったことに合わせて筋肉や骨は変化したものの、内臓の配置は四肢の動物のままなので、排尿も実はお腹を下に向けた格好が一番尿道や膀胱に尿が残らずいい具合にできます……が、それは無理なのでせめて少し前かがみで排尿しましょう。子宮の後ろは**直腸**です。この状態で直腸は肛門に対し曲がっていて、その角度（**直腸肛門角**）は90度くらいです。子宮を保持する靱帯などとともに、骨盤底は多くの筋が一緒になってハンモックのようにこれらの内臓を支えています（**骨盤底筋群**）。

✳ 理解のポイント ✳

- 膣の粘膜は重層扁平上皮だが、子宮頸管になると粘膜は違う上皮に変わる。
- 子宮はたいてい前傾・前屈で、腹膜などに保持されている。
- 尿道は前に傾き、直腸と肛門は通常は直角になっている。

女性生殖器のキホン

前から見ると…

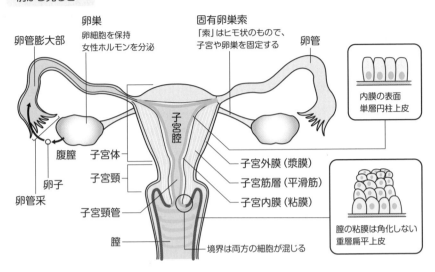

固有卵巣索
「索」はヒモ状のもので、
子宮や卵巣を固定する

卵巣
卵細胞を保持
女性ホルモンを分泌

卵管膨大部

卵管

内膜の表面
単層円柱上皮

子宮腔

腹腔

卵子

卵管采

子宮体

子宮頸

子宮頸管

膣

子宮外膜（漿膜）

子宮筋層（平滑筋）

子宮内膜（粘膜）

膣の粘膜は角化しない
重層扁平上皮

境界は両方の細胞が混じる

横から見ると…

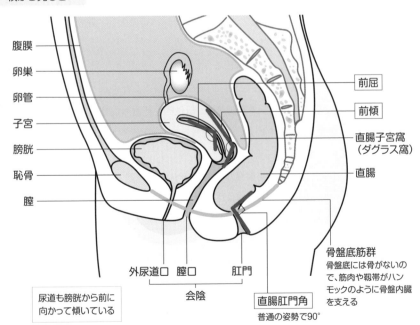

腹膜

卵巣

卵管

子宮

膀胱

恥骨

膣

前屈

前傾

直腸子宮窩
（ダグラス窩）

直腸

外尿道口　膣口　肛門

会陰

尿道も膀胱から前に
向かって傾いている

直腸肛門角

普通の姿勢で90°

骨盤底筋群
骨盤底には骨がないの
で、筋肉や靭帯がハン
モックのように骨盤内臓
を支える

9-3. お乳を出す乳腺のキホン

乳房は皮下脂肪の塊ではありません。若い時の主役はむしろ乳腺です。そして実は乳腺が出すお乳は血液から作ったすごく濃い汗のようなもの。そして歳をとると乳腺は……？　関わるホルモンもいくつか学びましょう。

　左右の大胸筋の表層に膨らむ乳房は、**乳腺**の周りを皮下脂肪が取り囲み、コラーゲン線維の結合組織がそれを支えているものです (1-3-2)。乳腺は、たくさんの枝を拡げた木のような形の腺葉という単位が十数個集まったもので、木の葉に当たる末端の部分でお乳を作り、太い枝や幹に当たる乳管が集まって乳頭に注いでいます。お乳は赤ちゃんの大切な栄養ですが、乳腺は皮膚の腺の一種、アポクリン汗腺 (1-2-7) が変化してできたものなので、お母さんからすると排泄の意味もあり、飲んだ薬の成分やダイオキシンなど脂溶性の毒物などが含まれることもあるため注意が必要です。乳腺はエストロゲンとプロゲステロンの両方の刺激で増殖するため、両者が揃う月経前はお乳が張って硬くなります。乳腺は40代から萎縮を始め、乳房は脂肪の割合が多くなります。マンモグラフィ（X線検査）では、乳腺やがんや石灰化は白く、脂肪は黒く写るので、40代以降の乳がんは発見しやすくなりますが、若いとがんが見えにくいので超音波検査を主に、マンモグラフィは補助で調べます。乳腺には血管とリンパ管がとてもたくさん入っているので、乳がんができるとがん細胞がリンパ管に入って最初に腋窩のリンパ節に行きやすくなっています (1-1-3)。

　乳腺にお乳を作らせるのは脳から出る**プロラクチン**の刺激です。このホルモンは睡眠中や食後に多く作られるので、授乳中のお母さんはよく食べよく寝ましょう。プロラクチンは思春期や妊娠中は乳腺を発達させ、母性的な行動も促進します。しかし、卵巣（男性の場合は精巣）の機能を抑える作用があるので、薬剤や視床下部の病気などで過剰になると、排卵が起きなかったり無月経になったりします。

　お乳を乳首からピュッと出す射乳は**オキシトシン**の作用です。このホルモンは、赤ちゃんが乳首を吸った刺激を脳の視床下部が受け取り、神経が作ったホルモンを下垂体後葉という部位から放出する神経内分泌です (1-8-1)。

✳ 理解のポイント ✳

- 乳房は、皮膚の腺である乳腺と皮下脂肪と結合組織でできている。
- 乳がん検査は40代以上はマンモグラフィ、30代以下は超音波がメインで。
- 乳汁産生はプロラクチン、乳汁射出はオキシトシンの作用で行われる。

乳房の成り立ち

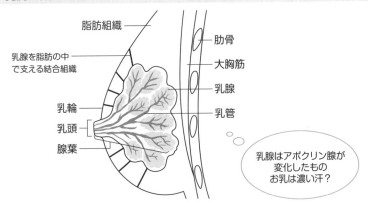

脂肪組織

乳腺を脂肪の中
で支える結合組織

乳輪

乳頭

腺葉

肋骨

大胸筋

乳腺

乳管

乳腺はアポクリン腺が
変化したもの
お乳は濃い汗？

年齢による乳房の変化

マンモグラフィに見えるのは…乳腺、石灰化やがんは白く、脂肪は黒く写る

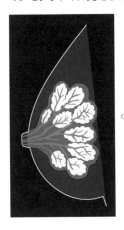

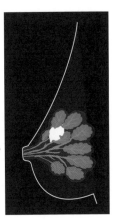

若い時は乳腺が発達していて、
石灰化やがんが見えにくい
（ほぼ全部白色）
特に若いアジア人は脂肪より
乳腺が集まって濃い人が多いので、
乳がんの検査にはエコー（超音波）も
併用した方が良い

40代以降は乳腺が萎縮し
脂肪（黒色）が増えるので、
石灰化やがんが見えやすい

乳腺とホルモン

ホルモン	乳腺への作用	乳腺以外の作用
エストロゲン プロゲステロン	乳腺を増殖（両方のホルモンが揃う月経前に、乳腺は硬くなり張る）	乳腺と生殖器以外の体の様々な組織にも作用する（骨、皮膚、脂肪など）
プロラクチン	・乳汁を作る（睡眠や食事で増える） ・思春期や妊娠中の乳腺発育	性腺の機能を抑制する （過剰で無排卵や精子の減少が起きる）
オキシトシン	・乳汁を射出（主に乳首の吸引が刺激）	・子宮収縮（分娩に重要） ・脳への作用で共感力などにも関わる

10. 病原体のキホンと体を守るしくみ（感染症と生体防御）

10-1. いろいろな病原体と薬

菌とウイルスは全然違う病原体です。抗菌薬は細菌に対する薬で、ウイルスは殺せません。抗ウイルス薬もウイルスを殺す薬というわけではありません。まずはいろいろな病原体の特徴や薬の基本から学びましょう。

ウイルスは、ものすごく小さくて電子顕微鏡でしか見えません。遺伝子のかけらのようなものがタンパク質の殻（カプシド）に入っているもので、種類によってはさらにその外側に脂質の膜（エンベロープ）がついています。ウイルスは単独では生きられず、生物ともいえません。しかし、他の生物の細胞にとりつくと、その宿主の細胞を借りてどんどん増殖します。ウイルスは、加熱してタンパク質を壊せば死にますし、エンベロープのあるタイプはさらに弱く、界面活性剤で脂質を壊せるので石鹸でも死にます。しかし、いったん体内に入ってしまうとこうした手段は使えません。ウイルスを殺す薬はこの世にはなく、ごく一部のウイルスに対してウイルスの増殖を抑える**抗ウイルス薬**があるだけです。抗ウイルス薬はウイルスがまだ少ない早期に使ってこそ意味があります。ウイルスを体内で壊せるのは体の免疫の力だけなのです。

細菌は単細胞生物で、顕微鏡で見える大きさです。酸素が好きな菌や嫌いな菌、丸い球菌や細長い桿菌やうねった形のらせん菌、毒を出す菌や細胞壁に毒性があるものなど、いろいろな種類があります。そのため、細菌感染では**抗菌薬**※も菌に応じていろいろ種類があり、どの菌の感染かわからない時はまず広範囲の菌に効く薬が使われます。一般的な細菌は普通の消毒薬で死にますが、種類によっては消毒薬に強く、高温で熱しても死なない菌や、分解できない毒素を出す菌もあるので注意が必要です。

真菌は、細菌よりもずっとヒトの細胞に似ているので、**抗真菌薬**は抗菌薬よりも副作用があります。真菌でも、水虫（**白癬菌**）やカンジダはヒトに感染しますが、カビや酵母やキノコの中には病原体ではなくヒトの役に立っているものもあります。

ダニやノミやシラミも感染しますが、これらはずっと大きな多細胞生物、虫です。疥癬（ダニの一種）には内服薬の駆虫薬ができました（2-6-3）。

※抗菌薬のうち、微生物が作った化学物質から合成するのが抗生物質。最初の抗生物質は青カビが出すペニシリンで、青カビの周囲で他の菌が増殖しないことから発見された

✳ 理解のポイント ✳

- ウイルスは非常に小さく、生物の細胞に入り込んで増殖することで生きる。
- 一部のウイルスにのみ、ウイルスの増殖を防ぐ抗ウイルス薬がある。
- 細菌は単細胞生物であり、一般的な菌は消毒薬で死に、感染すれば抗菌薬が効く。

いろいろな病原体

ウイルス	ヘルペス、インフルエンザ、コロナウイルス、パピローマウイルスなど ものすごく小さい（20〜300nm）／単独では増殖できない

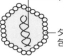 ── 1本鎖か2本鎖のDNAかRNA

── タンパク質の殻（カプシド）に包まれる

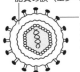 種類によってはさらに脂質の膜（エンベロープ）に包まれる

ウイルスによりエンベロープの上にスパイクがある（感染する時に使う）

薬	ウイルスを殺す薬はないので対症療法 一部のウイルスに対してウイルスの増殖を抑える抗ウイルス薬がある（ウイルスを特定しないと使えない）

細菌	黄色ブドウ球菌、レンサ球菌、アクネ菌など ・顕微鏡で見える単細胞生物／・細胞壁がある

形で分類

桿菌　細長い（アクネ菌など）

らせん菌
（梅毒の菌やカンピロバクターなど）

球菌（ブドウ球菌、レンサ＜連鎖＞球菌）

酸素の好き嫌いで分類

嫌気性菌（O_2がないと増える）
ボツリヌス菌や破傷風菌、乳酸桿菌、ビフィズス菌、アクネ菌など

好気性菌（O_2がないと増えない）
結核菌、緑膿菌など

細胞壁の構造による分類

グラム陰性菌の外膜には人体の毒になる成分がある

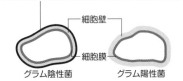

── 細胞壁

── 細胞膜

グラム陰性菌　　　グラム陽性菌

薬	抗菌薬で死ぬか弱る ただし、抗菌薬が効かない耐性菌もある

真菌	カビ（白癬菌など）や酵母（カンジダなど） 細胞壁と核膜がある単細胞生物

チーズや味噌、キノコなど、病原体ではなく美味しくお世話になっている真菌も多い…

薬	抗真菌薬で死ぬ　真菌は細菌よりもヒトの体の細胞に近いので、抗菌薬より少し副作用が強い

多細胞生物	ダニ、シラミ、ノミなどの虫

10-2. 感染防御のキホン① 消毒

感染を防ぐには、まずは消毒で病原体をできるだけ減らすのが重要です。ただ、病原体には特性があり、みんな同じ方法で殺せるわけではありません。また、殺菌が逆に皮膚の抵抗力を落とすこともあります。

消毒というのは、感染のおそれがないレベルまで微生物を除去することです。物理的な消毒には、紫外線や加熱による殺菌があります。波長の短い紫外線は強いエネルギーでウイルスも菌も破壊できますが、奥には到達しないので殺菌の効果は表面に限られます (1-11-3)。煮沸はウイルスと多くの細菌に有効ですが、菌が出す毒素は熱に強いため、菌が増殖して毒を出す前に殺菌しないといけません。黄色ブドウ球菌が出す毒は食中毒の原因となるだけでなく、肌荒れや皮膚のかゆみにも関わります。また、芽胞を作るタイプの菌は熱に強く死にません。芽胞というのは、高熱や乾燥など過酷な環境に置かれた場合に菌が内部に作るシェルターのようなもので、100℃の高温にも耐えてその中で休眠し、再び都合の良い環境になると菌は増殖を始めます。

消毒薬にはいくつもの種類があるので、用途や効果のある病原体を確認し、適切な濃度と使用法で使います。クロルヘキシジンのように効果の弱いものは逆に安心して皮膚に使える利点もあります。エタノールは細菌とほとんどのウイルスには効果があっても芽胞や真菌は殺せません。また、冬の食中毒で有名なノロウイルスのように、エンベロープがないウイルスにはエタノールが効きません (1-10-1)。ポピドンヨードや次亜塩素酸ナトリウムは、時間さえかければほとんどの微生物が死にますが、使い方には注意が必要です。

皮膚や粘膜の場合は、過剰な殺菌・消毒が逆効果になることがあります。菌は縄張りを作って仲間以外を寄せつけない性質があります。そのため、無害な常在菌が皮膚や粘膜を覆っていれば悪い菌に感染しませんが、消毒で良い菌が死ぬと、逆に悪い菌が繁殖することがあるのです。残念ながら良い菌と悪い菌を区別して殺菌することはできません。また、消毒のしすぎで手指の肌が荒れると、皮膚表面の防御がなくなり、皮膚から病原体が侵入しやすくなってしまいます (1-10-4)。

✴ 理解のポイント ✴

- 消毒とは、感染のおそれがないレベルまで微生物を除去すること。
- 細菌の毒素は熱に強く、芽胞をつくる菌も簡単には死なない。
- 消毒のしすぎで良い菌が死んだり肌荒れを起こすと逆効果になる。

感染のしくみ

病原体   病原体がとりつく

感染源	→	感染経路	→	宿主（ホスト）

消毒など   触らない、吸い込まないなど   免疫の力

これらのどれかを絶てば感染症にはならない！

いろいろな消毒

物理的な消毒 紫外線、放射線、熱など	紫外線は表面のみ 菌が増殖し毒素を出すと、煮沸で菌が死んでも毒素は残る… 長時間置いた食品は食べない！

消毒薬※	用途	効果			
		ウイルス	普通の細菌	芽胞	真菌
次亜塩素酸ナトリウム	食器や器具	○	○	△	○
ポビドンヨード	手や皮膚、粘膜	○	○	△	○
エタノール	手や皮膚、器具	○＊	○	×	×
クロルヘキシジン	手や皮膚、傷口	×	○	×	△
塩化ベンザルコニウム （逆性石鹸）	手や皮膚、傷口、器具	△	○	×	△

※どれも適正濃度を守ること   ＊エンベロープを持たないタイプにはあまり効かない

煮沸しても死なない芽胞

・芽胞とは、高熱や乾燥など過酷な環境に置かれると菌が内部に作る堅固なシェルター。
その中で休眠し、再び都合の良い環境になると菌は目覚めて増殖を始める。

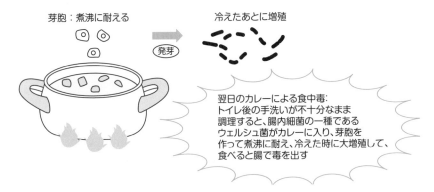

芽胞：煮沸に耐える   冷えたあとに増殖

発芽

翌日のカレーによる食中毒：
トイレ後の手洗いが不十分なまま
調理すると、腸内細菌の一種である
ウェルシュ菌がカレーに入り、芽胞を
作って煮沸に耐え、冷えた時に大増殖して、
食べると腸で毒を出す

10-3. 感染防御のキホン② 感染経路

感染を防ぐには、消毒などで病原体を殺す以外に、感染経路を絶つという方法があります。感染源から周りに病原体が拡がっていくタイプの感染にはどんな経路があるかを学んで、対処法を考えましょう。

接触感染は、病原体に直接触って感染するものです。対策の基本は、怪しい場所に触らない、触ったらできるだけすぐに手を洗う、皮膚についた病原体が皮膚に侵入できないように肌ケアで皮膚の小さな傷を減らす、などです。手洗いはきちんとした**衛生的手洗い**をしないと意味がありません。手洗いができずエタノールなど消毒薬を使う場合も、手洗いと同様、手にしっかり拡げてすりこむ必要があります。

病原体を吸い込んで起きる感染は、マスクをし、換気をすることが対策の基本です。普通の風邪や風疹など多くの場合が、病原体を含む水分（飛沫）を吸い込む**飛沫感染**であり、普通の会話などで放出された飛沫はだいたい2m以内に下に落ちるため、距離を空ければ比較的安全です。しかし、くしゃみでは8mくらい飛ぶことがあります。水分が蒸発して病原体だけ（**飛沫核**）になると、たいていの病原体は死んでしまいますが、その状態でも生きていて、そのまま、あるいはチリやホコリにくっついて遠くまで飛んでいって感染する病原体もあります。これが**空気感染**で、結核菌やはしかや水ぼうそうのウイルスは、離れていても同じ部屋にいるだけでうつる可能性があります。飛沫感染する病原体で飛沫がものすごく小さい場合、通常はすぐ蒸発してしまうので、顔を近づけるなど至近距離で吸い込まなければ問題にならないのですが、閉め切って異常に湿度の高い部屋、大声を出して大量に放出するなど一定の条件が整うと、飛沫の水分が蒸発せず小さいので落下もせず、空中を浮遊して飛沫核と同じように空気感染を起こします。屋内では換気と同時に空気の流れを考えて感染を防がなくてはなりません。吸い込んだ場合はできるだけ早くうがいをしてのどをきれいにします。

その他にも、O157やA型肝炎ウイルスなどで汚染された飲食物を食べたり、汚染された血液が注射などで入って感染したり、蚊やハトやネズミなどの生物その他、いろいろなものが病原体を媒介することで起きる感染などもあります。

✳ 理解のポイント ✳

- 接触感染の対策は、触れない、手洗い、肌ケアで病原体の侵入を防ぐこと。
- 飛沫感染は、マスクをし、相手と距離をとり、うがいをすることで防ぐ。
- 空気感染は、空気の流れを考慮した換気で対策をとる。

手の洗い残しに気をつけよう

衛生的手洗いは、洗い残しの多い部位を覚えるとわかりやすい。きちんと全部洗おう！

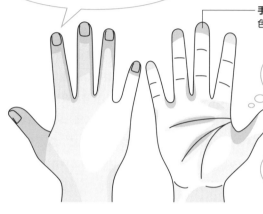

手の洗い残しが多い部位
色が濃いほど洗い残しが多い

いいかげんな手洗いだと、菌がびっくりして毛穴から飛び出てくるので、洗ったあとの方が手に菌がいる!?

でも、殺菌のしすぎで手が荒れるのは逆効果。肌が荒れて、良い菌が死んで悪い菌が増殖、菌が外から入りやすい

空気の流れを考えよう！（飛沫感染と空気感染）

飛沫感染　病原体を含む小さい水分（飛沫）を吸い込む

空気感染　飛沫核や飛沫核とくっついたチリなどが遠くまで飛んで感染

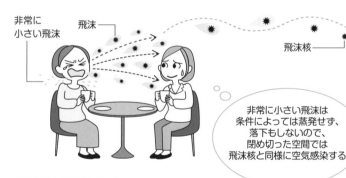

非常に小さい飛沫

飛沫

飛沫核

非常に小さい飛沫は条件によっては蒸発せず、落下もしないので、閉め切った空間では飛沫核と同様に空気感染する

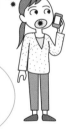

飛沫感染予防の工夫

・湿度（鼻腔の健康も）
・温度
・風向き（扇風機の利用など）
・口腔ケアなどは斜め後ろから
　…などについて考えてみよう

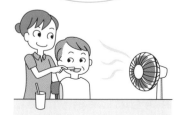

10-4. 感染防御のキホン③　自然免疫

消毒し、マスクや手洗いなどで感染経路をできるだけ遮断しても、それでも
体に入ろうとする病原体があります。最後のとりでは病原体がとりつく体
の免疫力です。まずは体が元々持っている免疫の力を学びましょう。

　最前線で素早く敵の侵入を阻止する体のシステムが**自然免疫**（非特異的生体防御）で
す。これは誰にも備わっていて、特定の病原体に限らず様々な異物から体を守ります。
まず、皮膚や粘膜が防護服のように体を守ります。表皮は傷がなければ病原体は侵入で
きません（1-2-2）。また、皮膚や粘膜を覆う無害な**常在菌**も活躍します。皮膚の表面の
表皮ブドウ球菌は、皮脂や汗を代謝して弱酸性の皮脂膜を作り、酸性に弱い悪い菌を排
除します。粘膜でも、腸内細菌や膣の乳酸菌（デーデルライン桿菌）が悪い菌から守り
ます。抗菌薬の服用で、下痢やカンジダ膣炎が起きるのは、良い腸内細菌や膣の乳酸菌
が死んで悪い菌が優勢になるからです。さらに、粘膜はリゾチームという殺菌酵素や
IgA（抗体）を分泌して菌を退治し、胃の粘膜から出る胃酸（塩酸）を浴びて生き残る病
原体はわずかです。気管など空気の通り道の細胞は線毛と粘液で病原体やチリを絡め
て外へ送り、咳やくしゃみでも異物を吐き出します。尿は無菌なので尿路を洗い流し、
膀胱炎や尿道炎は水分を摂ってたくさん尿を出すと回復が早まります。

　炎症（1-10-7）が起きると出てくる好中球やマクロファージという白血球は、細菌を
どんどん食べて処理します。ウイルスに感染した細胞はインターフェロン（IFN）などい
ろいろなサイトカインを放出し（1-8-1）、免疫を活性化して他の細胞を感染から守り、
NK（ナチュラルキラー）細胞という白血球は、ウイルスに感染した細胞を発見し、その
細胞にとりついてウイルスごと細胞を破壊します。

　発熱も生体防御の一つです。体温が上がると病原体の活動は低下し、リンパ球など
免疫の細胞は活発になります。解熱剤は、菌が出す毒や菌を食べた白血球などから出る
発熱物質が脳へ届くのを阻害する、つまりアラームを切るだけであり、病原体を倒す力
はありません。解熱剤で熱が下がっても、病原体がいなくなった、病気が治ったという
ことではないので注意が必要です。

理解のポイント

● 自然免疫は、誰にでも備わっている防御システムで、様々な異物と戦う。
● 皮膚と粘膜は、殺菌酵素や常在菌などで病原体を排除する。
● 発熱には生体防御の機能もあり、解熱剤には病原体を排除する効果はない。

いろいろな自然免疫

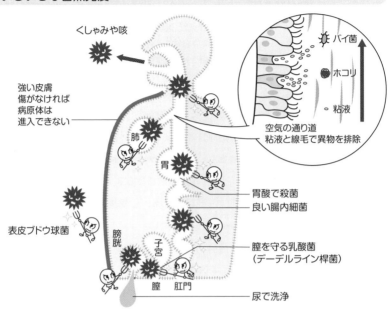

くしゃみや咳

強い皮膚
傷がなければ
病原体は
進入できない

肺

胃

表皮ブドウ球菌

膀胱

子宮

膣　肛門

バイ菌

ホコリ

粘液

空気の通り道
粘液と線毛で異物を排除

胃酸で殺菌

良い腸内細菌

膣を守る乳酸菌
（デーデルライン桿菌）

尿で洗浄

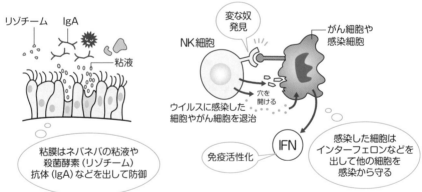

リゾチーム　IgA

粘液

粘膜はネバネバの粘液や
殺菌酵素（リゾチーム）
抗体（IgA）などを出して防御

変な奴
発見

NK細胞

がん細胞や
感染細胞

穴を
開ける

ウイルスに感染した
細胞やがん細胞を退治

免疫活性化

IFN

感染した細胞は
インターフェロンなどを
出して他の細胞を
感染から守る

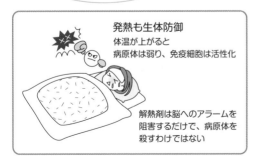

発熱も生体防御
体温が上がると
病原体は弱り、免疫細胞は活性化

解熱剤は脳へのアラームを
阻害するだけで、病原体を
殺すわけではない

マクロファージや好中球

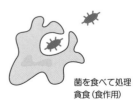

菌を食べて処理
貪食（食作用）

10-5. 感染防御のキホン④　獲得免疫とワクチン

いろいろな敵と戦う自然免疫と違い、獲得免疫は特定の敵にだけ特化して戦います。そのため、獲得免疫はものすごく強いけれど、発動が遅いという欠点があります。その欠点を補って病原体に勝つ戦略が予防接種です。

　自然免疫が前線で守る間に、免疫の司令塔であるヘルパーT細胞を中心として特定の敵を組織的に攻撃する**獲得免疫**（特異的生物防御）が発動されます。敵に合わせて作られた抗体は様々な手段でその病原体を破壊しますが（**液性免疫**）、抗体は細胞の中に入ったウイルスを攻撃できません。そこで、キラーT細胞が感染した細胞にとりつき、自滅する物質を注入するなどしてウイルスが飛び散らないように細胞ごと殺します（**細胞性免疫**）。この強力な獲得免疫は、最初の病原体と戦闘開始するまでに数日かかりますが、記憶され、同じ敵が再度来た時にはすぐに多量の抗体を作るなど、より速くより強く反応します。このことを利用したのが予防接種で、人工的に操作した病原体やその抗原（**ワクチン**）を接種し、体に実践練習をさせて覚えてもらい、本物がやってきた時に自分自身の強い獲得免疫で戦って相手を倒すことを目指します。

　BCG（結核菌）や風疹のワクチンは、本物を弱めた**生ワクチン**で、効果が長く続きます。インフルエンザワクチンなどの**不活化ワクチン**や、病原体の抗原だけを取り出した**成分ワクチン**は、感染性がないので生ワクチンより安全ですが、免疫は長く続かず、液性免疫だけで細胞性免疫ができません。菌が作って放出する毒（外毒素）を無毒化したワクチンは**トキソイド**です。例えば、破傷風菌の神経毒が体に入っても、そのトキソイドを摂取していれば抗体が無毒化してくれます。さらに、遺伝子を使った新しいタイプのワクチンも開発されました。しかし中には、梅毒のように何度でも感染し免疫記憶ができないとされるものや、エイズを起こすウイルス（HIV）のようにめまぐるしく抗原の形を変えるためワクチンを作るのがとても難しい病原体もあります。

　一時的な効果ですが、赤ちゃんが母乳を通じてお母さんから抗体をもらったり、毒ヘビに咬まれてすぐ解毒が必要といった場合に他の動物で作っておいたヘビ毒への抗体の入った血清を投与して治療したり、といった受動的な獲得免疫もあります。

✴ 理解のポイント ✴

- 特定の敵とだけ戦う獲得免疫は、発動まで数日かかるが非常に強い。
- 獲得免疫には、抗体で戦う液性免疫と、感染細胞ごと破壊する細胞性免疫がある。
- ワクチンは弱毒化や不活化した病原体の抗原で、接種により獲得免疫を得る。

予防接種のしくみ

獲得免疫は強い だけど発動に時間がかかる（〜1週間くらい）

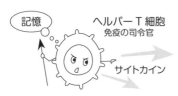

ヘルパー T 細胞
免疫の司令官

記憶

サイトカイン

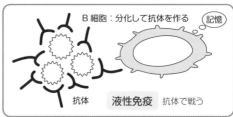

B 細胞：分化して抗体を作る 記憶

抗体 液性免疫 抗体で戦う

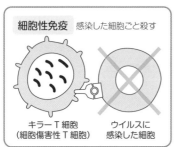

細胞性免疫 感染した細胞ごと殺す

キラー T 細胞
（細胞傷害性 T 細胞）

ウイルスに
感染した細胞

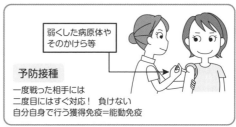

弱くした病原体や
そのかけら等

予防接種
一度戦った相手には
二度目にはすぐ対応！ 負けない
自分自身で行う獲得免疫＝能動免疫

主なワクチン

生ワクチン	病原体を弱めたもの	BCG（結核菌）、はしか、風疹、水痘
不活化ワクチン	病原体を殺菌もしくは不活性化したもの	インフルエンザ、A 型肝炎、ポリオなど
成分ワクチン （コンポーネントワクチン）	病原体の抗原だけを取り出したもの	B 型肝炎、A 型インフルエンザなど
トキソイド	細菌の外毒素を無毒化	破傷風、ジフテリアなど
遺伝子ワクチン 　mRNA ワクチン、ウイルスベクターワクチン、DNA ワクチンなど	病原体の抗原（タンパク質）の遺伝情報を体内に入れ、体の細胞内でそのタンパク質を合成させる	新型コロナウイルス（SARS-CoV-2）

外部から抗体をもらう免疫（受動免疫*）

IgA

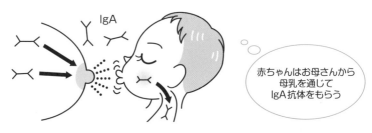

赤ちゃんはお母さんから
母乳を通じて
IgA 抗体をもらう

*毒ヘビに咬まれて血清（あらかじめ他の動物で作っておいた抗体が入っている）を投与するのも受動免疫

10-6. 化膿するってどういうこと？

化膿するってどういうこと？　絶対に触るなと教わる蜂窩織炎もどういう
状態？　赤いところ以外は触ってもいいの？　バイ菌が皮膚に感染した時
に起きる状態を知り、触っていいか判断ができるようになりましょう。

化膿とは、俗にいうバイ菌（実際は黄色ブドウ球菌や緑膿菌や溶レン菌といった化膿菌と呼ばれる菌）に皮膚が感染して膿ができた状態です。膿というのは、集まってきた好中球などの白血球がバイ菌を食べて退治し、そのまま死んでできた白血球の死骸の山のようなものです。細菌感染なので、炎症も起きます（1-10-7）。膿の中には生きたバイ菌も残っているため、触ると感染したり、あるいは菌を他のものに付着させて感染させたりします。指が化膿しているのに調理すると、菌が食物について食中毒の原因になることもあります。

膿が塊で組織の中にあるのが**膿瘍**です。膿瘍は中にぎっしり菌がいるので抗菌薬は効きにくいですが、切除して治療することができます。一方、**蜂窩織炎**（蜂巣炎）は、皮下組織など皮膚の深部に菌が散らばって化膿している状態です。菌がバラバラにいるので抗菌薬が効きやすいですが、境界がはっきりしないので切り取ることはできません。どこまで菌が及んでいるかわからないので、赤くなっている部位の外側でも周囲にも触れるのは危険です。マッサージなどして菌を拡げてしまうと、血液の中がバイ菌だらけになって、それに対する体の激烈な免疫反応により命が危なくなる**敗血症**を起こす危険もあります。

園児などが時々集団感染する**とびひ**（水疱性膿痂疹）は、湿疹や虫刺されの掻き傷などから入った黄色ブドウ球菌が、表皮の角質層で増殖して膿になったものです。黄色ブドウ球菌は毒素を出し、角質層の細胞どうしの接着（1-2-3）を切ってしまうので、水疱やかさぶたができます。水疱の中には大量の菌がいるので、中身が飛び出ると周囲の皮膚へ'飛び火'しますし、もちろん触ると別の人にもうつります。

なんであれ、皮膚に菌が入って化膿し炎症が起きている部位は、悪化したりうつったりするので触ってはいけませんし、危険なのできちんと皮膚科へ行きましょう。

✦ 理解のポイント ✦

- 化膿とは、化膿菌に感染して白血球と菌の死骸である膿ができた状態。
- 膿瘍は、膿が組織の中に塊で存在しているもの。
- 蜂窩織炎は、組織の中に菌が散らばっているので、周囲にも触れてはいけない。

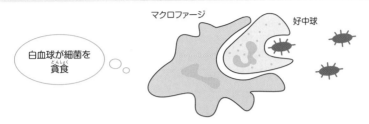

マクロファージ
好中球

白血球が細菌を
貪食

化膿：黄色ブドウ球菌や緑膿菌や溶レン菌などの化膿菌に感染した状態
膿　：細菌とそれを貪食した白血球の死骸の山（生きた細菌もいる）

膿瘍（のうよう）

膿が塊で炎症が起きている
たくさんのバイ菌が集まる
切って取ることができる

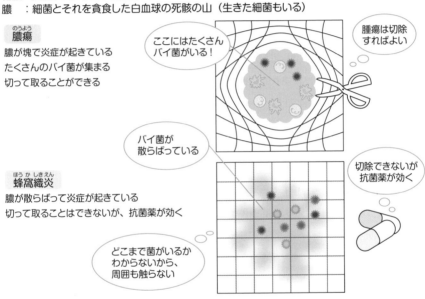

ここにはたくさん
バイ菌がいる！

腫瘍は切除
すればよい

バイ菌が
散らばっている

蜂窩織炎（ほうかしきえん）

膿が散らばって炎症が起きている
切って取ることはできないが、抗菌薬が効く

切除できないが
抗菌薬が効く

どこまで菌がいるか
わからないから、
周囲も触らない

とびひ（水疱性膿痂疹）とは

- 角質層に黄色ブドウ球菌が感染
- 黄色ブドウ球菌の出す毒で水疱
　やかさぶたができる
- 大量に菌がいるので触らない（触
　るとうつる）

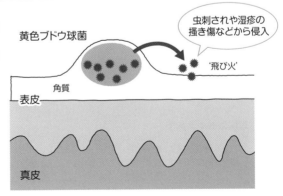

虫刺されや湿疹の
掻き傷などから侵入

黄色ブドウ球菌

角質

'飛び火'

表皮

真皮

10-7. 炎症と皮膚の細菌感染症

皮膚が細菌感染して起きる炎症にもいろいろあります。生体防御の側面もある炎症反応ですが、逆に組織を壊すこともあります。皮膚の細菌感染も怖いので、深刻な状態を見極めるポイントを知りましょう。

組織が傷ついたり細菌が侵入したりすると**炎症**が起きます。炎症の状態は、蚊に刺された部位を思い浮かべるとわかりやすいでしょう。血管が拡張して赤くなり熱を持ち、毛細血管から体液がしみ出て周囲がむくんで痛みが出ます。それぞれ、**発赤**、**熱感**、**浮腫**、**疼痛**という炎症の徴候※です。皮膚の炎症では、壊れた組織から出る信号を皮膚の下にいる肥満細胞という白血球の仲間が感知し、ヒスタミンなどの炎症物質を放出することで血管が拡張し、好中球やマクロファージという白血球が出動して細菌退治へ向かいます。血流が上がり壊れた組織に栄養や酸素が行きわたり、老廃物の回収が速まり、血管の透過性が高まることでどんどん白血球が血管から組織へ出ていくことからわかるように、炎症は本来、生体防御の手段の一つです。しかし、激しい炎症は逆に組織を傷つけてしまうので、ある程度抑える必要があります。また、細菌感染が原因の場合は、抗菌薬などで早く菌を退治しないと危険です。

皮膚の細菌感染症は、その炎症の深さによって分類されます。**とびひ**（1-10-6）は表皮の角質層、ニキビなど**毛包炎**や**せつ**と**よう**は表皮から真皮の毛包を中心に炎症が起きたもの、**丹毒**は主にA群β溶レン菌という菌が真皮に感染したものです。**蜂窩織炎**は黄色ブドウ球菌などが真皮から皮下組織の深い部位に散らばり炎症を起こしたもので（前項）、特に指先にできたものを**瘭疽**といいます。悪化すると炎症がもっと深部へ及んで潰瘍ができ（1-2-1）、広く組織が壊死してしまうので注意が必要です。

このように、赤く炎症が起きている、水疱がある、じゅくじゅくした部位に触れてはいけないのは当然ですが、境界が不明瞭な場合はその周囲にも菌がいるかもしれないので触れてはいけません。症状がひどい、炎症部位が急に拡がっている、さむけや発熱や吐き気など皮膚以外の全身症状も出ている、といったときはすぐ受診しましょう。

※自覚するのが症状、他人にもわかるのが徴候、両方合わせて症候という。いろいろな症候が出るのが症候群（シンドローム）

✴ 理解のポイント ✴

- 皮膚の炎症は、肥満細胞が出すヒスタミンにより発赤、熱感、浮腫、疼痛が出る。
- 皮膚の炎症は、深さによって毛包炎から丹毒、蜂窩織炎などに分けられる。
- 症状がひどい、急に拡がる、発熱などの全身症状がある炎症はすぐ病院へ。

炎症とは

組織が壊れたり、細菌が侵入したりすると
➡ 肥満細胞からヒスタミンなどの炎症物質が出る
➡ 血管が拡張し、血管から水がしみ出し、白血球が出動

炎症の徴候

発赤（赤い）、熱感・発熱（熱を持つ）、浮腫・腫脹（はれる、むくむ）、疼痛（痛い）

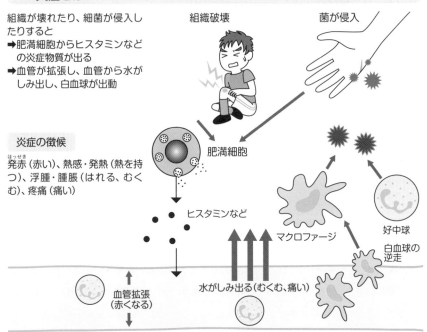

組織破壊　　　　菌が侵入

肥満細胞

ヒスタミンなど

マクロファージ　　好中球

白血球の逆走

血管拡張（赤くなる）　　水がしみ出る（むくむ、痛い）

皮膚の炎症の深さと疾患の名前

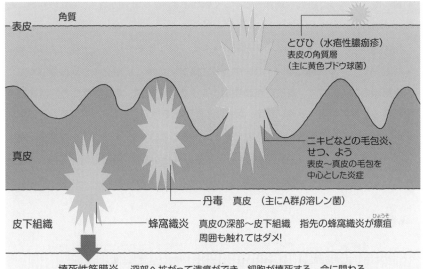

角質
表皮

とびひ（水疱性膿痂疹）
表皮の角質層
（主に黄色ブドウ球菌）

ニキビなどの毛包炎、せつ、よう
表皮〜真皮の毛包を中心とした炎症

真皮

丹毒　真皮　（主にA群β溶レン菌）

皮下組織　　蜂窩織炎　真皮の深部〜皮下組織　指先の蜂窩織炎が瘭疽
周囲も触れてはダメ！

壊死性筋膜炎　深部へ拡がって潰瘍ができ、細胞が壊死する　命に関わる

10-8. 傷の治り方

ケガをしても、元通りに治る時と少し盛り上がった傷痕が残る時があります。その違いはどこから来るのでしょうか？　また、傷が治る途中でできる赤くぷよぷよした部分では何が起きているの？

　組織が傷つくと炎症が起き（1-10-7）、修復作業が開始されます。再生能力の高い組織ではどんどん細胞分裂が進み、小さな傷の場合はすっかり元通りになります。しかし、傷が大きく複雑な形だったり、同時に感染して組織が壊死したりすると、治り方が違います。炎症部位では、出動した白血球が菌や死んだ組織の細胞や血の塊などをどんどん食べて掃除します。さらに、血管内皮細胞（1-7-1）が増殖して細く新しい血管がたくさんでき、線維芽細胞（1-2-8）も増えてコラーゲン線維をどんどん作ります。そのため、その部位は一時的に血流が豊富な赤くてぷよぷよした状態になります。これを**肉芽組織**と呼びます。皮膚の場合は再生した表皮が途中で上を覆ってかさぶたを作りますが、はじめのうちは無理矢理かさぶたを剝がすと下には細い血管がいっぱいなので出血してしまいます。やがて、集まっていた細胞も減り、新たな血管も徐々に消え、そこには大量のコラーゲン線維が残ります。このように、コラーゲン線維が元の組織に置き換わることを線維化といい、その部位が**瘢痕**です。瘢痕は消えることがありません。つまり、傷痕というのは、内部にコラーゲン線維がぐちゃぐちゃに集まった部位なのです。元の組織に置き換わった瘢痕組織はものすごく強靭ですが、柔軟性がなく、周囲の組織になじんで動きません。

　傷の治るしくみは基本的にどの組織でも同じです。表皮や粘膜の上皮のように常に細胞分裂している組織は限られていますが、傷ついた時だけ細胞が分裂し新しく生まれる組織もあるのです。表皮や粘膜表面のような上皮組織、真皮や骨など強靭な結合組織はとても再生能力が高いので、あまり瘢痕化せずに元に戻ります。肝臓などは半分くらい切り取られても数ヶ月で元の大きさに戻るくらいです。しかし、一方で全く再生しない組織もあります。心臓や膀胱や脳と脊髄の神経などは、傷害部位がそのまま瘢痕となってしまうので、一度傷つくとはたらきがひどく損なわれます。

✳ 理解のポイント ✳

- 皮膚など再生能力が高い組織の傷は、小さくて感染がなければ炎症後に完治する。
- 赤い肉芽組織には、細い新生血管とコラーゲン線維と白血球が集まっている。
- 傷痕が残った部分には、コラーゲン線維が集まった瘢痕組織がある。

皮膚の傷の治り方 (痕が残る場合)

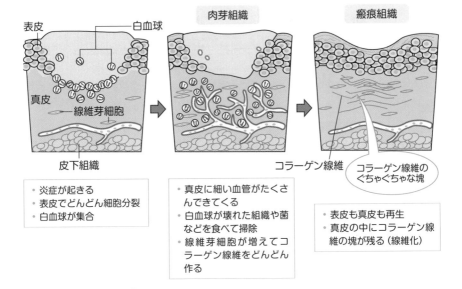

肉芽組織　瘢痕組織

表皮　白血球　真皮　線維芽細胞　皮下組織　コラーゲン線維　コラーゲン線維のぐちゃぐちゃな塊

- ・炎症が起きる
- ・表皮でどんどん細胞分裂
- ・白血球が集合

- ・真皮に細い血管がたくさんできてくる
- ・白血球が壊れた組織や菌などを食べて掃除
- ・線維芽細胞が増えてコラーゲン線維をどんどん作る

- ・表皮も真皮も再生
- ・真皮の中にコラーゲン線維の塊が残る (線維化)

再生する組織としない組織

- ・皮膚は、浅い傷なら完全に治る。

- ・折れた骨もくっつく。

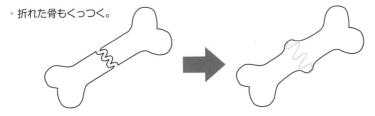

- ・肝臓は、生体肝移植などで切られても数ヶ月で元に戻るほど再生能力が高い。

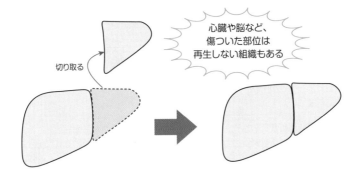

切り取る

心臓や脳など、傷ついた部位は再生しない組織もある

10-9. 免疫の暴走とアレルギー

個性的な司令官が複数いて、指令の内容や量によっては敵を倒す以上に戦争がひどくなり町が崩壊……。体を守るはずの免疫でもこうしたことが時に起きます。白血球とサイトカイン、アレルギーの基本を学びましょう。

　免疫の司令塔である白血球の**ヘルパーT細胞**（Th）は、その種類によって放出する情報伝達物質＝サイトカインに違いがあります（1-8-1）。Th1 が IgG 型の抗体を作らせるのに対し、ライバル関係にある Th2 は IgE を作らせます。抗原が体内に入って作られた IgE が肥満細胞にくっつくと、肥満細胞は炎症物質を放出し（1-10-7）、**I 型（即時型）アレルギー**を起こします。Th17 は、炎症を起こし組織障害に関わる IL（インターロイキン）-17 というサイトカインなどを出し、乾癬やアトピー性皮膚炎、関節リウマチなど多くの免疫疾患に大きく関わります。一方で、免疫を抑え制御する T 細胞（Treg）もあります。何かの理由でこれらのバランスが崩れると、過剰な炎症、アレルギーが起きたり、自己免疫疾患を発症したりします。ひどい I 型アレルギーでは、全身の血管が拡張しショック（1-7-3）を起こすこともあります（**アナフィラキシーショック**）。

　感染時の炎症は生体防御でもあるのですが、病原体をなかなか排除できない、体の損傷を修復できないといった状態が続くと、白血球からは次々と炎症を促進するサイトカインが放出されて血流に乗り、全身にひどい炎症が起き、体の正常な細胞が次々と白血球に攻撃されることもあります。**敗血症**とは、感染が原因でサイトカインが過剰になり全身に炎症反応が起きた、命に関わる状態のことです。

　IV型アレルギーは、他のアレルギーと違い、抗体が関わらない細胞性免疫（1-10-5）によるものです。記憶した敵が再び侵入してきた時に T 細胞が放出するサイトカインで局所の炎症が起きるもので、抗原に接したあと 1 日以上経ってから反応が起きるので、**遅延型アレルギー**ともいいます。BCG 注射後のツベルクリン反応や化粧品かぶれなど多くの接触性皮膚炎がこのタイプなので、皮膚炎が出た時は数日前までさかのぼって原因を考えましょう。エビにアレルギーのある人がカニにも反応するなど、抗原の形が似ている物質でもアレルギーが起きる（**交差反応**）ので注意が必要です。

✳ **理解のポイント** ✳

> ● ヘルパーT細胞やサイトカインの種類によって、違う免疫反応が起きる。
> ● 敗血症は、感染でサイトカインが過剰となり全身の組織が傷害される深刻な状態。
> ● IV型アレルギーは、抗原に触れたあと 1 日以上経って現れる細胞性免疫による炎症。

ヘルパーT細胞（Th）は免疫の司令官

ヘルパーT細胞は、いろいろなサイトカインを出して他の白血球などに指令を出し、体に免疫の反応を起こさせる

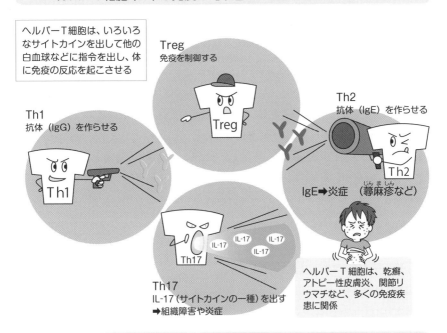

Treg
免疫を制御する

Th1
抗体（IgG）を作らせる

Th2
抗体（IgE）を作らせる

IgE➡炎症 （蕁麻疹（じんましん）など）

Th17
IL-17（サイトカインの一種）を出す
➡組織障害や炎症

ヘルパーT細胞は、乾癬、アトピー性皮膚炎、関節リウマチなど、多くの免疫疾患に関係

Ⅳ型（遅延型）アレルギー

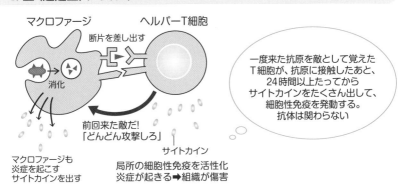

マクロファージ

ヘルパーT細胞

断片を差し出す

消化

前回来た敵だ！「どんどん攻撃しろ」

マクロファージも
炎症を起こす
サイトカインを出す

サイトカイン

局所の細胞性免疫を活性化
炎症が起きる➡組織が傷害

一度来た抗原を敵として覚えたT細胞が、抗原に接触したあと、24時間以上たってからサイトカインをたくさん出して、細胞性免疫を発動する。抗体は関わらない

- 食べるものは皮膚に塗らない！
　エビの皮を剥く職業の人がエビアレルギーになるなど、長期間、食物が皮膚に接触すると、それを食べた時にアレルギーを起こす体になることがあります。たとえば、栗やバナナ、アボガド、キウイなど交差反応を起こす食物に多いラテックスアレルギーは、ふだんゴム手袋を使う人に出ます。小さい傷から入ったラテックスのタンパク質に免疫反応が起き、体がそれを抗原として記憶し、次回、それに似たタンパク質を持つ食物を食べた時にアレルギーが起きるのです。こうしたことから、食物成分は皮膚に塗らないのが原則です。

11-1. 老化で皮膚に起こること

皮膚では加齢とともに表皮も真皮も皮下組織も薄くなります。それぞれの層ごとに中で起きている変化を詳しく知ると、ちりめんジワや深いシワ、たるみ、ほうれい線のしくみなどがわかります。

表皮 (1-2-1～7) のターンオーバーの周期は、若い頃は1ヶ月程度でも加齢とともにだんだん長くなり、個人差はあるものの40代後半くらいで2ヶ月を越え、さらに延びていきます。細胞分裂が遅くなるため表皮は全体としては薄くなりますが、細胞が入れ替わりにくいので逆に角質層の割合は増えます。厚く不均質な角質層では細胞間の接着も弱まり、細胞間の水分と脂質が減るので潤いが低下する上に、汗腺がまばらになり、皮脂腺の活動も低下するため皮膚表面の潤いも低下し、全体的に乾燥しやすくなります。乾いてゴワつきやすい肌となるので、表面に細かいちりめんジワができやすくなります。また、ターンオーバーが遅いことで、メラニンの分解や排出が遅れるため、日焼けによる黒さやシミが残りやすくなります。

真皮 (1-2-8) も、線維芽細胞の活動が落ちてコラーゲン線維や弾性線維が減るため、薄くなり、弾力が低下して硬くなります。コラーゲン線維の減少で、基底膜から表皮は部分的に剥がれて真皮との結合がゆるみ、真皮も皮下組織とのファッシアによる結合が減り (1-1-6)、不規則な線維の並びは深めのシワも作ります。こうしたシワが、お腹より背中に、女性より男性に少ない傾向があるのは、元々、背部や男性の方が真皮が厚く、コラーゲン線維の量が多いからです。部分的に靭帯のような構造のコラーゲン線維だけで皮膚を保持することになるので、吊り下げられない部位の皮膚は重力で落ちて、皮膚が特に薄い顔では**ほうれい線**などのたるみを作ります。

皮下組織もまばらになり、その下の筋肉も薄くなるので、全体的にたるみが目立つようになります。コラーゲン線維が減ってファッシアの構造を維持する力が減るため、痩せるとたるみや深いシワが目立ってしまいます。特に顔の場合は表情筋が脂肪の間に埋まっているので (1-5-2)、急激に痩せて表情筋が衰えると、顔のシワやたるみがひどく増えてしまいます。筋を鍛えながらゆっくり痩せないといけません。

✳ 理解のポイント ✳

- 老化でターンオーバーが長くなり、表皮は薄くなり、角質層の割合が増える。
- 老化で汗腺や皮脂腺、角質層の細胞間の水分と脂質が減り、皮膚の潤いが減る。
- 老化で真皮と皮下組織の線維が減少するため、真皮や皮下組織はたるむ。

老化で皮膚に起こること

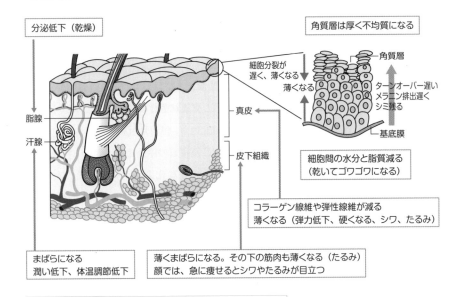

分泌低下（乾燥）

角質層は厚く不均質になる

細胞分裂が
遅く、薄くなる

薄くなる

角質層

ターンオーバー遅い
メラニン排出遅く
シミ残る

基底膜

脂腺

汗腺

真皮

皮下組織

細胞間の水分と脂質減る
（乾いてゴワゴワになる）

コラーゲン線維や弾性線維が減る
薄くなる（弾力低下、硬くなる、シワ、たるみ）

まばらになる
潤い低下、体温調節低下

薄くまばらになる。その下の筋肉も薄くなる（たるみ）
顔では、急に痩せるとシワやたるみが目立つ

細胞間脂質や皮脂や汗が減ってゴワゴワ➡ちりめんジワ

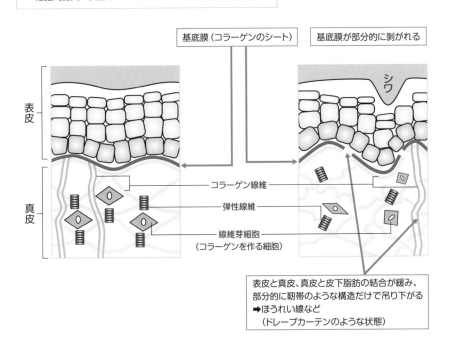

基底膜（コラーゲンのシート）

基底膜が部分的に剥がれる

シワ

表皮

真皮

コラーゲン線維

弾性線維

線維芽細胞
（コラーゲンを作る細胞）

表皮と真皮、真皮と皮下脂肪の結合が緩み、
部分的に靭帯のような構造だけで吊り下がる
➡ほうれい線など
（ドレープカーテンのような状態）

11-2. 老化を促進する糖化と酸化

遺伝的にプログラムされた老化はどうすることもできませんが、紫外線によるお肌の光老化など、環境による老化は遅らせることができます。ここでは酸化ストレスと糖化ストレスについて学びましょう。

　生きるために酸素が必要な体では日々**活性酸素**が生まれます（1-1-1）。活性酸素はすごい勢いで周囲と反応するため、活性酸素を消し去る**抗酸化物質**が足りないと、細胞や遺伝子は傷つき、脂肪は酸化し、タンパク質は変性し、酵素は反応に使えなくなり、血管も傷む（1-7-2）など多くの害が出て、がんなどの病気の原因となり老化も早めます。このように、活性酸素が抗酸化物質を上回った状態が**酸化ストレス**です。そのため、できるだけ活性酸素の発生を減らし、抗酸化物質を増やすことが重要です。活性酸素は、炎症、喫煙や紫外線、激しい運動でもでき、内臓脂肪が多いと慢性炎症が起きるので酸化も進みます（1-3-5）。

　糖化ストレスは、過剰な糖、脂質、アルコールからできるアルデヒドなどの反応しやすい物質が、体内のタンパク質と反応し毒性の強い終末糖化産物（**AGEs**）を生み出すことで起きます。AGEsは細胞を壊し炎症を起こし、皮膚ではコラーゲンやエラスチンを壊し、メラニン細胞を刺激し、リポフスチン（1-2-5）を増やす美容の敵です。糖尿病など慢性的な高血糖はもちろん問題ですが、健康な人がゆっくり血糖上昇した場合は酸化も糖化もそれほど起きず、膵臓など臓器の損傷も起きないことが知られているため、特に危険なのは食後の急激な血糖上昇（**血糖スパイク**）です。最初に野菜、できれば水溶性の食物繊維（1-4-2）も含むものをゆっくり食べる、糖だけたくさん食べない、食後に少し動くなどで血糖スパイクを防ぎましょう。

　食物に含まれる抗酸化物質はたいてい抗糖化作用もあるので、それらを含む野菜や果物をたくさん食べましょう。内臓脂肪が多ければ減らし、お酒に弱い人はアセトアルデヒド分解酵素のはたらきが弱いので、飲酒で糖化ストレスを受けると思ってください。また、メラトニン（1-8-8）はそれ自体に抗酸化作用があり、さらにAGEsの分解を促進するホルモンなので、夜、暗くしてしっかり眠ることも抗老化になります。

✳ 理解のポイント ✳

- 酸化ストレスは、活性酸素の増加と抗酸化物質の低下で起こる害。
- 糖化ストレスは、過剰な糖・脂質・アルコールによってできる毒がもたらす害。
- 酸化・糖化ストレスは、喫煙や飲酒や内臓脂肪型肥満で増え、野菜の摂取で減る。

酸化ストレスと糖化ストレス

酸化ストレス　活性酸素が抗酸化物質を上回る
活性酸素を増やし、抗酸化物質を減らすもの：炎症、喫煙、紫外線、激しい運動、内臓脂肪

糖化ストレス　AGEs＊（終末糖化産物）が増える
AGEsを作るもの：慢性的な高血糖、血糖スパイク、飲酒、過剰な脂質の摂取

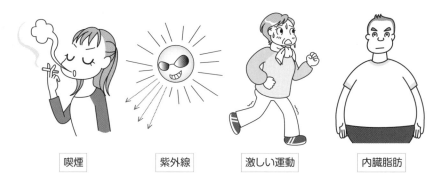

| 喫煙 | 紫外線 | 激しい運動 | 内臓脂肪 |

＊ Advanced Glycation End Productsの略

医食同源・美食同源

● **血糖スパイクを防ぐには**
・ 野菜を先に食べる＆ゆっくり食べる
　食物は胃の中で十分混ぜられたあとで腸に送られるので、早食いだと何から食べても同じになってしまう。ゆっくり食べないと、先に野菜を食べる意味がない
・ 食後にちょっと動く（血糖値が下がる）

● **抗酸化と抗糖化**
　食物で…ビタミンA、C、E、
　　　　赤黄色の野菜に多いリコピン、カロテノイド、緑茶のカテキン、
　　　　ポリフェノールなど

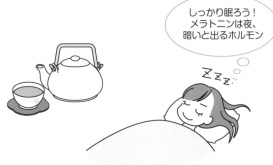

しっかり眠ろう！
メラトニンは夜、
暗いと出るホルモン

11-3. 光老化と紫外線の物理学

顔や手は年齢を表しますが、お腹や背中の皮膚は若々しいおばあちゃんが
たくさんいます。皮膚に関しては、自然な老化よりも光老化の方が激しいの
です。紫外線について詳しく知って対処法を考えましょう。

日焼けには、紫外線を浴びてすぐ赤くなる**サンバーン**と、ゆっくり黒くなる**サンタ
ン**の二つがあります。サンバーンは一種のやけど（熱傷）で、たいていⅠ度（1-2-1）、
つまり表皮のやけどです。サンタンはメラニン合成の促進によるものです。わずか
ですが、目に入った紫外線によるホルモンの変動で長期的に皮膚を黒くする影響も
あるので、目も保護しましょう（1-8-6）。しかし、メラニンには皮膚を老化から守る
作用もあるので（1-2-4）、紫外線に当たったのにメラニンを作らせない、あるいはメ
ラニンを減らす美容は、シミや美白という観点からは良くても、紫外線の害を受けて
酸化ストレスにさらされ、結局お肌の光老化（ひかりろうか）を進行させるという悪い面もあります。

まずは紫外線の知識を持ち、過剰に当たるのを防ぎましょう。紫外線は波長の長い
方から**A波**、**B波**、**C波**に分かれ、その次はX線です。波長が短いほど、エネルギーが
強く、散乱・吸収されやすい特徴があります。C波は皮膚がんを起こす危険な電磁波
ですが、オゾン層で吸収されてほとんどの地域の地表には届きません。B波は太陽の
角度が高い7〜8月に最も多く地表に届きます。大気で吸収され、ガラスや水を通過
しにくいので、浴びる量は少ないですが、表皮への刺激が強く、サンバーンや細胞の
萎縮で細かいシワを作り、メラニン細胞を活性化させてサンタンも起こします。A波
は大気に吸収されず多くが地表へ届き、5〜6月が最大、普通のガラスや水もある程
度まで通過します。真皮まで届き、コラーゲン線維を破壊し、免疫細胞や線維芽細胞
を抑制し、弾性線維やヒアルロン酸も減らし、細胞を酸化させ、肌を老化させます。

紫外線には良い面もあります。殺菌でき、皮膚は紫外線が当たるとカルシウムの
吸収を助けるビタミンDを作るので、骨が強くなります。ゆっくり紫外線を浴びる
と、紫外線の害を受けにくいことがわかっています。紫外線は免疫を抑制しますが、
アレルギーなど免疫の暴走による皮膚疾患も多いため、その治療にも使われます。

✦ 理解のポイント ✦

● 日焼けには、やけどの一種のサンバーンと黒くなるサンタンがある。
● 紫外線のB波は浅い皮膚を、A波は深い皮膚も傷め老化させる。
● 紫外線やメラニンの良い面も考えて対策をとる。

2種類の日焼け：サンバーンとサンタン

サンバーン

サンタン

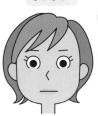

一種のやけど

ゆっくり黒くなる
（メラニン合成の促進）

日焼け止め
SPF：サンバーン予防（B波を防ぐ）効果
PA ：サンタン予防（A波を防ぐ）効果

メラニンは皮膚を守るので、
紫外線に当たって
メラニンを作らせない美容は
お肌の光老化を進行させる

紫外線の特徴

エネルギーが強い
散乱・吸収されやすい

可視光線	紫外線			X線
	A波	B波	C波	

A波
多くが地表へ届き、
5〜6月が最大
普通のガラスや水
もある程度通過
ダメージは B 波よ
り弱いが、真皮に
も届き、コラーゲ
ン線維やヒアルロ
ン酸が減り、肌に
深いシワやたるみ
を作る

深いシワ
たるみ

乾燥
細かい
シワ

表皮

C波
殺菌力が強い
皮膚がんを起こし危険
オゾン層で吸収され、ほと
んど地表に届かない

B波
オゾン層が薄くなる7〜8月
に最も多く地表に届く
コンクリートや雪だと反射し
て下からも来る
表皮にダメージ：サンバー
ン、乾燥、細かいシワ、細
胞の萎縮、メラニン活性化

真皮

コラーゲン線維
線維芽細胞
弾性線維
ヒアルロン酸

11-4. 血管と全身の老化

心臓のように老化しにくい臓器ですら、血管が動脈硬化すれば結果的に衰えてしまいます。血管の老いが全身の老化を決めるのです。それは全身に散らばるコラーゲン線維にも影響を与えます。

すべての臓器の老化に関わり、そしてある程度までは生活の改善で対処もできるのが**血管の老化**です。動脈は体の隅々まで血液を運び、毛細血管は酸素と栄養を細胞に渡し、体はその血液で生きています。酸化や糖化のストレスで血管の内皮細胞が傷つけばそこから動脈硬化が始まり（1-7-2）、進行すれば血流が悪くなって臓器が傷み、血流が途絶えれば脳や心臓などの細胞は死んでしまいます（1-7-3）。酸化や糖化は同時にコラーゲン線維も破壊します。コラーゲン線維は結合組織の成分として血管壁だけでなく全身に分布するので（1-1-5）、その破壊は肌、美容への影響にとどまりません。骨や軟骨は変形して運動器の障害も出ます。弾性線維も壊れて血管の壁は傷み、悪循環となって血管の老化はさらに進みます。抗酸化・抗糖化はもちろんですが、血管は血流が確保されると拡張してさらに血液を流すので（1-8-2）、ストレッチしたり、お風呂にゆっくりつかったり、運動することが血管の老化を防ぎます。筋肉の衰えがある程度抑えられるだけでなく、マイオカインの作用も良い方向にはたらきます（1-5-4）。

血液は水分がある方がよく流れます。年をとると体が水分を保持する力が減るので、こまめな水分補給も重要です。高齢者は脱水気味になるとつまんだ皮膚がそのまま立ちますが、水分を摂ると皮膚もみるみる弾力を取り戻します。加齢による体内の水分の減少は、水分を保持する筋肉の量が減って水分を含まない脂肪（1-3-2）の割合が増えることにもよるので、こうしたことは筋トレである程度制御できます。

結局、老化に抗するキホンは、抗酸化・抗糖化のための運動と栄養と睡眠です。そしてあと一つが**禁煙**。喫煙は活性酸素を増やし抗酸化物質を減らし、血管を収縮させて血流を悪くし、更年期を早め、閉経期にシワの形成を促進し、老化を促進します。これらの害は、若い女性ならばエストロゲンのはたらきで抑えられていても、閉経後は急な坂を転がり落ちる速度で老けます。美容のためには頑張って禁煙しましょう。

✴ **理解のポイント** ✴

- 血管の老化が全身の老化につながる。
- 抗老化の基本は抗酸化・抗糖化を促す運動と栄養、そして水分補給。
- 喫煙は酸化・糖化を促し、血管を傷め、何重にも老化を促進する。

血管の老化が全身の老化に

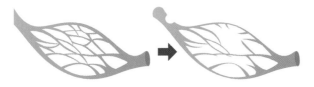

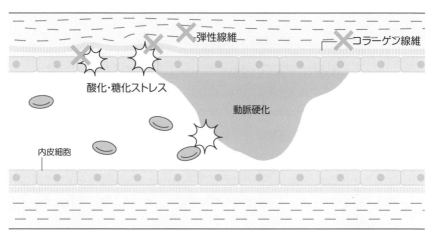

弾性線維 ーーー コラーゲン線維

酸化・糖化ストレス

動脈硬化

内皮細胞

・ **適度な運動が老化を予防**
・運動すると…
　血流up! ➡ 組織に血液が行くと同時に血管の老化も防ぐ。
　筋肉から出るマイオカインが老化を防ぐ (1-5-4参照)。
　筋肉がつくと体内の水分も増える。

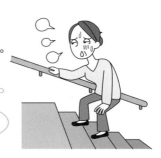

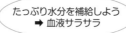
たっぷり水分を補給しよう
➡ 血液サラサラ

タバコは老化を促進する

・ 活性酸素を増やし、抗酸化物質を減らす。
・ 血管を収縮させて血流を悪くする。
・ 更年期を早め、閉経期にシワの形成を促進し、老化を促進。

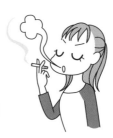

若い女性ではエストロゲンの
はたらきで老化が抑えられていても、
閉経後は急速に老ける

複合の力

近年はエビデンスに基づく医学 (EBM) が重要とされ、漢方薬にも効果が証明されたものがあります。しかし、なぜ効くのかということになると、多くの西洋医学の薬のようにははっきりしません。漢方薬はたいてい複数の生薬を含み、それらの生薬はまた複数の成分を含み、作用機序が複雑です。風邪の初期に使う葛根湯、鼻炎に効く小青竜湯など多くの漢方薬に入っている麻黄という生薬の主成分は、交感神経を刺激するエフェドリンです。エフェドリンは西洋医学の薬として、気管支を拡げて呼吸を楽にしたり、血管を収縮させて鼻炎を抑えたりするために使われますが、心臓疾患のある人は狭心症などを起こす危険があるため禁忌です。ところが、そういう人でも麻黄の入った漢方薬を飲んではならないということはありません。麻黄は他にタンニンや多糖などの有効成分を含み、他の生薬とも合わさって、普通の漢方の利用で危険なほどエフェドリンが作用することはないのです。漢方薬は個々の成分の足し算では説明のつかない複合の力で体に変化を起こさせます。

ビタミンDは骨や免疫を強くする重要なビタミンですが、薬で補給して過剰になると、特に高齢者では毒性が出ます。他にも、体に良いとされていても摂りすぎで害の出るものはたくさんあります。サプリメントを日常的にたくさん摂っていた人の方が寿命が短いという研究もあるほどです。サプリメントはあくまでも補助と考えましょう。肉や卵や牛乳には必須アミノ酸が全種類含まれていますし、野菜を食べれば各種ビタミンだけでなく食物繊維も同時に摂れ、栄養だけでなく腸内細菌の保護や便秘の改善にも役立ちます。きちんと食事から栄養を摂れば、特定の物質が過剰になることもなく、医食同源、漢方薬のように複合の力で体の力になります。

第2章

美容の悩みを医学的に
「診る」

皮膚のプツプツ取りたいけれど、
触っていいのか悪いのか、迷うところです。

ダイエットも体を壊さずに効果を上げるには？
医学的観点からじっくり考えてみましょう。

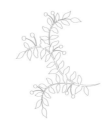

1. ニキビを深く理解する

1-1. いろいろなニキビ

ニキビは多くの人にとって悩みの種ですが、プツンとできる小さいものから盛り上がった大きいもの、赤や白や黄や黒っぽい色のものなど、いろいろな種類があります。それぞれの違いはどこからくるのでしょうか？

ニキビは医学的には**痤瘡**（ざ そう）といい、普通のニキビは'普通の'という意味の'尋常性'（じんじょうせい）をつけて尋常性痤瘡といいます。できはじめで、毛孔に脂肪がたまった小さいニキビが**面皰**（めんぽう）（**コメド**）です。白ニキビと呼ばれる白〜薄黄色の閉鎖面皰は毛孔の上が角化した細胞で閉じられていて（角栓）、炎症が少なく、黒ニキビと呼ばれる開放面皰は毛孔が開いているので酸化した脂肪や汚れで黒色になります。赤いニキビは進行したニキビで、炎症が起きて赤いポツポツとなったものです。炎症がさらに拡大して中に菌も増え膿がたまった状態が膿疱（のうほう）で、膿で黄色くなります（1-10-6）。さらに重症になると膿疱が大きな塊になって紫色になったりします。これくらいになると瘢痕（1-10-8）としてニキビ痕が残ることが多いので、悪化させないように気をつけましょう。

普通のニキビという呼び名があるからには、普通ではないニキビもあります。**ステロイド痤瘡**とは、ステロイド薬（1-8-5）を塗って2週間くらいたったあと、塗った部位にニキビができるものです。毛細血管が拡張して赤くなったり湿疹ができたりカサカサになったりすることもあります。ステロイド薬でアクネ菌などの菌が増えたことが主な原因です。この場合はステロイド薬をやめますが、リバウンドがあるのでお医者さんをやめてはいけません。普通のニキビはアクネ菌が原因ですが、毛包虫というダニ（ニキビダニ）やマラセチアという真菌が原因となるニキビもあります（2-1-3）。その他にも、ひどい細菌感染で化膿した毛包が顔や背中などに一度に多数できるタイプもあります（2-1-4）。

一見ニキビのようであっても実は違う疾患もあります。酒さでもニキビと同様のものができます（2-1-5）。粉瘤（ふんりゅう）や稗粒腫（ひ りゅうしゅ）や汗管腫、エクリン汗嚢腫（のうしゅ）などは良性腫瘍なので消えません（2-4-1、2-4-2）。ウイルス感染による扁平疣贅（ゆうぜい）（2-6-1）、口唇ヘルペスや帯状（たいじょう）疱疹（ほうしん）などは触ってうつる可能性もあるので気をつけないといけません（2-6-2）。

✺ **理解のポイント** ✺

- 面皰（コメド）は脂肪がたまったできはじめの小さいニキビのこと。
- ニキビは炎症があると赤色になり、膿がたまると黄色くなる。
- ステロイド薬によってできるニキビもある。

普通のニキビのいろいろ

面皰（コメド）：できはじめの小さいニキビ

白ニキビ：閉鎖面皰　　黒ニキビ：開放面皰

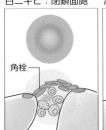

角栓

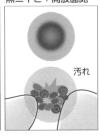

汚れ

赤ニキビ：炎症が起きる
黄ニキビ：膿がたまる➡ひどくなって大きな
　　　　　塊になると紫に。触るとニキビ痕
　　　　　になるから注意！

ステロイド座瘡

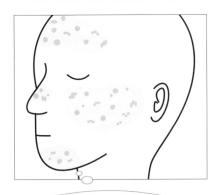

ステロイド薬を塗った
ところにニキビができる
赤くなったりカサカサしたりすることも…
急に薬をやめるとひどくなるの
で、お医者さんに相談しましょう

ニキビのそっくりさん

良性腫瘍：粉瘤や稗粒腫や汗管腫、エクリン汗嚢腫など

粉瘤

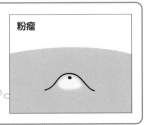

毛穴のあるところに
できやすい真ん中に黒い点
（開口部）真皮の中に表皮の
細胞が紛れ込んで増殖

扁平疣贅

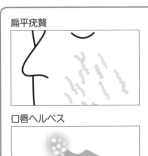

イボ

口唇ヘルペス

帯状疱疹

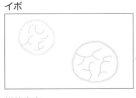

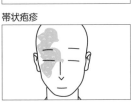

扁平疣贅などの
イボ、口唇ヘルペスや
帯状疱疹など、触ると
うつることもあるので
注意！

1-2. ニキビのできる原因と対処

若い人のニキビが思春期に皮脂が増えてできる年齢的なものなら、なぜ大人ニキビがあるのでしょうか？　ニキビにはホルモンの乱れや菌が関わり、炎症や角化異常が起きる側面もあるのです。

ほとんどの皮脂腺は毛孔に開き（1-2-3、1-2-7）、髪のようにしっかりした毛がある部位では毛に沿って皮脂が流れますが、うぶ毛しかない部位では皮脂が多いと中にたまります。ニキビは体質的に皮脂腺が肥大し皮脂分泌が過剰になって起きる、つまり**皮脂腺の異常**です。皮脂腺が活発になる思春期からできはじめ、女性は20代、男性は30代くらいまでがピークですが、こうした若い人のニキビは年齢とともにいずれ消えていきます。ただし、ニキビ痕＝瘢痕ができてしまうとそれは消えないので（1-10-8）、触るなどして悪化させないように気をつけましょう。脂質の多い食事は皮脂の分泌を増やすので、野菜を多くするなど栄養も考えます。皮脂が固まらず皮膚の表面に拡がるように、ファンデーションなどを塗りすぎず、夏の冷房などで冷やさないようにし、お肌の血流が良くなるようにリラックスし、禁煙することも大切です。

年齢と関係なくいつまでも皮脂分泌がひどいのは、**ホルモンの乱れ**が関係します。皮脂腺を活発にするホルモンは、女性ホルモンのプロゲステロンや男性ホルモン、糖質コルチコイドなどです。プロゲステロンは月経前に増えるので、生理周期を考えてその時期に無理をしないなど生活に注意します（1-9-1）。糖質コルチコイドと女性の男性ホルモンはストレスにより副腎皮質から放出されるため、強いストレスがある人はストレスを減らすことがニキビを良くする一番の道です（1-8-5）。

ニキビには、主にアクネ菌が毛孔に増殖して炎症を起こす**感染症**の側面があります（1-10-7）。炎症が強い場合は菌への対処を考えなくてはなりません。

アクネ菌などが関わり毛孔が刺激されると、角化が進んで毛孔が角栓で塞がれてしまいます。つまり、ニキビには**角化異常**も伴います（2-3-1）。そのため、ビタミンＡ誘導体のような角化を抑える薬も使われます。菌の感染によって炎症が起きたニキビの場合は、毛包炎の一種として治療しなくてはいけません。

✲ 理解のポイント ✲

- 若い人のニキビは年齢的な皮脂腺の異常なので、食事や生活に気をつける。
- 大人ニキビはストレスによるホルモンの乱れが関わるので、ストレス対策が必要。
- ニキビではアクネ菌などの感染で炎症や角化異常や毛包炎が起きる。

皮脂腺とは

- 皮膚に潤いを与え、有害物質から皮膚を守る
- ほとんどが毛包の上部に開き、毛をつやつやに…
  でもうぶ毛だと中に脂肪がたまって
  皮脂腺が肥大…
  皮脂分泌が過剰になってニキビができる
- 子供は少なく思春期に増える
- 女性のピークは10〜20代
- 特にTゾーンや髪の生え際、
  胸などに多い

皮脂腺の多い部位

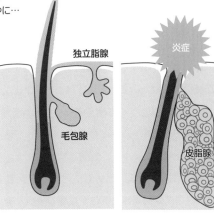

独立脂腺

炎症

毛包腺

皮脂腺

ニキビができる原因は…

③細菌の感染
　アクネ菌が増えて毛包を攻撃し炎症が起きる

④角化の異常
　菌が脂質を分解してできた遊離脂肪酸が表皮を刺激
　➡角化細胞がサイトカインを出して角化が促進
　➡角質が毛孔を塞ぐ　➡ますます皮脂がたまる

⑤毛包の炎症

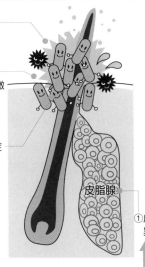

①皮脂が
　異常に増加

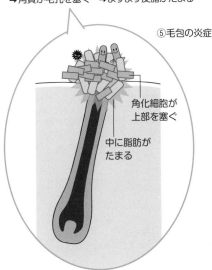

角化細胞が
上部を塞ぐ

中に脂肪が
たまる

皮脂腺

②ホルモンの変化
　皮脂を増やすホルモンが思春期やストレスで増加
　・男性ホルモン
　・プロゲステロン（黄体ホルモン）
　・糖質コルチコイド　など

1-3. ニキビと菌の関係

ニキビに大きく関わるのはアクネ菌ですが、アクネ菌は元々お肌の上の常在菌で、表皮ブドウ球菌とともに皮膚を守るはたらきをしています。皮膚と菌の関係からニキビへの対処法を考えてみましょう。

ニキビで起きる毛包の炎症は**アクネ菌**が原因です。アクネ菌は皮膚の常在菌で、酸素が嫌いなのでたいてい毛包に隠れています。ふだんは悪い菌ではなく、善玉菌の表皮ブドウ球菌と協力して皮膚を守るクリームを作っています（1-2-7）。しかし、皮脂が大好物なので、皮脂が過剰になると大増殖して悪さをします。増殖したアクネ菌は毛包を攻撃する上に、様々な炎症物質を放出します。さらに、アクネ菌が中性脂肪を分解してできる遊離脂肪酸は毒性があり（1-3-5）、毛包を刺激し破壊します。このように、増殖したアクネ菌は何重にも毛包を攻撃し炎症を強めるのです。

アクネ菌を増やさないためには、まずはそのエサである皮脂を増やさないことです（前項）。さらに、アクネ菌は酸素が嫌いなので、クリームなどを塗りすぎず、化粧は毎日必ず落として肌を酸素に触れさせましょう。また、良い常在菌を殺さないように、抗菌薬はニキビのある部位だけに塗ります。善玉菌が死んで悪い黄色ブドウ球菌などがはびこると肌荒れが進行するからです。黄色ブドウ球菌は毒を出して皮膚を荒らすだけでなくかゆみも起こし（1-10-2、1-10-6）、ニキビを悪化させ、肌を敏感にします。バイオフィルムというバリアを作るので、いったん占拠するとなかなか死にません。黄色ブドウ球菌はアルカリ性を好むので、皮膚を弱酸性に保つことも重要です。黄色ブドウ球菌は耳や鼻の穴などに多くいるので、その周囲に触れたら手を洗いましょう。

しつこいニキビはひょっとしたら別の病原体が原因かもしれません。中年女性に多く、口の周りに多い、繰り返す、赤みが強くてかゆいなどの場合は、毛包虫（ニキビダニ）が毛包に増えているかもしれません。また、若者の胸や背中に多いニキビはマラセチアという真菌が原因のこともあります。両方とも細菌ではないので抗菌薬は効きません（1-10-1）。これらも皮膚に常在しているので、ステロイド薬や不健康な生活で増えてしまったことが原因です。生活や食事から見直しましょう。

※ 理解のポイント ※

- 皮脂が好きなアクネ菌が増殖することでニキビができる。
- アクネ菌は炎症物質を出し、遊離脂肪酸を作り、それらが毛包に炎症を起こす。
- 難治性のニキビはダニや真菌が原因のこともある。

156

皮膚の常在菌とニキビ

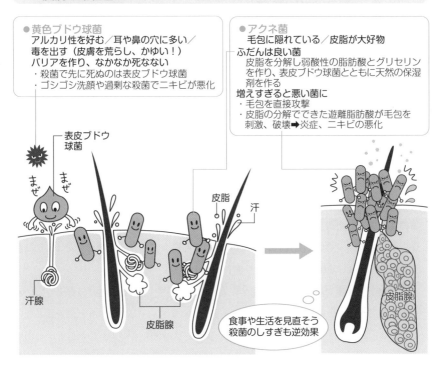

● 黄色ブドウ球菌
アルカリ性を好む／耳や鼻の穴に多い／
毒を出す（皮膚を荒らし、かゆい！）
バリアを作り、なかなか死なない
・殺菌で先に死ぬのは表皮ブドウ球菌
・ゴシゴシ洗顔や過剰な殺菌でニキビが悪化

● アクネ菌
毛包に隠れている／皮脂が大好物
ふだんは良い菌
　皮脂を分解し弱酸性の脂肪酸とグリセリン
　を作り、表皮ブドウ球菌とともに天然の保湿
　剤を作る
増えすぎると悪い菌に
・毛包を直接攻撃
・皮脂の分解でできた遊離脂肪酸が毛包を
　刺激、破壊 ➡ 炎症、ニキビの悪化

表皮ブドウ
球菌

まぜ　まぜ

皮脂

汗

汗腺

皮脂腺

皮脂腺

食事や生活を見直そう
殺菌のしすぎも逆効果

なかなか治らないニキビはダニや真菌が原因？

● 毛包虫（ニキビダニ）によるニキビ
・中年女性に多い
・いつまでも治らず、治っても繰り返す
・特に口の周りに多い
・赤みが強くかゆい

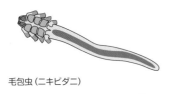

毛包虫（ニキビダニ）

● マラセチアによる毛包炎
・若者の背中や胸に多い
・真菌のマラセチアが
・毛包で繁殖

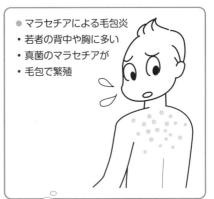

毛包虫もマラセチアもたいてい皮膚に
常在しているので、増やさないことが重要
ファンデーションなどは必ず落とそう

1-4. 毛包炎の進行のしかた

赤くてちょっと痛いようなニキビは、毛穴に炎症が起きた状態、つまり毛包炎の一種です。毛包炎はそこにバイ菌がいる感染症なので、ひどくなると大変なことになる可能性があります。

　ニキビが赤くて少し痛みがあるのは炎症が起きている証拠です。**毛包炎**（毛嚢炎）は中に菌が入ったことにより毛包に炎症が起きた状態で、原因菌はニキビの場合はアクネ菌ですが、たいていの毛包炎は黄色ブドウ球菌や表皮ブドウ球菌です。あれ、表皮ブドウ球菌は善玉菌では？と思うかもしれませんが、ふだんは害のない常在菌でも、違う場所に移動して増えると悪さをすることもあるのです。ニキビや髭などを汚い手で触ったり、傷口をこすったりして、菌が毛孔に侵入し炎症を起こします（1-10-7）。ニキビの場合はアクネ菌が皮脂を分解してできる遊離脂肪酸がその毒性で毛包の細胞を刺激することでも炎症が悪化します（2-1-3）。ステロイド薬を塗ったことが原因で、より細菌感染しやすくなって起こることもあります（1-8-5）。

　浅い場所で起きた場合はいずれ完全に治りますが、深く、そして周囲の真皮の広い範囲まで炎症が及ぶと、消えない瘢痕を作ってしまいます（1-10-8）。ニキビ痕を残さないためには、気になってもできるだけ触らず、炎症を大きくしないよう心がけないといけません。一つの毛包で、このように深部で炎症が起き上部が膿で蓋をされたような状態になるのが「**せつ**」、いわゆるおできです。中でも顔にできたせつは面疔といい、脳が近いので血液にバイ菌が入らないよう特に気をつけなくてはなりません（1-7-7）。せつがさらに悪化し、複数の毛包炎が合体して大きな膿瘍（1-10-6）を作ったのが「**よう**」です。赤みや痛みも強く、発熱など全身症状が出ることもあります。ここまで悪化するのは免疫が低下していたり糖尿病などの基礎疾患があったりする場合が多いのですが、いずれにしても危険なので早めにきちんと治療しましょう。

　ニキビと似ている良性腫瘍もいくつかありますが、炎症がなく、毛孔と関係してできる粉瘤は普通は赤くないですし、汗管腫やエクリン汗嚢腫は毛孔ではなく汗の穴と関係し、裨粒腫は毛孔とは関係ないので区別がつくでしょう（2-4-1、2-4-2）。

✳ 理解のポイント ✳

- 毛包炎は細菌感染で毛包に起きた炎症で、ニキビは毛包炎の一種である。
- 毛包炎が進行し真皮に炎症が及び膿瘍ができたのがせつで、瘢痕が残る。
- 重症の毛包炎で、複数の毛包に及ぶ膿瘍ができたのはようという。

毛包炎の悪化のしかた

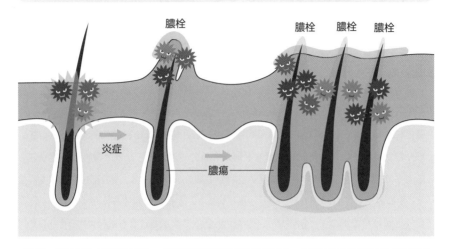

毛包炎 (毛嚢炎) (もうのうえん)
傷、皮脂が詰まる (コメド)、ステロイド薬を塗る、などが原因で毛包に黄色ブドウ球菌などの菌が感染する

せつ (おでき) *
一つの毛包で毛包炎が進行して膿瘍 (のうよう) ができる
上部が膿で蓋をされる (膿栓)
顔にできるせつを面疔 (めんちょう) という

よう *
複数のせつが悪化し合体して大きな膿瘍をつくる
強い痛み、発熱や倦怠感などの全身症状が出ることも

糖尿病など基礎疾患があるとできやすい

※癤 (せつ) と癰 (よう) は漢字が難しいので、通常、ひらがなで書く

ニキビと似ていても…

粉瘤

粉瘤はたいてい炎症がなく、赤くない

裸粒腫

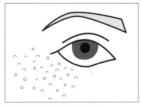

裸粒腫は毛孔とは関係ない

汗管腫

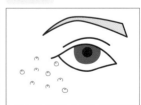

汗管腫やエクリン汗嚢腫は毛孔ではなく汗の孔にできる

1-5. 「酒さ」のニキビと顔の赤み

治りにくい大人ニキビは、もしかしたら普通のニキビではなく、酒さかもしれません。酒さは、なんらかの免疫の反応が関わって発症する原因不明の皮脂腺の疾患で、鼻周辺が赤くなります。

酒さは、中年以降に顔面の毛細血管と皮脂腺に問題が起こり、鼻を中心に皮膚が赤くなったり、ニキビのような吹き出物がたくさんできる疾患です。女性に多いですが、重症になりやすいのは男性です。原因はわかっていませんが、免疫の異常があり、紫外線や精神的ストレスや皮膚の感染など何かの外的刺激がきっかけで慢性の炎症が起きるようです。はじめは鼻を中心に頬や眉間で毛細血管が拡張し、その部位が赤くなります。かゆみやほてりが出たり、脂ぎったりします。皮脂分泌がさらに増えると、毛孔が盛り上がりそこがニキビ状になり、それが顔全体に拡がることもあります。そうしたニキビ状のプツプツが特に鼻の部分で悪化して、毛孔が拡がり、鼻が凸凹のミカンの皮のようになってしまうタイプもあります（鼻瘤）。目の周囲が腫れて結膜炎や角膜炎など目の症状が出ることもあります。

酒さは治りにくく、よく効く薬も確立した治療法もない中で、一番効果を上げているのが**スキンケア**です。普通のニキビと同様に、皮脂の分泌を下げる生活や皮膚の善玉菌を増やすケアなどを行いましょう。皮膚が刺激に敏感になっているので、刺激の強い食べ物やアルコールは控え、過度に紫外線を浴びないようにして、精神的ストレスを下げ、ゴシゴシこすって洗うなどはやめます。また、手足以外では、強力な血管の拡張が発汗と一緒に起こることが知られており、発汗時に汗腺を支配する神経からなんらかの血管拡張物質が出ている可能性が指摘されています（1-8-2）。緊張や辛い食物など、顔の発汗につながることも避けたいものです（1-2-7）。

中高年の女性に多い**酒さ様皮膚炎**はまた別の疾患で、ステロイド薬を顔面に長期にわたって塗るなどの不適切な使用により、ステロイド痤瘡と同様に（2-1-1）、塗った部位に酒さのような症状が出たものです。急にステロイド薬をやめると逆に悪化するので、お医者さんと一緒に少しずつ様子を見て中止していかなくてはなりません。

✴ 理解のポイント ✴

- 酒さは免疫の異常に外的刺激が加わって発症する、顔の慢性炎症と皮脂腺の疾患。
- 酒さには、鼻周辺の赤み、ニキビ、鼻の凸凹、目の症状を起こすタイプがある。
- 酒さ様皮膚炎は、ステロイド薬の不適切な使用で酒さのような症状が起きた疾患。

大人ニキビ？…酒さの症状と四つのタイプ

鼻を中心に赤くなるタイプ

鼻・頬・眉間・顎などで毛細血管が拡張、皮脂分泌が増え、かゆみやほてりも

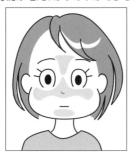

ニキビタイプ

皮脂分泌が増え、毛孔が盛り上がってニキビ状になる

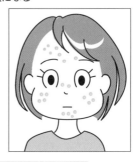

目に症状が出るタイプ

目の周囲の皮膚が赤くなり、結膜炎や角膜炎になる

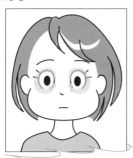

鼻が凸凹になるタイプ

プツプツが集合し腫瘤状になり、毛孔が開きミカンの皮のようになる（鼻瘤）

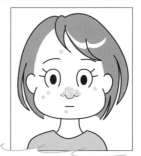

対処法：スキンケアをし、刺激を避ける
（辛いもの、アルコール、紫外線、ストレス、ゴシゴシ洗いなど）

酒さ※様皮膚炎

・中年女性に多い
　長期にわたり顔面にステロイド薬を塗っていたことなどが原因で、酒さのような症状が出る

・ステロイド薬を塗った部位が赤くなったり、湿疹のようになったり、粉を吹いたりする
・皮膚の免疫低下でアクネ菌やマラセチアやニキビダニも増え、ステロイド座瘡もできる

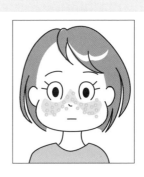

※酒皶（しゅさ）も漢字が難しいので通常は「酒さ」と書く

2. いろいろな湿疹について学ぼう

2-1. そもそも湿疹って何？

湿疹と皮膚炎は同じもの、つまり湿疹は皮膚の炎症です。といっても湿疹にはいろいろあり、経過も違います。まずは湿疹ではどんな症状がでるのか、そしてその原因も大まかに把握しましょう。

湿疹は**皮膚炎**なので、その症状は炎症を考えればよくわかります (1-10-7)。自分で勉強できるように専門用語も併せて学びましょう。湿疹が起きた皮膚は、赤くなり (発赤)、赤味がパッチ状であったり (紅斑) します。さらに中には、プツプツ (丘疹) ができ、その中に水分がたまっていたり (水疱)、膿があったり (膿疱)、部分的に広く盛り上がったり (局面) します。ひどくなって表皮がむけたり (びらん)、ジュクジュク状態 (湿潤) になったりすることもあります。やがてかさぶた (痂皮) ができたり、角質が厚くなって粉がふいたり (鱗屑) しますが、それらが剝がれ落ちる (落屑) とやがて完全に治ります。しかし、中には湿疹が慢性化してしまい、皮膚が厚く硬くなったり (苔癬化)、皮膚の色が黒ずんだり (色素沈着)、パッチ状に白く抜けたり (色素脱失) してそのままになってしまうことも起きます。

湿疹の原因はわからない場合も多いですが、いずれも外的な要因と内的な要因が重なって発症します。内的な要因としては、元々アレルギーを起こしやすい体質や、アトピー素因である (2-2-4)、汗や皮脂の分泌が過剰だったり少なかったり、精神的なストレスを抱えている、健康状況が悪化したり何かの病気を抱えていたり、などがあります。外的な要因で一番多いのは、皮膚への直接的な刺激です。衣服のこすれや洗いすぎなど物理的な刺激、化粧品や金属などアレルゲンに直接触れる刺激 (接触性皮膚炎)、紫外線を浴びることによる刺激 (日光皮膚炎や光線過敏症)、細菌や真菌の感染などから皮膚炎が起きます。掻くという行為そのものが皮膚への刺激なので、かゆい (掻痒) からと湿疹を掻くとさらに悪化してしまいます。

その他に、飲食物などによるアレルギー反応が皮膚に出る場合があります。薬の場合は薬疹といいます。これらの場合は皮膚だけでなく体内でも何かの反応が起きているので、アレルギーを起こす物質の摂取をやめないといけません。

※ **理解のポイント** ※

- 湿疹は皮膚炎のことなので、湿疹の理解には炎症の理解が重要。
- 湿疹は赤くなることから始まり、いろいろな経過をたどり、治るか慢性化する。
- 湿疹は内的原因と外的原因が重なって発症する。

湿疹の症状の移り変わり

湿疹の症状（専門用語）　湿疹＝皮膚炎

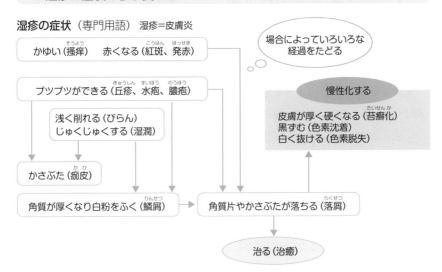

かゆい（掻痒〈そうよう〉）　赤くなる（紅斑〈こうはん〉、発赤〈ほっせき〉）

場合によっていろいろな経過をたどる

プツプツができる（丘疹〈きゅうしん〉、水疱〈すいほう〉、膿疱〈のうほう〉）

浅く削れる（びらん）
じゅくじゅくする（湿潤）

慢性化する

皮膚が厚く硬くなる（苔癬化〈たいせんか〉）
黒ずむ（色素沈着）
白く抜ける（色素脱失）

かさぶた（痂皮〈かひ〉）

角質が厚くなり白粉をふく（鱗屑〈りんせつ〉）　→　角質片やかさぶたが落ちる（落屑〈らくせつ〉）

治る（治癒）

湿疹は内的要因と外的な要因が重なってできる

・**内的要因**

・アレルギー体質（接触もしくは飲食）
・アトピー素因
・汗や皮脂の分泌状態
・精神的ストレス
・健康状態の悪化

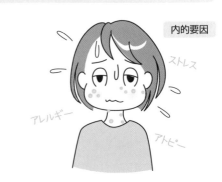

内的要因

ストレス
アレルギー
アトピー

・**外的要因**

●皮膚への直接的な刺激（一番多い）
・物理的な刺激（衣服のこすれ、洗いすぎ等）
・アレルゲンに触れる（化粧品、金属など）
　➡接触性皮膚炎
・光を浴びる（日光皮膚炎や光線過敏症）
・細菌や真菌
●薬や飲食物のアレルギーが皮膚に出る

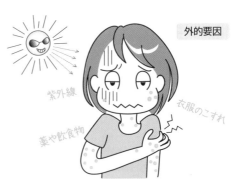

外的要因

紫外線
衣服のこすれ
薬や飲食物

2-2. よくある湿疹の例

湿疹はもちろん皮膚科のお医者さんに相談しますが、よく出会う湿疹の基本的なことを知っていれば、自分で予防したり、悪化を防いだり、良くするためのヒントが得られます。

皮脂は多すぎても少なすぎても湿疹を起こします。**脂漏性湿疹**は頭髪や顔や脇など皮脂分泌の多い部位にできる湿疹です。頭皮では湿疹のかさぶたが落ちるとフケのように見えますが、角質が垢として落ちる普通のフケとは違います。常在菌が皮脂を分解してできた遊離脂肪酸が皮膚を攻撃してできる湿疹で、マラセチアがさらに悪化させます (2-1-3)。毛包も攻撃されるので、頭部で放置すると脱毛も起きます。治療では抗菌薬や抗真菌薬も使いますが、基本は適切な洗顔や洗髪です。発汗やビタミンなどの栄養も影響するので、生活も整えると治りが良くなります。**皮脂欠乏性湿疹**は逆に皮脂が少ないために皮膚のバリア機能が弱ったのが原因です。刺激を受けやすいので、かゆみも強く出ます。下腿の前側をはじめ、ももや脇腹などによくできます。皮脂分泌の減った高齢者に多いですが、若い人でも洗いすぎで起こることがあります。乾燥した冬に多いので、夏から保湿中心のスキンケアをして予防し、入浴も熱い湯は避け、ゴシゴシこすって洗うのは避けましょう。

中高年女性のうなじなどに多い**ビダール苔癬**（たいせん）は、長くそのまま治らない小さい湿疹の集まり（苔癬）を掻いて、皮膚が扁平に盛り上がった湿疹です。衣服の摩擦や金属アレルギー、汗などが原因でできた湿疹を掻き壊し、さらにかゆくなって掻くことを繰り返して慢性化してしまったものです。元々、皮膚は乾燥するとかゆみが増すので、保湿中心のスキンケアや薬を使ってかゆみを抑え、掻かないことを心がけます。

接触性皮膚炎は原因物質が触れた部位にだけできるので、首の輪状の湿疹はネックレスが原因？などと、特定の部位のみの湿疹はその原因となる物質を考えてみましょう。遅延型のアレルギーでは (1-10-9)、触れてから24時間以上たたないと反応が出ないので、2、3日前までさかのぼって推定します。化粧品、メガネ、石鹸や洗剤の界面活性剤など、どこにでもある身近なものが犯人の可能性もあります。

✦ **理解のポイント** ✦

- 皮脂は多すぎても少なすぎても湿疹を起こすので、洗いすぎずに清潔にする。
- 湿疹は掻くことで慢性化するので、かゆみ対策の保湿も重要。
- 接触性皮膚炎は数日前までさかのぼって原因物質を考えよう。

脂漏性湿疹と皮脂欠乏性湿疹

脂漏性湿疹

菌が皮脂を分解してできた遊離脂肪酸が
皮膚を刺激し、真菌が症状を悪化させる
清潔にする

皮脂欠乏性湿疹

かゆい
高齢者に多いが、若くても洗いすぎでなる
保湿が大事

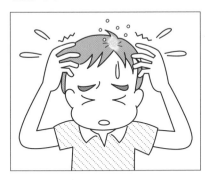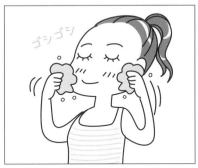

ビダール苔癬

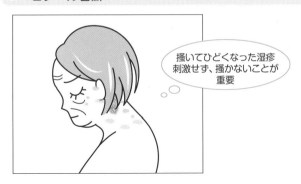

搔いてひどくなった湿疹
刺激せず、搔かないことが
重要

接触性皮膚炎の原因物質はたくさんある

パッチテストで調べる
（48時間後、72時間後、
1週間後）

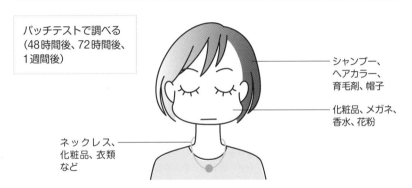

シャンプー、
ヘアカラー、
育毛剤、帽子

化粧品、メガネ、
香水、花粉

ネックレス、
化粧品、衣類
など

2-3. 紫外線で起きる湿疹

特定の物質を塗ったり食べたりしたあと、光に当たって湿疹ができるのが光線過敏症です。化学物質が光で毒性を持つことにより誰にでも起きるものや、アレルギーで特定の人だけに起きるものなどがあります。

日光皮膚炎は、紫外線（主にB波）が原因で起きた「日焼け」のことです（1-11-3）。光だけでなく、何かの要因が加わって光に過敏になり皮膚炎が起きるのは**光線過敏症**です。外的な要因では、特定の物質の影響下で光に当たると誰にでも出る光毒性皮膚炎や、アレルギーで特定の人にだけ起きる光アレルギー性皮膚炎などがあります。

光毒性皮膚炎は、特定の物質を摂取したり皮膚に塗ったりしたあとで紫外線に当たるとすぐ起きます。日焼けのような症状のあとに色素沈着するので、美容にも良くありません。知っておきたい原因物質としては、ベルガモット油に含まれるベルガプテン、柑橘類に多く含まれるソラレン、タール系色素の原料のコールタールがあります。ベルガプテンは香水に入っていてもわからないことが多いので、香水は地肌に塗らないようにしましょう。薬剤は別として、飲食物は消化吸収を経て体内に入り全身を巡るので、食品中の微量成分まで心配する必要はありませんが、レモンパックなどで皮膚に直接乗せるのはやめましょう。元々、食物を皮膚に塗ってはいけないのです（1-10-9）。タール系色素は化粧品や食品などで「赤色105号」などと色・号で表示される合成着色料で、認可されていても光毒性が確認されているものがあります。キレイになりたくてした化粧が原因で消えないシミを作りたくはありませんよね。

一方、**光アレルギー性皮膚炎**は遅延型アレルギー（1-10-9）なので、同じ物質でもみんなに出るわけではありません。しかし、一度でも起きるとその後はずっとその物質に反応します。赤い水疱が主な症状ですが、ひどいと色素沈着や白斑になります。原因となる化学物質や薬の候補は多く、塗って光を当てるパッチテストなどでつきとめます。皮肉なことに、日焼け止めの紫外線吸収剤が原因となることもあるので、塗った部位に湿疹ができたら疑い、できるだけ紫外線吸収剤を含まないものに変えましょう。お肌に良かれと思って服用したビタミン剤が原因のこともあります。

✴ **理解のポイント** ✴

● 薬剤などの化学物質が原因で光に過敏になり湿疹ができるのが光線過敏症。
● 光毒性皮膚炎は、誰であれその物質を塗るなどして光に当たると起こる。
● 光アレルギー性皮膚炎は、化学物質＋光で起こる皮膚のアレルギー。

日光皮膚炎（サンバーン）

紫外線（主にB波）で起きる日焼けのこと

光毒性皮膚炎

食べ物は皮膚に塗らない！／香水も皮膚に直接
つけない／化粧品の成分にも注意
（ベルガモット油、タール系色素の入った化粧
品、柑橘類のソラレンなど）

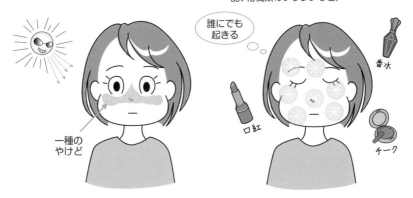

光アレルギー性皮膚炎（紫外線が当たった部位にアレルギー）

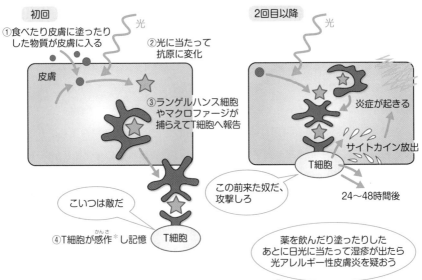

●原因物質の例

外から	化粧品、香水、果汁、日焼け止め（紫外線吸収剤）、消毒薬や湿布も
中から	薬や食物の成分が皮膚へ。抗ヒスタミン剤、抗菌薬、消炎鎮痛剤、降圧薬、ビタミン剤（レチノイド、ビタミンB_6、B_{12}）など

＊刺激が繰り返されることで反応が増大することを「感作」という

2-4. アトピー性皮膚炎とは

アトピー性皮膚炎は、かゆみを伴う慢性の皮膚炎です。かつては乳幼児が発症し大きくなれば自然に良くなる疾患でしたが、近年はなぜか大人になっても良くならなかったり成人で発症することも増えてきました。

アトピー性皮膚炎は治りにくい湿疹で、良くなったり悪くなったりを繰り返します。かゆいので掻いて悪化し、目の周囲をこすって白内障や網膜剥離など目の疾患も起こしやすく、掻き壊した部位にイボやとびひやヘルペスといった感染を起こしやすくなるので注意が必要です。大人でも治らないと、苔癬化（2-2-1）が進んで部分的に暗褐色になり、荒れて乾燥し、顔面が広く赤くなって、耳介などにジュクジュクの湿疹ができやすく、乾いたフケのようなかさぶたが落ちることもあります。

アトピー素因※を持つ人に多いので、皮膚の生理機能の異常や免疫異常が起こる遺伝的な体質が根底にあるようです。何割かはフィラグリンの遺伝子に異常があり、皮膚の保湿に重要なNMFやセラミドが減っています（1-2-3）。ドライスキンとなることでバリア機能が低下するので、汗や衣類など少しの刺激でも炎症を起こします。そのため、保湿中心のスキンケアが非常に重要です。生後すぐに全身のスキンケアを行うと発症を予防できることがあるので、湿疹の部分だけでなく全身の保湿をしましょう。免疫では、アトピーの人はTh2とIgEが多く、Th17も関わってⅠ型とⅣ型のアレルギーを起こしやすい状態です（1-10-9）。近年は、炎症を抑えるために、ステロイド薬以外にも、免疫細胞やそのサイトカインをターゲットにした薬が開発されつつあります。

湿疹を悪化させる外的要因には、発汗や皮脂の変化、マラセチアや黄色ブドウ球菌など皮膚の菌、偏った食事や過労、精神的ストレス、健康状態の悪化などがあります。皮膚は低めの湯温で優しく洗い、下着の繊維も考え（3-2-6）、洗濯槽の定期的な洗浄をして衣類や寝具の清潔を保ちます。冬の乾燥、春秋の花粉を防ぎ、夏や運動時の汗をこまめに拭きます。ダニやハウスダストにアレルギーを持つ人に多いので、掃除も重要です。過労は避け、心身全体の健康を心がけて生活しましょう。

※アトピー素因とは、家族や本人に、気管支喘息、アレルギー性鼻炎、結膜炎、アトピー性皮膚炎のどれかがある、あるいはIgE抗体ができやすい体質のこと

☀ 理解のポイント ☀

- アトピー性皮膚炎は、かゆく、繰り返す慢性の皮膚炎で、免疫異常が関わる。
- アトピー性皮膚炎は、乾燥による皮膚バリア低下によるので、保湿が重要。
- アトピー性皮膚炎は、汗やストレスなど外的な刺激を減らすことで軽減できる。

アトピー性皮膚炎とは

成人のアトピーの特徴

慢性の皮膚炎でかゆい

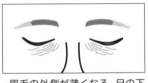

・眉毛の外側が薄くなる、目の下にシワ

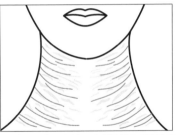

・頸部から胸にかけてさざ波様の色素沈着
・皮膚が厚く硬くなり（苔癬化）、部分的に暗褐色、荒れて乾燥、顔面が赤い
・じゅくじゅくの湿疹が耳介などにできる

アトピー性皮膚炎の発症のしくみ

● 原因

皮膚の生理機能がおかしくなる	免疫の異常（1-10-9参照）
・発汗異常 ・角質層のセラミド含有量と天然保湿因子（NMF）の低下（フィラグリン遺伝子異常） ➡ ドライスキンや皮膚バリア機能の低下 ➡ 刺激に弱く、汗や衣類などの刺激で強いかゆみや湿疹に	・Th2が多い ・Th17が異常に活動 ・IgEが多い ➡ 即時型と遅延型のアレルギーを起こしやすい

● 主な悪化要因と対策

要因	対処法
ダニ、ハウスダスト、カビの菌など	・環境を整える、適切な湿度を保つ ・こまめな掃除、洗濯槽も時々洗う
皮膚の菌（マラセチア、黄色ブドウ球菌、真菌など）	・肌の清潔、保湿などのスキンケアを十分に行う （保湿は湿疹のある部位だけでなく全身に）
下着など衣類の刺激	・衣類の繊維を考え、かゆくなるものは着ない
発汗や皮脂分泌の過剰	・リラックス ・脂質を摂りすぎない ・夏は汗をこまめに拭く
偏った食事	・食事内容を見直し、野菜を多く摂る
精神的ストレスや過労	・リラックス、リフレッシュや休養を心がける
健康状態の悪化	・別の疾患も関わる。早めにお医者さんに相談する

2-5. 蕁麻疹と皮膚掻痒症

急に皮膚に赤くてかゆいボコボコができる蕁麻疹は、たいてい一時的なので、掻き壊さなければ元通りになります。しかし、皮膚がなんでもないのにかゆい掻痒症は、掻くと湿疹ができてしまうこともあります。

　蕁麻疹は、一過性に、限られた部位の皮膚が赤くなり、発疹ができて、かゆい疾患です。たいてい1日ほどで消えて元に戻ります。ほとんどにIgEが関わり肥満細胞から**ヒスタミン**がたくさん出たことによるので (1-10-9)、抗ヒスタミン剤で治療します。真皮で起きる免疫反応なので、塗り薬では効きません。原因はほとんどの場合で不明ですが、わかった場合はそれを避けることで防げます。なんらかの抗原に対するⅠ型アレルギーか、摩擦や寒冷、日光、下着などの圧迫といった物理的刺激か、アトピー性皮膚炎などの疾患、もしくは汗への反応のどれかが主な原因です。汗の場合は、入浴や運動や緊張で皮膚温が上がり発汗した時に起こるので (1-2-7)、アセチルコリンや汗の成分に対する皮膚の反応のようです。アレルギーを起こす候補はたくさんありますが、しょっちゅう触れるものや食べるたびに蕁麻疹が出るものは怪しいと思いましょう。疲れていなければ、あるいは運動しなければ起きないなど、過労やストレス、運動をはじめ、不規則な生活や食事、感染症などが悪化要因になります。また、時間を置いたサバやマグロなど、ヒスタミンを多く含む食品は食べないようにしましょう。他に、妊婦がなりやすいものや、過激なダイエットをした思春期の女子が首や背中や胸に発症する蕁麻疹などもあります。

　はっきりした湿疹や皮膚の異常が見えないのにかゆいのが**皮膚掻痒症**です。繰り返し掻くと結果的にそこに湿疹ができたり、苔癬化や色素沈着が起こります (2-2-1)。全身のあちこちがかゆくなるのは、肌の乾燥した高齢者に多く見られ、基本的にドライスキンが原因なので、まずは保湿が重要です。また、かゆみを生じる病気や薬剤は非常に多いので、病気や薬剤が原因という可能性を考え、他の症状や服用している薬はいつも念頭に置きましょう。蕁麻疹の悪化要因はすべて共通して皮膚掻痒症のきっかけともなります。肛門など局所がかゆい場合は、その部位だけの原因も考えます (3-2-5)。

✳ 理解のポイント ✳

- 蕁麻疹は一過性で限局性の赤い発疹で、たいていは24時間以内に消える。
- 食物や接触物へのアレルギー、物理的刺激、発汗、疾患が蕁麻疹の主な原因。
- 皮膚に異常がないのにあちこちかゆい皮膚掻痒症の主な要因はドライスキン。

蕁麻疹

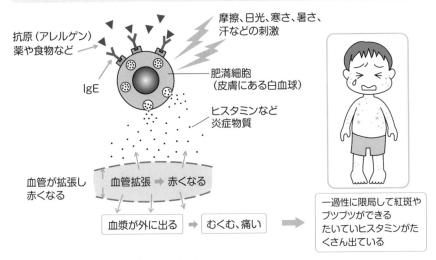

抗原（アレルゲン）
薬や食物など

摩擦、日光、寒さ、暑さ、
汗などの刺激

IgE

肥満細胞
（皮膚にある白血球）

ヒスタミンなど
炎症物質

血管が拡張し
赤くなる

血管拡張 ➡ 赤くなる

血漿が外に出る ➡ むくむ、痛い ➡

一過性に限局して紅斑や
ブツブツができる
たいていヒスタミンがた
くさん出ている

- **原因　ほとんどわからないが、わかれば回避**

Ⅰ型アレルギー	食物、薬、ラテックス、特定物質を長く使う、昆虫など
物理刺激	摩擦、寒冷、日光、温熱、海水、圧迫（下着、雑巾絞りの手）など
コリン性（アセチルコリンと汗に関係）	運動・入浴・緊張➡発汗➡蕁麻疹
疾患	アトピー性皮膚炎や膠原病など

- **悪化要因**

　過労、精神的ストレス、細菌感染や健康状態の悪化、運動と発汗、不規則な時間の生活、食物
（ヒスタミン＊を多く含むものや防腐剤）、薬など。

＊新鮮でないマグロ、ブリ、サンマ、サバ、イワシなどは、菌のはたらきで時間が経つとヒスタミンがたくさんできる

皮膚掻痒症

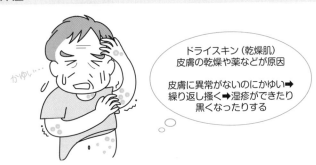

かゆい……

ドライスキン（乾燥肌）
皮膚の乾燥や薬などが原因

皮膚に異常がないのにかゆい➡
繰り返し掻く➡湿疹ができたり
黒くなったりする

3-1. 皮膚の異常な角化とは

積み重なった角質層の細胞は外部の刺激から体を守ってくれていますが、時に異常な角化が起きて角質層が厚くなることがあります。まずは身近なたこやうおのめという非炎症性の角化症について学びましょう。

なんらかの原因で過剰に角化が進み、角質層が厚くなってしまうのが**角化症**です。角化の過程はとても複雑で（1-2-2、1-2-3）、角化を助け角質層の保湿に関わるフィラグリン、ケラチン線維を作る過程、角質の細胞を最後に垢にして落とすために角質細胞間脂質を分解する酵素など、どこに問題が起きても異常な角化が起きます。生まれつきの遺伝子の問題で起きる角化症もありますが、後天的な刺激でも異常な角化は起き、乾癬や扁平苔癬などのように炎症が同時に起きるもの（2-3-2）と、たこやうおのめのように炎症がないものに分けられます。

　たこ（胼胝）やうおのめ（鶏眼）は、頻繁に圧迫や摩擦を受けたために、その部位の皮膚が過剰な反応を起こしてどんどん角化し、角質層が厚くなった状態です。足裏が多いですが、生活習慣や職業によって、ペンだこや座りだこなど骨が出っ張って当たりやすいところにできます。あまりに頻繁に刺激を受ける部位は、真皮のコラーゲン線維まで増えて、その部位の皮膚が深いところまで硬くなることがあります。たこは、その部位の角質がそのまま厚くなっただけなので、ほとんど痛くありません。角質層の細胞は死んでいるので、表面を削ることもできます。一方のうおのめは、異常な角化が起きた部位の真ん中が芯のように細く深く真皮の中に侵入していくため、感覚神経が豊富な真皮で痛みを感じます。反復する刺激が原因なので、パッドを貼るなど皮膚を保護することが大切です。肥厚した角質の細胞を周囲の細胞とくっつけているタンパク質があるので、それを分解するサリチル酸が入った薬を塗るなどして治療します。

　たこやうおのめは角化異常なのでうつりませんが、注意しなければいけないのは、イボと似ているということです。特に、手掌や足裏にできるイボには、たこやうおのめに外見がそっくりなタイプがあります（2-6-1）。イボはウイルスの感染症で、触るとうつりますから、怪しいと感じたら安易に触ってはいけません。

理解のポイント
- 角化症は、過剰な角化や角化した細胞が剥がれないことで起きる角質層の肥厚。
- たこやうおのめは、反復刺激で起きる後天的な非炎症性の角化症である。
- たこやうおのめには、うつるイボと似ているものがあるので注意が必要。

角化とは

角質層で角化細胞は
・核がなくなる（死んだ細胞になる）
・ケラチンで満たされ硬くなる

ケラチンとは…
頑丈なタンパク質内部に
保水し、化学刺激に強く、
皮膚を守る

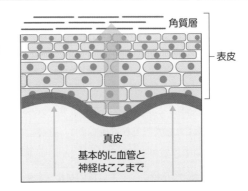

角質層

表皮

真皮
基本的に血管と
神経はここまで

たことうおのめ

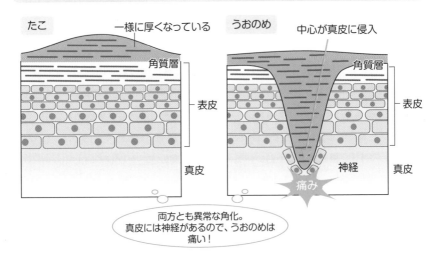

たこ　　　一様に厚くなっている

角質層

表皮

真皮

うおのめ　　中心が真皮に侵入

角質層

表皮

神経　　真皮

痛み

両方とも異常な角化。
真皮には神経があるので、うおのめは
痛い！

気をつけよう！　たこやうおのめにそっくりなイボ

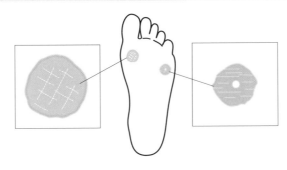

3-2. 乾癬の皮膚はどうなっている？

乾癬は炎症性の角化症です。昔は白人に多く日本人にはまれな疾患とされていましたが、近年は日本でも増えて珍しくなくなってきました。遺伝以外に何か外的な刺激で免疫の反応が関わっているようです。

乾癬は炎症を伴う角化症です。皮膚がパッチ状に厚く白い粉を吹いたような外観になり、無理に剥がすとポツポツ出血します。痛みはそんなにないですが、治りにくく、良くなったり悪くなったりを繰り返します。肘、膝、足の甲や毛の生え際など刺激を受けやすい部位にできやすく、爪も変になることがあります。30〜40代の男性に多く、女性も10代と50代で発症しやすい傾向があります。免疫が関わるため、関節炎を伴う場合もあります（乾癬性関節炎）。原因は不明ですが、遺伝的な要素に、摩擦やケガ、菌やウイルスの感染、薬、タバコなどの刺激が加わって免疫の異常が起きると考えられています。メタボとの関連も指摘されています。

乾癬では、通常約1ヶ月の皮膚のターンオーバー（1-2-2）がなんと1週間くらいに短縮し、表皮と角質層が厚くなります。表皮の下部は真皮側に落ち込み、顆粒層はなくなって不完全な角化を起こし、生きて核のある細胞が角質層に混じります。たくさんの免疫細胞が集まって過剰な反応をし、炎症が起きて表皮の細胞は破壊されます。表皮だけでなく真皮でも免疫反応で炎症が起き、血管が増殖して拡張するので、こすった時に出血しやすく、積み上がった白い角質の下では皮膚の赤みが増しています。

免疫の異常が関わるため、治療はステロイド薬（1-8-5）など免疫を抑える薬を使います。紫外線は免疫を抑えるので、特別なやり方でA波やB波を照射する紫外線療法も行われます。この疾患の場合は、積極的に日光を浴びるのも悪くありません。

原因ははっきりしないものの、免疫異常が起きて炎症性の角化異常が起こる疾患は他にもいくつかあります。大人の四肢や口腔粘膜に小さい暗紫色のプツプツができる**扁平苔癬**は、薬や歯科治療の金属アレルギーなども誘因となるようです。

これらは水虫などと混同して触りたくない、と思う人もいますが、免疫の問題で起きる疾患であるため、触ってもうつりません。患者さんの尊厳を守りましょう。

※ **理解のポイント** ※

- 乾癬は、後天的に免疫の異常が関わり角化の亢進と炎症が起きた疾患。
- 乾癬では表皮とその角質層が厚くなり、その部位で出血もしやすい。
- 乾癬などの炎症性角化症は、触ってもうつらない。

乾癬の特徴

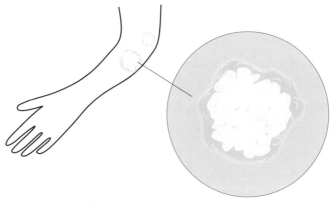

- 白っぽく粉を吹く
- 無理に剥がすと血が出る
- 刺激を受けやすい部位 (肘、膝、毛の生え際、お尻、足の甲など) に多い

乾癬の皮膚 *

紫外線は免疫を抑制するので、免疫の異常が関わる乾癬には良いはたらきがある

外的刺激

- 表皮が数日でターンオーバーする
- 表皮も角質層も異常に厚くなる

不完全な角化 (生きた細胞が表面にある)

角質層

表皮

角化細胞

炎症

真皮

血管

真皮では血管が増殖して拡張する

＊現在はステロイド薬以外に効果がある生物学的製剤ができたが、治療を受けられる医療機関が限られ、高額など負担が大きいという問題がある

4. 自然に取れない皮膚のプツプツ（皮膚の良性腫瘍）

4-1. 顔に多い取れないプツプツ

皮膚のプツプツには、触ってもうつらないけれど、一度できると湿疹のようには治ることがなくずっとそのままそこにある、美容面でやっかいな良性腫瘍があります。顔によくできる皮膚の良性腫瘍を見てみましょう。

良性腫瘍は、癌と違って健康面の心配はないものの（1-1-2）、皮膚の場合、特に顔では美容の問題があります。しかし、そのプツプツは、その人自身の皮膚の細胞が変化し増殖した生きた細胞でできているため、自然に消えたり、サプリメントや化粧品などで取れることはなく、取り除くには外科的な処置が必要です。洗顔や軽いマッサージなど日常生活での刺激は問題ないものの、何度も強くこすったり圧迫したりすると増大する可能性があるため、強い刺激は避けた方がよいでしょう。

稗粒腫（ひりゅうしゅ／はいりゅうしゅ）は、数mmの小さく硬い白黄色のプツプツで、角質の塊が袋状に真皮に落ち込んで増殖したものです。特にまぶたや目の周りの頬に多いですが、おでこや唇の周りにも（場合によっては陰部にも）できます。毛孔とは関係ありません。ほとんどは生まれつきで、長い時間をかけて目立つようになるのでしょう。目立たず気づかないだけで赤ちゃんの頃からあったりします。まれですが、体のやけどやひどい皮膚炎などで角化細胞が破壊されたためにできることもあります。

汗管腫は、エクリン腺（1-2-7）の真皮を通る導管が部分的に増殖して数mmのプツプツが多数できる、汗腺の良性腫瘍です。特にまぶた周辺にたくさんできますが、おでこや脇や胸にもできます。原因は不明ですが、思春期以降の女性に多いため、女性ホルモンも関わっているかもしれません。また、糖尿病の人ができやすいようです。

汗管腫以外にも、エクリン腺の毛孔に近い表皮内導管にできるもの、アポクリン腺にできるものなど、汗腺に関わる良性腫瘍はいくつもあります。中高年の女性に多い**エクリン汗嚢腫**（のうしゅ）は、見た目は汗管腫にそっくりですが、また別の良性腫瘍です。嚢腫というのは袋状の腫瘍のことで、これは真皮内の導管が拡がり、中に汗がたくさんたまっているものです。汗の多い夏に悪化して増えますが、冬には減って小さくなります。大汗をかかない、汗を放出しやすい環境を整えましょう。

✳ 理解のポイント ✳

- 皮膚の良性腫瘍は生きた皮膚の細胞でできていて、自然には取れない。
- まぶたや頬に多い稗粒腫は、角質が真皮の中に増殖した良性腫瘍。
- 汗管腫やエクリン汗嚢腫は、汗腺の導管にできる良性腫瘍。

裨粒腫

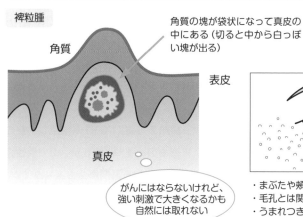

角質の塊が袋状になって真皮の中にある（切ると中から白っぽい塊が出る）

角質

表皮

真皮

がんにはならないけれど、強い刺激で大きくなるかも自然には取れない

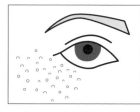

・まぶたや頬に多い
・毛孔とは関係ない
・うまれつき赤ちゃんにもある

汗管腫

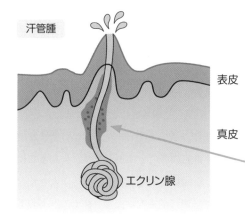

表皮

真皮

エクリン腺

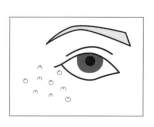

エクリン腺の導管が増殖
・まぶたの周りが多い
・ホルモンに関係？
・女性や糖尿病の人に多い

エクリン汗嚢腫

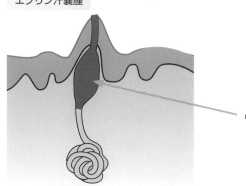

中に汗がたまっている

4-2. ボディに多い取れないブツブツ

首にできた小さいキノコのようなプツプツ、消えないし少しずつ増える。背中にできたボールのような脂肪の塊や、赤いホクロや、真ん中に黒い点のある粒も、みんな皮膚の良性腫瘍です。中身を見てみましょう。

スキンタッグ（アクロコルドン）は、首や脇やパンツのラインにたくさんできる数mmの肌色〜黒色の良性腫瘍で、キノコのように茎があるものが多いですが、糸状、球状の形のものもあり、表面はシワシワです。線維芽細胞（1-2-8）が増殖し中身のほとんどはコラーゲン線維で、脂肪細胞が入ったものもあり、柔らかいので軟性線維腫ともいいます。茎をきつくしばって血流を止めて取る民間療法もありますが、生きた細胞が入っているので痛いでしょう。遺伝的な体質が関わりますが、摩擦を受けやすい部分にできるので、刺激を避けることが増やさないポイントです。男性はきついネクタイ、女性もスカーフやきついパンツはやめましょう。歳をとるほど増えるので、加齢も関わります。肥満者の方が出やすい傾向があります。

粉瘤（表皮嚢腫）は、1cmくらいの肌色の粒で、よく見ると真ん中に黒い点の開口部があります。傷やイボなどがきっかけで、表皮や毛包の上皮が真皮に混入し増殖したものです。垢として落ちるはずだった角質の細胞が袋に入っているため、臭うこともあります。菌が入り膿んだ場合は早く切開して取らないといけません。

脂肪腫は、薄い被膜の中に増殖した脂肪細胞が入った数cmの柔らかい良性腫瘍です。皮下組織の中にできますが、まれに骨格筋内のこともあります。全身どこにでもできますが、肩や背中が多いようです。原因は不明で、肥満だと特に大きくなりやすいですが、脂肪腫内の脂肪はエネルギー源にできないため、ダイエットしても小さくなりません。あまり大きかったり、美容の問題があれば切除します。

数mmの鮮紅色の盛り上がり、俗に赤いホクロと呼ばれる**老人性血管腫**は、若い人でもできますが、加齢で増えるのでこんな名前がついています。体幹に多く、原因は不明ですが、何かに反応して血管が真皮乳頭の直下で増殖し盛り上がったために、表面から赤く見えているものです。気にはなりますが、害はありません。

✳ 理解のポイント ✳

- スキンタッグは皮膚の良性腫瘍で自然には取れないので、摩擦を避ける。
- 脂肪腫は肥満などで一度大きくなるとダイエットしても小さくならない。
- 老人性血管腫や粉瘤も皮膚の良性腫瘍で自然には取れない。

粉瘤

・毛穴のあるところにできやすい
・真ん中に黒い点（開口部）
・真皮の中に表皮の細胞が紛れ込んで増殖

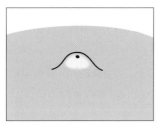

スキンタッグ

摩擦の多いところにできやすい
加齢でできる

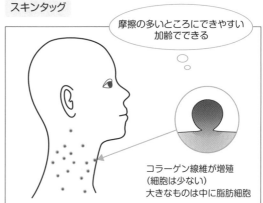

コラーゲン線維が増殖
（細胞は少ない）
大きなものは中に脂肪細胞

脂肪腫

・背中や肩にできやすい
・肥満で大きくなるが、ダイエットしても小さくならない

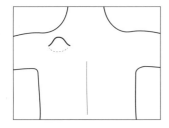

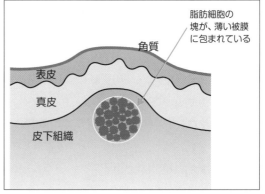

脂肪細胞の塊が、薄い被膜に包まれている

角質
表皮
真皮
皮下組織

老人性血管腫

・赤いホクロ

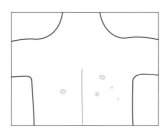

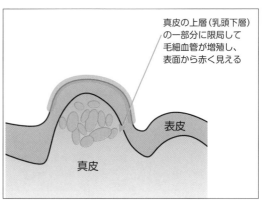

真皮の上層（乳頭下層）の一部分に限局して毛細血管が増殖し、表面から赤く見える

表皮
真皮

5. 皮膚の黒い斑点はホクロ？

5-1. シミ、そばかすとホクロの違いは？

シミやそばかすや肝斑、そしてホクロ……なんとなくアバウトに区別していますが、実際はどんな違いがあるのでしょうか？ 表面の色や分布や形だけでなく、皮膚の中から見てみましょう。

そばかすとシミと肝斑は、メラニン細胞が活性化してメラノソーム（メラニン顆粒）が表皮の基底層周辺に異常に増えて沈着したものです（1-2-4、1-2-5）。**そばかす**は遺伝的なもので子供の頃からあり、消えませんが、紫外線で濃くなり紫外線に当たらないと薄くなります。また、性ホルモンの刺激で思春期に濃くなります。一般的な**シミ**は紫外線や皮膚への摩擦などの刺激でできます。加齢によるシミの増加は主に長年にわたり紫外線を浴びてきたことによるもので、一部は黒く盛り上がったイボのようになります（脂漏性角化症、2-6-1）。洗顔時にナイロンタオルなどで強くこするとその摩擦でシミができるのは**タオルメラノーシス**と呼ばれ、これはゴシゴシやるのをやめると徐々に戻ります。虫刺されによるシミは一時的ですが、繰り返す湿疹などの炎症によるものは沈着し消えなくなってしまいます。タール系色素入りの化粧品なども皮膚を刺激しシミの原因となります（2-2-3）。**肝斑**は中年以降の女性の頬にできるシミで、女性ホルモンの変動や糖質コルチコイドの影響を受けてできるものです（1-8-6）。そのため、経口避妊薬の服用や妊娠に伴ってできることもあります。

俗に**ホクロ**と呼ばれるものは、メラニン細胞もしくはメラニン細胞になりきれなかった細胞（「分化」参照：1-1-2）が、表皮の基底層と真皮の上層で増殖したものです。加齢でできるホクロは紫外線が引き金です。メラニン細胞や内部のメラニン顆粒の量、そしてそれらが皮膚のどこに集合しているかで、色や大きさ、そして盛り上がったり平らだったりの形の違いが出ます。このような細胞が真皮にしかない場合は黒褐色ではなく、真皮浅層なら紫灰色、深層だけなら青色になります。太田母斑や赤ちゃんの蒙古斑が青いのは、真皮の深層にこれらの細胞があるからです。

しかし、ホクロとシミは見た目ではっきり区別がつかないことも多く、中には癌もあります。変だと思ったら必ず皮膚科のお医者さんに診てもらいましょう（2-5-2）。

✳ 理解のポイント ✳

- シミ、肝斑、そばかすは、メラニン顆粒が表皮の基底層周辺で増えたもの。
- そばかすは遺伝、シミは刺激、肝斑はホルモンが関わり、紫外線で濃くなる。
- ホクロは、メラニン細胞やそれと似た細胞が表皮や真皮で増殖したもの。

シミ、そばかす、肝斑の違い

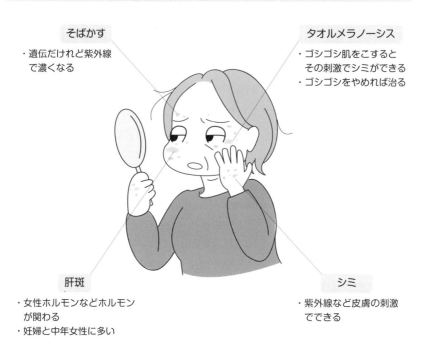

そばかす
- 遺伝だけれど紫外線
  で濃くなる

タオルメラノーシス
- ゴシゴシ肌をこすると
  その刺激でシミができる
- ゴシゴシをやめれば治る

肝斑
- 女性ホルモンなどホルモン
  が関わる
- 妊婦と中年女性に多い

シミ
- 紫外線など皮膚の刺激
  でできる

シミやホクロ（色の違いは何？）

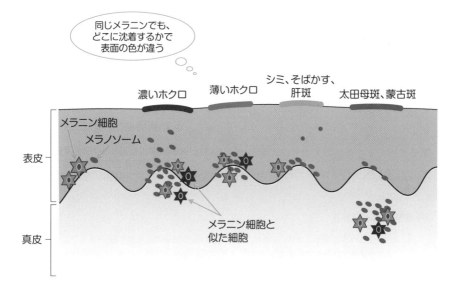

同じメラニンでも、
どこに沈着するかで
表面の色が違う

濃いホクロ　　薄いホクロ　　シミ、そばかす、肝斑　　太田母斑、蒙古斑

メラニン細胞
メラノソーム

表皮

真皮

メラニン細胞と
似た細胞

5-2. 早期発見が必要な皮膚のがん

目で見ただけではホクロや大きなシミのように思えても、実はそれが悪性
腫瘍ということもあります。中には早く見つけないと命に関わることもあ
るので、怪しいシミやホクロの特徴を学びましょう。

　皮膚にできる悪性腫瘍の多くは表皮の角化細胞 (1-2-2) が癌化したものです (1-1-2)。
紫外線などの刺激を長年受けてできるので、歳をとるほど増えます。たいていは黒色や
褐色ですが、紅色や灰色のこともあります。お年寄りの顔にできやすい**日光角化症**（**老
人性角化症**）は、加齢でできるホクロや老人性疣贅 (2-6-1) と似ていますが、実際は紫
外線により角化細胞が異常になった、皮膚がんの前触れの状態です。異常な角化が起
きるため (2-3-1)、茶色や灰赤色だったり白くカサカサに見えたりします。表皮の角化
細胞や、毛包、汗腺など、その仲間の細胞からできたがんは比較的おとなしく、しばら
くは表皮内だけで拡がりますが、もちろん早期発見が大切です。

　一方、同じ表皮内でも、メラニン細胞が癌化する**悪性黒色腫**（**メラノーマ**）は非常に
悪性で、進行や転移が速く命に関わるので、できる限り早く発見し切除する必要があり
ます。ホクロと見分けるためのポイントとして、アルファベットの頭文字で表される
ABCDE法があります。形が非対称で不規則（Asymmetry）、境界が不鮮明であいまい
（Border）、いろいろな色が混ざっている（Color）、長径が大きく、さらに拡大していく
（Diameter）、性状が変化していく（Evolution）、といった特徴があるホクロは皮膚科の
お医者さんに相談しましょう。紫外線の他に、ケガ、靴や衣類の摩擦、やけどなど皮膚
の刺激で生じ、日本人では足の裏や手足の爪周辺などに多い傾向があります。本人が
気づかないこともあるので、セラピストもよく見ることが大切です。

　メラノーマは血管やリンパ管を通じて肺や肝臓、骨、脳などへの遠隔転移も起こしま
す (1-1-3)。皮膚がんの場合は、乳がんと同様に、癌細胞ができた場所を離れてリンパ
管に入った場合、最初にたどり着くリンパ節（**センチネルリンパ節**）がわかるので、もし
表皮だけでなく真皮の方までがん細胞がある時は、手術の時にセンチネルリンパ節も
取って（生検）、リンパ節への転移の有無も調べることができます。

✳ **理解のポイント** ✳

● ホクロや高齢者のイボは、皮膚がんと見た目が似ているので注意する。
● メラノーマは悪性で転移も速いので、ABCDE法を使ってスクリーニングしよう。
● メラノーマは紫外線以外の刺激でも生じ、日本人では足底に多い。

日光角化症はがんの前触れ

・お年寄りに多い日光角化症（老人性角化症）

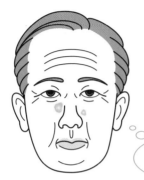

・長年の紫外線刺激で角化細胞が異常に増殖したもの（60歳以上に多い）。
・角化が激しく、盛り上がる（淡紅色、灰白色、褐色など）。
・顔や手の甲に多く、多発することもある。
・かさぶた（痂皮）や落屑もある。
・シミや脂漏性角化症（p185）と似ていて区別のつかないこともある。

変だと思ったら
皮膚科へ行こう！

メラノーマを見つけるABCDE法

A	Asymmetry	形が非対称で不規則
B	Border irregularity	境界が不鮮明であいまい
C	Color variegation	いろいろな色が混ざっている
D	Diameter enlargement	長径が大きく（6mm以上）、拡大する傾向がある
E	Evolution	性状が変化していく

・どこにでもできるが、日本人では足の裏や手足の爪周辺にできることが多い。
・悪性で転移しやすいので早期発見が重要！
・紫外線、傷、やけど、靴ずれなどの摩擦や刺激も原因に…。

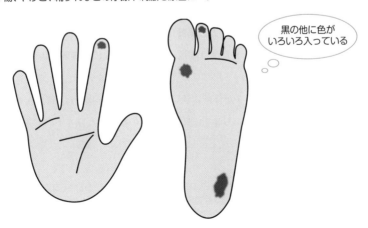

黒の他に色が
いろいろ入っている

6-1. 触るとうつる？　イボの話

皮膚にできるイボはウイルスの感染症です。もちろん、触るとうつる可能性があるので注意が必要です。しかし、名前や見た目はイボでも、感染症ではなく老化によってシミやホクロが変化したものもあります。

イボ（疣贅）は、**ヒトパピローマウイルス**（**HPV**）の感染でできます。HPVは200近い種類があり、それぞれの型により、感染した皮膚や粘膜に特徴的な異常を引き起こします。性行為などで感染し、外陰部や肛門の周りにカリフラワーのようなボコボコを作ったり（尖圭コンジローマ）、子宮頸がんの原因になるのもHPVの一種です。

普通のイボ（尋常性疣贅）は、ある種のHPVが皮膚の小さな傷から侵入し角化細胞に感染して潜伏期間数ヶ月で出てきます。角化細胞のターンオーバー中にHPVは増殖し、イボの表面が剥げ落ちる時に周囲に散ってまたそこで感染します。そのため、たいていは多発します。HPVの型により、モザイク状や糸状、点状などの形、白色や黒色のものなどいろいろなイボができます。例えば、手掌や足裏に多いミルメシアは1型のHPV感染であり、ドーム状に盛り上がって真ん中に小さい噴火口のような凹みがあって、痛みがあり、うおのめにそっくりです（2-3-1）。足底疣贅は足裏のイボで、たこに似ていますが、表面は生きた細胞なので、削ると血が出て区別がつきます。

扁平疣贅は、若い女性の頬や顔面、手の甲などによくでき、淡紅色で薄く盛り上がった数mmのイボです。自覚はあまりなく、隣にどんどん感染して線状に並びます。

イボは、液体窒素やレーザーなど外科的な処置でも治療しますが、感染症なので免疫がうまくはたらけば自然治癒します。ハトムギの種から抽出するヨクイニンの内服も効果があるようですが、自然治癒と同じくらいの時間がかかります。

お年寄りの顔などにできる**老人性疣贅**は、実はイボではなく、ホクロやシミが長年紫外線などの刺激を受けてできた良性腫瘍（1-1-2）で、正式には**脂漏性角化症**といいます。感染症ではないのでうつらず、自然に消えることはありません。これ自体に害はないのですが、これやスキンタッグが体幹に急にたくさんできた場合は、胃がんなど体内に悪性腫瘍ができていることがあります。皮膚は内臓の状態を反映するのですね。

✳ **理解のポイント** ✳

- イボはヒトパピローマウイルス（HPV）の感染症で、触るとうつる可能性がある。
- イボはHPVの型により様々な形態をとり、たこやうおのめと似たものもある。
- 老人性疣贅はホクロやシミが紫外線で変化した良性腫瘍で、イボではない。

普通のイボにもいろいろある

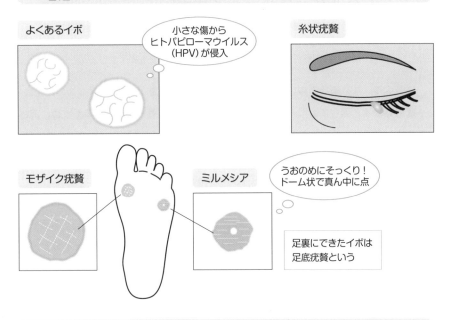

よくあるイボ

小さな傷から
ヒトパピローマウイルス
（HPV）が侵入

糸状疣贅

モザイク疣贅

ミルメシア

うおのめにそっくり！
ドーム状で真ん中に点

足裏にできたイボは
足底疣贅という

若い人に多い扁平疣贅

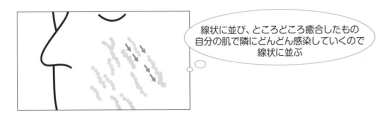

線状に並び、ところどころ癒合したもの
自分の肌で隣にどんどん感染していくので
線状に並ぶ

老人性疣贅（脂漏性角化症）

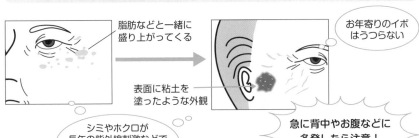

脂肪などと一緒に
盛り上がってくる

お年寄りのイボ
はうつらない

表面に粘土を
塗ったような外観

シミやホクロが
長年の紫外線刺激などで
盛り上がってできる
良性腫瘍

急に背中やお腹などに
多発したら注意！
……胃がん？

6-2. ヘルペスはうつる？

水疱が唇にできる単純ヘルペスや、顔・体にできる帯状疱疹は全然珍しくありません。触ってうつる危険はあるのでしょうか？　そして、水疱が出ている人へのアドバイスや自分がなった場合の対処法を考えましょう。

口唇ヘルペスや帯状疱疹は**ヘルペスウイルス**の感染症です。このウイルスの特徴は、一度感染すると治ってもウイルスが体内に潜伏し、体が弱って免疫が落ちた時に再び活性化して現れることです（**回帰感染**）。潜伏場所は感覚神経の細胞体が集まる場所（神経節）で、その神経に沿って出てくるため、痛みも出ます。加齢、紫外線、過労、ストレス、女性は生理周期などが引き金となって回帰感染が起こります。

帯状疱疹を起こすのは**水痘・帯状疱疹ウイルス**で、**初感染**は必ず水ぼうそう（水痘）として出ます。帯状疱疹は回帰感染で、その人の体内にいたウイルスが現れたものであり、外からの感染ではありません。子供の頃に水ぼうそうをやっている人は免疫があるので、触っても大丈夫、うつりません。しかし、そうでない人は他人の帯状疱疹に触るとうつって水ぼうそうを発症するかもしれません。大人の水ぼうそうは重症化しやすいので注意が必要です。帯状疱疹は水ぼうそうのように空気感染はしませんが（1-10-3）、かさぶたになるまでは水疱内のウイルスに感染力があります。

口唇ヘルペスを起こすのは**1型単純ヘルペスウイルス**です。ありふれたウイルスで、他人の単純疱疹に触れてうつり、初感染は口内炎または症状が出ないことも多く、成人までに半数くらいの人が知らずにかかっています。なので、水疱ができても、初感染か回帰感染かははっきりしません。一応、今まで一度も症状が出ていない人は、他人の疱疹には触れないようにしましょう。1型は陰部にも感染しますが、潜伏場所は顔面の感覚を担う三叉神経の神経節であるため、回帰感染では顔面にしか出ません。初感染も回帰感染も性器に出るのは2型の単純ヘルペスで、性感染症でもあります。

抗ウイルス薬はできるだけ早く使う必要があるので（1-10-1）、痛みの伴う水疱を見つけたらすぐ受診しましょう。治りが遅いと神経痛が長引くかもしれません。回帰感染を起こすのは体が弱っているということなので、休養が大切です。

✳ 理解のポイント ✳

- ● ヘルペスウイルスは治っても感覚神経に潜み、体が弱ると回帰感染を起こす。
- ● 帯状疱疹は回帰感染で、水痘をやっている健康な人にはうつらない。
- ● 口唇ヘルペスはすでに感染していることも多いが、触らないように。

単純疱疹と帯状疱疹のウイルスの特徴

初感染

目や粘膜や皮膚の微小な傷から侵入。症状が消えてもウイルスは残り、神経節（感覚神経の細胞体があるところ）に潜む

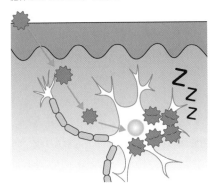

回帰感染

体が弱って免疫が落ちると、体内のウイルスが再び活性化して増殖し、感覚神経に沿って遠征して皮膚に水疱を作る。痛い

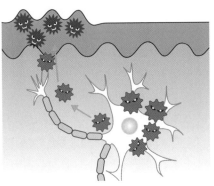

帯状疱疹*

三叉神経

片側の顔面

肋間神経

片側の背中〜側胸部〜お腹へ

坐骨神経

片側のお尻から大腿の後面にかけて

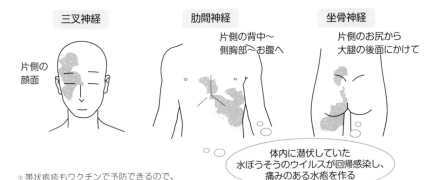

体内に潜伏していた水ぼうそうのウイルスが回帰感染し、痛みのある水疱を作る

＊帯状疱疹もワクチンで予防できるので、心配な高齢者は接種を受けておこう

口唇ヘルペス（1型単純ヘルペスウイルスの感染）

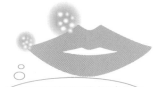

水疱ができて唇がピリピリ痛い。こすって顔面の他の部位にうつることもある

回帰感染は、ストレス、過労、紫外線の刺激などで体が弱ると起きる体を休めて免疫を回復しよう

6-3. 水虫やダニにも気をつけよう

水虫や疥癬、うつりたくありませんよね。触らなければいいのですが、湿疹に見えるものもありますし、そもそもフットケアなどで触らないわけにいかない場合もあります。触ってうつる皮膚の感染症を防ぐ知識を。

水虫は**白癬菌**という真菌が角質に感染したものです (1-10-1)。ケラチン (1-2-2) が水虫の栄養であり、感染するとエサの中で暮らすようなものなので、なかなか治りません。手足の指が多いものの、陰部周辺 (いんきんたむし)、体幹や脚 (ぜにたむし)、髭や頭 (しらくも) などにもできます。犬や猫から子供の顔に感染することもあります。爪白癬は爪がぽそっと厚くなり黒や黄色など変な色になります。カサカサ、じゅくじゅく、びらんや潰瘍 (1-2-1) をつくるタイプなどいろいろですが、どれも湿疹など他の皮膚疾患と似ていて、皮膚科のお医者さんも必ず顕微鏡で白癬菌の存在を確認するくらいなので、見ただけでは区別できません。水虫を湿疹と思い込んで自己判断でステロイド薬を塗ると (1-8-5)、免疫が抑制されてもっと菌が増え、さらに炎症が抑えられて特徴が薄れるため、水虫がすごく悪化することも起きています。しかし、触って手に水虫がついたとしても、すぐ皮膚には入れないので、早めに手を洗えば大丈夫ですし、皮膚が健やかで傷がなければそもそも侵入できませんから、セラピストは自分の手のケアを怠らないことが重要です (1-10-3)。

老人ホームや高齢者のいる家でよく問題になる疥癬 (かいせん) は、ヒトヒゼンダニ (疥癬虫) というダニが角質に感染したものです。触れてうつり、約1ヶ月の潜伏期間を経て、お腹や陰部、太もも、脇、手足の指の間など、皮膚の柔らかい部分に赤いプツプツができ、ものすごくかゆく、時に夜眠れないほどで掻き壊したりします。症状がある部位にダニがいるとは限らず、逆になんでもないところにもいるため、診断が難しく、長い間湿疹と思われていることもあります。関係者は手洗いをし、できれば手袋などをして直接の接触を避けます。基本的な対策は普通のダニと同様で、タオルや脱衣カゴなどの共有を避け、衣類や寝具はこまめに洗濯して紫外線に当て、掃除機でホコリに混じるダニも吸い取ります。

✳ 理解のポイント ✳

- 水虫は白癬菌の角質層への感染症で、部位によりいろいろな呼び名がある。
- 水虫を湿疹と勘違いしてステロイド薬を塗ると、ひどく悪化する。
- 疥癬はヒトヒゼンダニの感染で、手洗いや洗濯や紫外線殺菌や掃除が重要。

いろいろな水虫

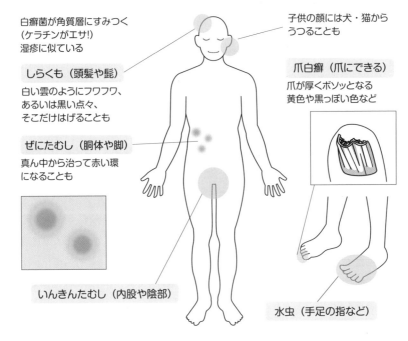

白癬菌が角質層にすみつく
（ケラチンがエサ!）
湿疹に似ている

子供の顔には犬・猫から
うつることも

しらくも（頭髪や髭）

白い雲のようにフワフワ、
あるいは黒い点々、
そこだけはげることも

ぜにたむし（胴体や脚）

真ん中から治って赤い環
になることも

いんきんたむし（内股や陰部）

爪白癬（爪にできる）

爪が厚くボソッとなる
黄色や黒っぽい色など

水虫（手足の指など）

疥癬はダニの感染症

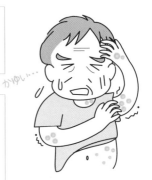

- **ヒトヒゼンダニ（疥癬虫）が角質に感染**

・高齢者に多い➡老人ホーム（介護者も）、院内感染、家族間
・お腹、陰部、大腿や上腕の内側、肘、脇の下、手、足、指の間など
・2～5mmの赤いプツプツ、湿疹のようにも見える
・ものすごくかゆい！　特に夜間

- **対処法**

・手洗いをしっかりする
・肌と肌の直接の接触を避ける
・タオルやバスマット、脱衣かごなどを共有しない
・洗濯物や食器は紫外線や熱に当てる
・こまめな洗濯（洗濯物は他と区別）
・掃除機をかける（ホコリに混じるダニも取る）

かゆい…

疥癬の内服薬「イベルメクチン」は、寄生虫の特効薬でもあり、熱帯の寄生虫による感染症の治
療薬として世界で何億という人を救い、これを開発した大村智先生はノーベル医学・生理学賞
をもらいました。

7. 美容に関わる全身の疾患

7-1. 皮静脈の静脈瘤と皮膚炎の関係

多くの女性が悩む、脚に浮き上がったボコボコの静脈瘤は、静脈弁の障害から始まり悪化していきます。そして皮膚まで炎症を起こすようになります。ふだんからできるだけ脚をよく動かして悪化を防ぎましょう。

通常の**静脈瘤**は静脈弁が壊れることから始まります。下肢の静脈は重力に逆らって心臓へ血液を戻さないといけないので、弁にかかる負担は重く、弁が破綻すると血液が逆流してうっ血し (1-7-5)、さらにその負担で弁が壊れる悪循環となって血管壁が弱り、コブを作り、静脈が蛇行していきます。下肢の皮静脈の静脈瘤は、生まれつき静脈の壁が弱い、運動不足、立ち仕事が多い、肥満、妊娠や出産、加齢で血管が弱る、といったことが原因となって、中高年の女性に多くできます。足をよく動かして静脈を押す筋ポンプを使う、弾性ストッキングをはくなどで予防して悪化を防ぎます。静脈瘤ができた皮静脈はもろく、周辺の皮膚も弱っているので、強いマッサージで出血したり皮膚を傷つける心配がありますが、優しいマッサージなら血流を良くしてむしろ悪化を防げます。血栓ができると静脈炎を起こして痛い場合もありますが、皮静脈の血栓が遠くへ移動して詰まる心配はありません。

下肢の静脈瘤が原因でできる湿疹もあります。くるぶしの上のあたりがむくんで赤くなり、そのうちプツプツやかさぶたができて部分的に黒褐色になり、慢性化すると少しの刺激で水の出る湿疹になります。これは、皮静脈のうっ滞が原因なので、**うっ滞性皮膚炎**といい、静脈瘤の治療も必要です。ガサガサと黒っぽくなるのは、うっ血で真皮上層の毛細血管が出血し、鉄のくっついたタンパク質などが沈着するためです。悪化して潰瘍ができていたら絶対に触ってはいけません。刺激に弱くなっているので、ちょっとした刺激で接触性皮膚炎も起こします (2-2-2)。

皮膚炎や静脈炎がなければ、皮静脈の静脈瘤や血栓は美容の観点から問題があるとしても健康上の心配はありません。一方、外からは見えない深部静脈の場合は深刻です (2-7-2)。下肢の深部静脈にできた血栓が原因で皮静脈がうっ滞し、二次的に皮静脈に静脈瘤ができる場合もあるので、それらの区別をする必要があります。

✴ 理解のポイント ✴

- 通常の静脈瘤は、静脈弁の障害が原因でできる。
- 下肢の皮静脈の静脈瘤は、運動や弾性ストッキングをはくことで悪化を防ぐ。
- うっ滞性皮膚炎は、下肢の静脈瘤によるうっ滞が原因でできる湿疹。

美容に関わる
全身の疾患

皮静脈の静脈瘤

- 静脈の流れが悪いと、弁に負担➡弁が壊れる➡逆流➡よけいに悪化し蛇行やこぶができる

> 誘因：生まれつき静脈壁が弱い　30代以上の女性　立ち仕事、妊娠、出産、肥満

- 弾性ストッキング、硬化療法や手術で治療。

- 静脈が弱く、破れて出血しやすい。皮膚も弱くなるので施術の際は注意したい。
  でも、弱いマッサージなどでむしろ予防できる。

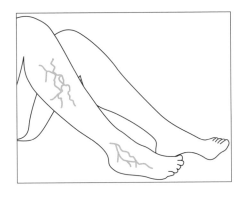

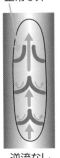
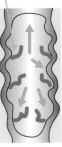

正常な弁　　弁が破綻

逆流なし　　逆流

うっ滞性皮膚炎

- 下腿の下1/3（特にくるぶしの上）にできやすい。

- 下肢静脈瘤で皮静脈がうっ滞することによる。下肢の静脈瘤の予防が大切。

- 潰瘍がある場合は絶対に触らないこと！

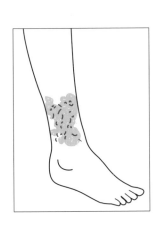

真皮上層の毛細血管が出血し、
鉄つきのタンパク質などが沈着して
皮膚が黒褐色になる

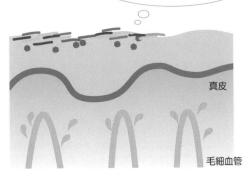

真皮

毛細血管

7-2. 触ってはいけない病的なむくみ

むくみをマッサージで解消してあげたいと思うかもしれませんが、中には触ったりマッサージしてはいけない、いやそれ以前に病院だ、というむくみもあります。また、お年寄りの足のむくみにもちょっと気をつけて。

左右片方の部分的なむくみは、命に関わる場合もあるので基本的に触ってはいけません。下肢の深部静脈に血栓が詰まる**深部静脈血栓症**は、外から見てもわかりませんが、その部位より下がひどくむくみ、場合によっては皮膚が暗紫色になり、足を下げると迂回してきた血液が流れ込んで皮静脈は怒張します。この徴候は危険で、すぐ病院に行かないといけません。マッサージも禁忌です。なぜなら、筋肉が動いたひょうしに血栓が剥がれて流れ、心臓から肺に行き、肺動脈のどこか細い枝に詰まり、肺塞栓を起こして呼吸困難となる可能性があるからです。これが飛行機で長時間のフライトのあとに起きたのがエコノミークラス症候群です。左下肢から心臓へ向かう静脈が腹部で圧迫されてうっ滞しやすく血栓もできやすいため (1-7-7)、深部静脈血栓は左下肢にできやすい傾向があります。むくみの部位が赤く腫れるなど炎症がある場合は**蜂窩織炎**かもしれないので、マッサージで菌を拡げるのを避けなくてはなりません (1-10-6)。リンパの流れが阻害されて起きる**リンパ浮腫**もたいてい片側に起こります。これも悪性腫瘍が原因のこともあるので、なぜリンパ浮腫が起きているかを調べる必要があります。過去のがん手術などリンパ浮腫の原因がわかっている場合は、医学的なリンパドレナージの知識がある人ならマッサージなどでの対応ができます。

左右対称でも、急激なむくみは医療の対応です。顔が急にどんどんむくんでいくような場合は、アレルギーでアナフィラキシーショックを起こした可能性があり (1-10-9)、すぐに救急車です。同様に頭頸部がむくんで、頸静脈が怒張しているような場合も、右心不全 (1-7-5)、腎不全あるいは静脈の大きな疾患の可能性があります。お年寄りの両下肢がずっとむくんでいる場合、心不全までいかなくても加齢で心臓が弱っていることがあります。その場合はマッサージでむくみを解消すると心臓に負担となるので (1-7-6)、寝ずに椅子で短時間、足だけマッサージするなど工夫が必要です。

✴ 理解のポイント ✴

- 片側だけ、局所的なむくみは基本的に触らず受診する。
- 深部静脈血栓症の可能性がある時は、肺血栓塞栓症の予防のためマッサージは禁忌。
- 心臓が弱っている場合は、足のむくみの解消に注意が必要。

局所のむくみと全身のむくみ

局所・片側のむくみ	全身・両側のむくみ
・深部静脈血栓 ・蜂窩織炎 ・リンパ浮腫＊ ・静脈弁の異常 ・うっ滞性皮膚炎 ・悪性腫瘍など　　　局所のむくみは基本的に触れない方がよいものが多い	姿勢による：長時間の立ち仕事(下肢)や寝たきり(背部)など 病気による：心臓(下肢で目立つ)、腎臓(顔で目立つ)、肝臓、肺、血管、甲状腺(粘液水腫＊)、リンパ浮腫＊、低栄養、悪性腫瘍も疑う 薬による：鎮痛剤、降圧剤、ホルモン剤や糖尿病薬など アナフィラキシーショック(頭頸部から急速に拡大)
外科手術や放射線治療によるリンパ浮腫など、原因がはっきりわかっており、対処の方法もある程度確立しているもの以外は触ると危険	急激な発症、急激に悪化するむくみ以外は基本的に触れても大丈夫だが、お年寄りや心臓の弱い人の両下肢のむくみはマッサージで心臓へ戻る血流を良くすると心臓がつらくなるかも

＊圧すと痕がつかないむくみ

肺血栓塞栓症、深部静脈血栓症

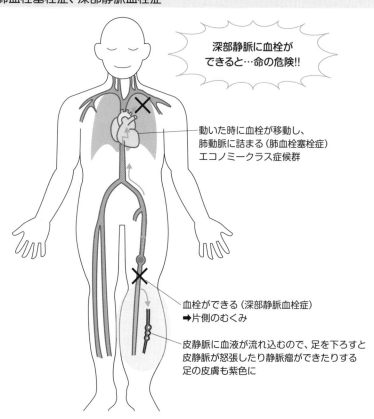

深部静脈に血栓ができると…命の危険!!

動いた時に血栓が移動し、肺動脈に詰まる(肺血栓塞栓症)エコノミークラス症候群

血栓ができる(深部静脈血栓症)
➡片側のむくみ

皮静脈に血液が流れ込むので、足を下ろすと皮静脈が怒張したり静脈瘤ができたりする
足の皮膚も紫色に

7-3. 糖尿病と皮膚疾患との関係

糖尿病は基本的に血管をダメにする病気です。進行すると神経や腎臓や目がやられ、やがて動脈硬化で命にも関わるのに、痛みもないので放置する人もいます。美容にも悪いと聞いたら治療に積極的になれるかな。

糖尿病では、細い血管からダメになり、やがて大血管も傷害されます。下肢の動脈硬化がひどいと血流が阻害された片足が冷え、歩くと痛みが出る閉塞性動脈硬化症も起きます。血流が悪い上に好中球 (1-10-4) が弱り、免疫が落ちて感染しやすく、傷も治りにくくなりますが、神経も傷害されるので皮膚の異常や乾燥や痛みに気づかず悪化します。特に足の血流が悪く、靴ずれやタコ、指の変形 (ハンマートゥ) や陥入爪 (かんにゅうそう) や爪白癬もできやすくなります。傷から感染すると、治癒しない潰瘍や壊疽 (えそ) となり、蜂窩織炎、壊死性筋膜炎など深刻な皮膚病変も起こりえます (1-10-7)。ここまで来たら医療の領域ですが、予防のためのケアはできます。皮膚を毎日観察し、足に合った靴を選び、適切な爪切りをします。熱くない湯温のフットバスも良いでしょう。血流を害する喫煙はやめます。皮膚が弱っているので強い施術は禁忌ですが、傷がないのを確認し、優しく触れて保湿するのは血流も上がり感染予防になります。

他にも、糖尿病では細胞内に有害な代謝産物がいろいろできるために (1-11-2)、皮膚に様々な異常が起きます。小さい水疱がプツプツできたり、皮膚が薄くなり裂けて赤い線条ができたり (2-8-1)、顔に汗管腫がたくさんできたり、下腿が斑状に赤や褐色になったり、手の甲に輪状の盛り上がりができたりします。血管の反応に異常が出て、手足が赤くなったり赤ら顔になったりすることもあります。全体的には、血管の障害は老化を早めるので (1-11-4)、糖尿病では皮膚も早く老けてしまいます。

生活習慣病である**2型糖尿病**の場合は、薬だけでなく食事や運動習慣の改善が重要です。しかし、インスリン抵抗性があると、細胞が糖だけでなくケトン体もうまく使えないため、過激なカロリー制限や糖質制限をすると、遊離脂肪酸の過剰でさらに悪化したり (1-3-5)、ケトアシドーシスで昏睡を起こすこともあるので (1-8-4)、大変危険です。必ず運動療法を含めた上で、適切な食事療法を行いましょう。

✴ 理解のポイント ✴

- 糖尿病では血管が傷害され、代謝の異常で皮膚も含めて老化が早まる。
- 糖尿病では、免疫低下と血流障害、知覚異常で感染しやすく治りにくい。
- 糖尿病で過激な食事制限を行うと、悪化や昏睡を起こす危険がある。

糖尿病では皮膚も荒れる

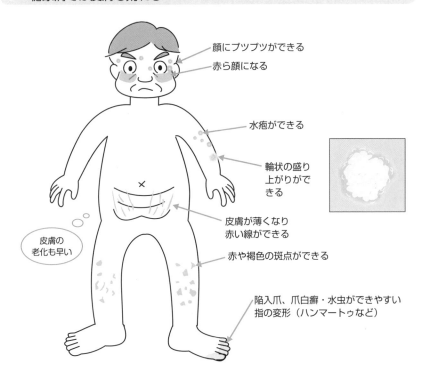

顔にプツプツができる

赤ら顔になる

水疱ができる

輪状の盛り上がりができる

皮膚が薄くなり赤い線ができる

赤や褐色の斑点ができる

陥入爪、爪白癬・水虫ができやすい 指の変形（ハンマートゥなど）

皮膚の老化も早い

糖尿病のフットケア

放っておくと感染して大変なことに…
壊疽（えそ）は壊死した細胞が黒くなったもので、細菌感染していることが多く、敗血症の危険もあるので切断することもある

・血流を良くして清潔にし、かかとなどの皮膚がひび割れないように保湿する。
・爪切りは専門家のアドバイスを受け、深爪をしない。
・毎日観察し、異常があったらすぐ医療者に相談。

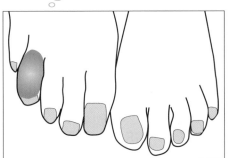

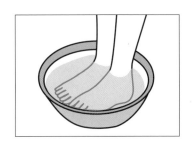

8-1. セルライトとストレッチマーク

太るとできるセルライトは、なぜお腹や顔にはできないのでしょうか？
中の構造がどうなっているか知るとわかります。ストレッチマークのでき
やすい部位やできやすさを決めているのは何？

セルライトは皮下脂肪とコラーゲン線維の関係でできます (1-3-2)。皮下脂肪はコラーゲン線維の帯や隔壁で囲まれ移動を制限されています。太って個々の脂肪細胞が大きくなっても、コラーゲン線維は基本的に伸びないため、垂直なコラーゲン線維の少ない部分の皮膚がところどころ持ち上げられて表面にボコボコをつくります。これがセルライトの正体で、赤いネットに入った冬みかん状態です。ですから、セルライトは、皮下脂肪が厚く、さらに皮下組織内のコラーゲン線維が密な部位にできやすいのです。殿部や大腿部は、大きな筋肉があり筋外膜も立派で皮下組織のファッシアとよくつながり (1-1-6)、太ると大きなセルライトを作ります。コラーゲン線維主体の真皮は、革製品が伸びたら戻らないのと同様に、一度伸びるとそのままなので、セルライトはできはじめに対処して悪化を防ぐことが大切です。内部では血流も悪く、カルシウムなどが結晶化してジャリジャリし、老廃物も滞ることがあります。

顔面が太ってもセルライトができないのは、皮下組織が薄く、内部に表情筋が混じり (1-5-2)、脂肪を縛るコラーゲン線維が少ないからです。特に、頬骨の下にある**頬脂肪体**は、みずみずしい脂肪の塊で、中にコラーゲン線維がほとんどありません。

ストレッチマーク（**皮膚線条**）は、皮膚が急速に、あるいは限度を超えて引き伸ばされたために、真皮のコラーゲン線維が切れて皮膚が萎縮したもので、元に戻りません。頑丈なコラーゲン線維も、線維に垂直な方向の引っ張りには弱くて裂けやすいのです (1-2-8)。こうした皮膚線条は、はじめ赤くてもやがて白や灰色になります。一方、赤い線条は病的です。糖尿病や、長期のステロイド内服などによる糖質コルチコイド (1-8-5) の増加では、糖新生などで表皮と真皮が薄くなりコラーゲンができにくいので、裂けると血管が透けて赤いのです。そう考えると、ストレスや過激なダイエットでも似たようなしくみで皮膚線条ができやすくなるかもしれません。

✳ 理解のポイント ✳

- ● セルライトは、コラーゲン線維の制約がある部位で大きくなった皮下脂肪の塊。
- ● セルライトは、皮下脂肪が厚くコラーゲン線維の密な部位に、太るとできる。
- ● 皮膚線条は真皮が裂け皮膚が萎縮した状態で、赤い時は皮膚が薄い証拠。

セルライト

- 脂肪の塊（セルライト）は、伸びないコラーゲン線維の隔壁の中で大きくなり、伸びた皮膚がボコボコに…皮下脂肪が厚くコラーゲン線維が密なお尻や太ももにできやすい。

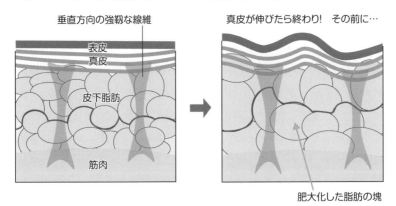

真皮が伸びたら終わり！　その前に…

垂直方向の強靭な線維

表皮
真皮
皮下脂肪
筋肉

肥大化した脂肪の塊

- 頬脂肪体
  内部にコラーゲン線維がほとんどないプルンプルンの脂肪の塊。頬骨の下にあり、赤ちゃんからお婆ちゃんまで、痩せても太っても、大きさが変わらないので、顎の摩擦を和らげるなど何か重要なはたらきがあるのかもしれません。

白と赤のストレッチマーク

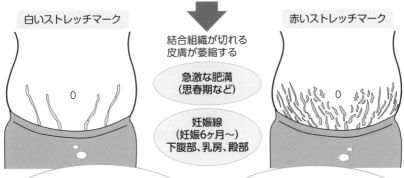

・急速に皮膚が引き伸ばされる
・限度を超えて皮膚が引き伸ばされる

白いストレッチマーク

赤いストレッチマーク

結合組織が切れる
皮膚が萎縮する

急激な肥満
（思春期など）

妊娠線
（妊娠6ヶ月～）
下腹部、乳房、殿部

コラーゲン線維の方向に垂直だと裂けやすい。表皮の細胞は分裂して対応できるので、ゆっくり太ると限度内ならストレッチマークはできないかも？

タンパク質が分解されて皮膚（表皮と真皮）が薄くなってできる。糖尿病や糖質コルチコイドの過剰（ステロイド内服やクッシング症候群）が原因

8-2. そもそも肥満とは？

体重だけでは肥満かどうかわからない面があります。すごく太っているとしても、ついている脂肪が皮下脂肪か内臓脂肪かで健康面での意味も違います。そして、必ずしも肥満が悪とはいえない面もあるのです。

肥満とは「体重に占める脂肪細胞の量が多いこと」なので、体重だけで肥満かどうかはわかりません。たくさん食べたり飲んだり、便秘やむくみでも一時的に数キロ増加することがあります。また、同じ体積なら脂肪より筋肉の方が重いため、筋肉質の人は体重が重めに出ます。運動せず食事制限だけで体重が減っても、筋肉が落ちて脂肪の割合が増えたということも考えられるので、できれば運動もして減量しましょう。重要なのは**体脂肪率**ですが、簡単に正確に測るのは難しいため、BMI（体格指数）と、内臓脂肪に関しては腹回りの長さも指標にします。アキレス腱周囲や脇の近くの上腕の脂肪の厚さなども、ある程度まで体脂肪率を反映します。

日本を含めた世界各国のBMIの研究では、小太りが一番長生きという結果が次々に出ており、特に高齢者ではその傾向が強く、最も死亡率が高いのは痩せすぎです。多少太いのは悪くない、それどころか明らかな肥満でも、運動習慣があり野菜や果物を多く食べ、喫煙せず、飲酒もほどほどの場合、普通の体重でそうした習慣がない人より死亡リスクが低いという研究もあります。健康に関しては、体重より生活習慣が重要です。

女の子は成熟にある程度の体脂肪が必要で（1-9-1）、中年になると基礎代謝が落ちて太りやすくなりますが、高齢ではやがて逆に太れない体になるため、体重は年齢によって考慮すべきです。また、体脂肪は種類によって異なり、健康に悪いのは内臓脂肪です（1-3-5）。閉経前の女性はエストロゲンの作用で内臓脂肪の蓄積が抑えられるため、肥満でも皮下脂肪が多くを占める傾向がありますが、閉経後の女性や、男性は若くても、内臓脂肪がたまります。運動で先に消費するのは内臓脂肪なので（1-3-4）、女性は閉経前にある程度の皮下脂肪をつけておき、閉経後はよく運動するのが一番健康に良いことがわかります。男性は胸や脚が細くても、お腹がぽっこりだと内臓脂肪が多いということなので、これは恐ろしい肥満です。頑張って痩せましょう。

理解のポイント

- 肥満とは体重に占める脂肪の量が多いことで、体脂肪率が重要。
- 筋肉質の人は体重が重めに出る。
- 肥満は、年齢および「多いのは皮下脂肪か内臓脂肪か」で対応を変える。

体脂肪率が高いのが肥満

● **肥満の体脂肪率は男性25%以上、女性30%以上**
正確に測るのは難しいので、体格指数（BMI）＝[体重（kg）]÷[身長（m）の2乗]や腹囲も参考にする。

BMI	18.5未満	18.5〜25	25以上
成人の基準	痩せ	普通	肥満

腹囲 （ヘソの位置）	女性　85cm以上	内臓脂肪型肥満の可能性
	男性　90cm以上	

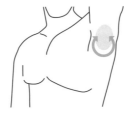

アキレス腱の両側や
脇のすぐ下の厚さが
体脂肪率を反映する

太っていてもいい？

・女子は、思春期にある程度の脂肪をつけないと長期的なホルモン異常になる。
・少し太っている方が体力がある。
・無理に痩せると免疫低下、肌荒れが起きる。
・更年期以降の女性は、皮下脂肪で女性ホルモンを作る。
・60歳を過ぎると太りにくくなり、痩せていく人が多い。
・75歳以上では圧倒的に痩せた人の問題が多い。
・BMI＝24〜26の小太りが一番長生き、18.5未満の痩せすぎが一番死亡率が高い。

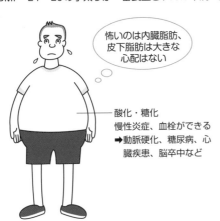

怖いのは内臓脂肪、
皮下脂肪は大きな
心配はない

酸化・糖化
慢性炎症、血栓ができる
➡動脈硬化、糖尿病、心
臓疾患、脳卒中など

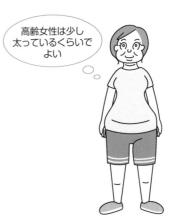

高齢女性は少し
太っているくらいで
よい

8-3. 病気で起こる体重の増減

ダイエットもしていないのになんだか痩せてきてラッキー、などと思ってはいけません。急に体重が変わったときは病気が隠れていることもあります。それに、たとえダイエットだとしても急激な減量は良くありません。

医学的な**体重減少**の定義は、「過去半年〜1年で体重の5％もしくは5kg以上の減少」です。意図的なダイエットをしていないのにそのくらい体重が減ったら、何か病気では？と疑います。微熱が続く、食欲がないなども関わり、感染症やがん、甲状腺機能亢進や、糖尿病などホルモンの病気、胃腸や心臓や肺の病気、下剤の乱用、拒食症やうつ病やアルコール依存症など心の病気も原因になります。時に命にも関わるので、本人が気にしていなくても、周囲は受診を促しましょう。

短期間の体重減少は肝機能障害を起こすことがあります（1-3-4）。これは極端なダイエットでも同様なので、意図的であっても健康のためには体重はゆっくり減らすのがいいでしょう。美容の観点からも、急に体脂肪が減ると皮膚のたるみが大きくなり、皮下脂肪と表情筋が混じる顔（1-5-2）では皮膚の形を保持する力が減って肌がより老けて見えます。ゆっくり痩せれば、皮下脂肪の減少に合わせて表皮の細胞は分裂して形を整え、伸びた真皮は元に戻らなくても線維芽細胞が新たなコラーゲン線維を作って多少は形をアレンジしてくれるので、よりきれいに痩せることができます。

短時間で体脂肪が大量に燃焼することはないので（1-5-5）、運動直後の体重減少は主に脱水です。ミネラルが入った水分を補給しないと健康を害します。脂肪は水分を含まないので（1-3-2）、太った人は元々体の水分の割合が低く要注意です。

逆に急激な**体重増加**も、体内に水分がたまった、つまりむくんだことが考えられます。まずは病的なむくみではないことを確認し（2-7-2）、大丈夫なら、軽く筋肉を動かしたりマッサージしたりして、水分もたっぷり摂って循環を良くし、おしっこもたくさん出し、間質にたまった水分の排出を促しましょう。

いつも通り動き、食べる量も増えていないのに体重が増えた場合は、甲状腺機能低下の可能性も考えます。特に女性には珍しくない疾患です（3-1-1）。

※ 理解のポイント ※

- 意図的なダイエットでない急激な体重減少は、病気も関わるので受診する。
- 急激に痩せると肝臓の障害などで健康を害し、美容にも良くない。
- 運動直後の体重減少は脱水、急激な体重増加はむくみを疑う。

ダイエットもしていないのに痩せたら…

●**医学的に問題になる体重減少とは**
　…過去半年〜1年で体重の5％または5kg以上の減少

- 微熱、食欲ないなど
- 感染症、がん、甲状腺機能亢進、糖尿病、胃腸・心臓・肺の病気
- 下剤の乱用、拒食症、うつ病、アルコール依存症など心の病気

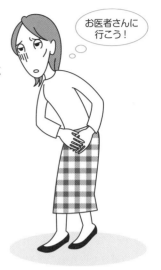

お医者さんに
行こう！

たとえダイエットによる体重減少であっても、短期間に体重が減ると肝機能障害になる可能性がある。さらに、急に体脂肪が減ると…皮膚のたるみが大きくなり、特に顔はより老けて見える

短時間では痩せない：脱水の話

- 短時間で体脂肪が大量に燃焼することはない

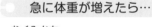

運動直後の
体重減少は主に脱水。
ミネラルが入った水分を
たっぷり補給しよう

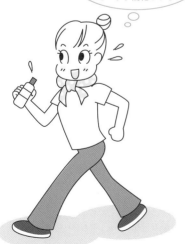

急に体重が増えたら…

- むくみかも
- 心臓や腎臓の病気などの危険なむくみもある
- 甲状腺機能低下では？

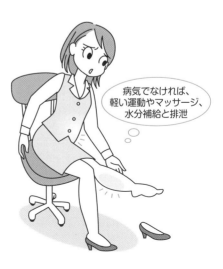

病気でなければ、
軽い運動やマッサージ、
水分補給と排泄

8-4. ダイエットの危険性と栄養

摂取した以上のエネルギーを使えば痩せます。だから、よく運動し筋肉を使うことが健康的で効果もある方法です。しかし、なぜか多くの人は運動せずに食事制限だけを、しかも、時に過激にやって健康を害しています。

糖を摂らないと糖新生で筋肉が分解される上に (1-8-4)、インスリンの低下でタンパク質の合成ができず (1-8-3)、二重に筋肉が減ります。長期的に飢餓状態を続けてケトン体がエネルギーの中心になればそれにブレーキがかかるとしても、減った筋肉を取り戻すのは簡単ではありません。筋肉が減ると代謝が落ち (1-4-4)、結果的に太りやすい体となり、リバウンドの害も受けやすくなります。また、ケトン体の一つであるアセトンは揮発性で、増えると息や汗から発散し、体が二日酔いのおじさんみたいなにおいになります。脳のアストログリアは解糖で神経細胞を助けているため糖が不可欠ですし (1-6-1)、ラットの研究で脳にはケトン体を利用しない神経もある可能性があり、結局、ブドウ糖がないと脳の正常な活動は阻害されます。実際、ひどい低血糖で脳の機能が停止して死に至ることもあります。エネルギー代謝以外の反応も影響を受けます (1-1-1)。

肝臓も脳もエネルギー源が足りない時は自身の大切な**アミノ酸**も使います。エネルギー源や糖新生の材料としてタンパク質やアミノ酸が分解される時にできる**アンモニア**は体にとって毒で、多いと肝臓障害や認知症の原因になると考えられています。

遊離脂肪酸はすぐに燃やされないとそれ自体が毒性のあるケミカルメディエーターとしてはたらき、体をインスリン抵抗性にし、心臓や肝臓や脳をはじめあちこちで組織を壊します (1-3-5)。過剰な糖が減ってその害が減っても脂質の摂取割合が増えれば、動脈硬化や体の酸化・糖化が増え (1-11-2)、美容にも悪い上に、インスリン抵抗性を起こし、結果的に肥満へとつながります。かといって、脂質は細胞膜を作り、女性ホルモンなどのはたらきに欠かせない重要な栄養素なので (1-9-1)、摂らないわけにはいきません。脂質が少なすぎると免疫も落ちます。

結局、すべての栄養素を適切に制限・摂取しながら、摂った分より動いて使うことで痩せないと、健康を害します。食事制限だけの運動しないダイエットは危険!

☀ 理解のポイント ☀

- 糖を摂取しないと、筋肉が壊れリバウンドしやすく痩せにくくなる。
- タンパク質やアミノ酸をエネルギーにすると、毒のあるアンモニアが多くできる。
- 脂肪の摂取割合が増えると、遊離脂肪酸の毒が問題となる。

栄養素が足りない害

タンパク質

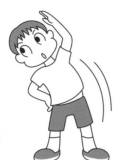

アミノ酸

体を作り、様々な
はたらきをする

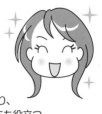

脂質

女性ホルモンを作り、
細胞を支え、免疫にも役立つ

糖

エネルギー源
多すぎると体に毒
だけど糖がないと…

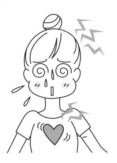

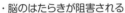

・脳のはたらきが阻害される
・体のタンパク質が壊される
　➡筋肉が落ちて太りやすく痩せにくい体になる
　➡アミノ酸やタンパク質がエネルギー源にされると
　　必ず毒性のあるアンモニアが出る
・体脂肪は燃えにくく遊離脂肪酸が過剰にできる
　➡遊離脂肪酸は燃焼しないとそれ自体が毒

遊離脂肪酸を燃やす

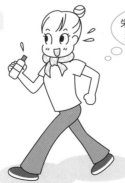

栄養はどれも大切！
運動して痩せよう

8-5. 効果的に肥満を解消するヒント

すごく激しい運動を必死にやると、活性酸素がたくさん出てかえって美容や健康に悪いだけでなく、残念ながらあまり痩せません。それに、実は部分痩せもできないのです。少しでも効率的な良い方法は？

体脂肪を燃やすには、まず中性脂肪から**遊離脂肪酸**を作らないといけませんが、この反応には少し時間がかかるため、急激な運動では脂肪はエネルギー源になりません (1-5-5)。この遊離脂肪酸を作る反応を速くする物質の一つがカフェインです。つまり、運動前のコーヒーやお茶は、脂肪分解で遊離脂肪酸を作りやすくし、脂肪燃焼の効率を上げます。また、脂肪燃焼には酸素が必要なので (1-1-1)、痩せるためには結局、ゆっくり、ある程度長い時間の有酸素運動をすることが大切です。

筋肉は、その周囲の体脂肪を使うわけではなく、血液で流れてきた遊離脂肪酸を筋細胞に取り込んで使うので、残念ながら部分痩せはあまり見込めません。しかし、血流が多い部分の体脂肪から使われるということは、まずは筋肉の中や脂肪肝などにある異所性脂肪や内臓脂肪から減っていきます (1-3-4、1-3-5)。だから運動すると腹回りがまず細くなり、おまけに悪玉脂肪が減るので健康にもなります。そうはいっても、皮下脂肪がメインの顔だけ痩せたい、あるいは皮下脂肪も含めて速くウエスト回りを痩せたい場合のヒントとして、化学反応を進めやすく血流を良くするためにその部位を温めるという手段があります。皮下脂肪は外から温めやすく、柔らかい状態ならより分解されやすくなります。といっても、分解されただけでは減らないので、そのあとに運動するのは必須です (1-3-3)。マッサージも、運動後にやれば疲労回復になり、運動前にやれば血流が上がりダイエット効果を高められます。どちらにするか考えどころですね。体脂肪と同様にたくさんの脂肪酸を含むバターが、冷蔵庫では硬いけれど温めると少し溶けて柔らかくなるのと同じく、体脂肪も温めると微妙に溶けます。腰回りの施術で一時的にウエストが細くなるのは、むくみが解消し、溶けた脂肪が周囲に散っているからですが、脂肪組織は大きな移動はできないので (1-3-2)、燃焼しないとすぐまた元に戻ってしまいます。結局、健康的に脂肪を減らしたかったら運動することです。

✳ 理解のポイント ✳

● 運動前のカフェイン摂取は脂肪分解を速めるので、効率良く脂肪を燃焼させられる。
● 運動前に痩せたい部分を温めると、その部分の体脂肪の消費が上がる。
● 体脂肪が少し溶けても、運動して消費しなければすぐ元に戻る。

脂肪を分解しやすく燃えやすくするには

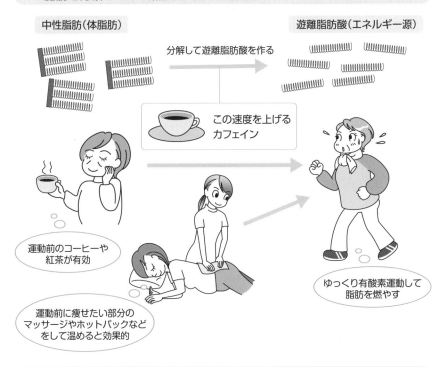

中性脂肪（体脂肪）

遊離脂肪酸（エネルギー源）

分解して遊離脂肪酸を作る

この速度を上げる
カフェイン

運動前のコーヒーや
紅茶が有効

運動前に痩せたい部分の
マッサージやホットパックなど
をして温めると効果的

ゆっくり有酸素運動して
脂肪を燃やす

部分痩せはできないけれど

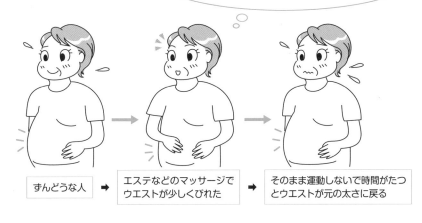

マッサージで一時的に細くなっても、
溶けた脂肪が少しだけ周りに移動しているだけ。結局、運動
して脂肪を燃焼させない限り元通り。しかし、運動すると
内臓脂肪から減るのでお腹回りが痩せやすい

ずんどうな人 → エステなどのマッサージで
ウエストが少しくびれた → そのまま運動しないで時間がたつ
とウエストが元の太さに戻る

8-6. ホルモンから考えるダイエット

食べすぎずによく動けば体重は減っていくはずなのに、なかなか減量できないのは、好きなだけ食べてできれば動きたくない、楽して痩せたいと思うから……。そんな方法はありませんが、代謝を上げるためのヒントを少しだけ。

代謝を上げるホルモンは、甲状腺ホルモン、アドレナリンとノルアドレナリン、糖質コルチコイド、男性ホルモン、成長ホルモンです。甲状腺ホルモンを意図的に増やすことはできませんが (3-1-1)、代謝が夏に低く冬に高い傾向があるのは、寒い時の方が甲状腺ホルモンやアドレナリン、ノルアドレナリンがはたらくからだと考えられています。体を冷やすのは良くないですが、冬に少し寒い思いをして自分で体温を上げるのは痩せやすい面もあります。糖質コルチコイドや女性の男性ホルモン (副腎アンドロゲン) を増やすのは美容にも健康にも悪くお勧めできないものの (1-8-5、1-8-6)、それらが代謝を上げるのは間接的にアドレナリンやノルアドレナリンの作用を強めるからです。交感神経を時々使い、シャキッとすれば、代謝が上がり脂肪も分解 (p97) されます。寒さや交感神経の興奮は褐色脂肪細胞の活動も促します (1-8-12)。

代謝を上げ脂肪を燃やす成長ホルモンは、日中は空腹、運動、ストレスで放出されます (p109)。お腹が空いてもすぐ食べずに20分ほど待てば、成長ホルモンが脂肪を分解するので、そこで少し動いて脂肪を燃やしたあとに食べる、胃腸のために少しだけ食休みしたら (1-7-4) こんどは血糖スパイクを防ぐために少しだけ動く (1-11-2)、それだけでも太りにくくなります。会社員の人はお昼休みに外に出て少し歩きませんか？元々、体はエネルギー源が足りなくなれば自然に空腹を感じ、食べても太らないように食欲も制御するので、お腹が空いていない時に食べるのは肥満のもとです。ながら食いもやめ、食べる時は食べることに集中すれば、脳のストップサインも逃しません。夜遅く、エネルギーをもうそれほど使わない時間に食べると、体は食べたものを貯蓄します。特に脂質は使わないと摂った分だけ体脂肪になると思いましょう (1-4-4)。ぐっすり寝ると成長ホルモンや食欲を抑えるレプチンが増えますが、不眠では逆に食欲が増すグレリンが増えるため、不眠対策も同時に肥満対策にもなります (1-8-9)。

✴ 理解のポイント ✴

- 代謝を上げる甲状腺ホルモンやアドレナリンは、寒さや交感神経の活動で出る。
- 成長ホルモンは、空腹、運動で放出され、脂肪を分解する。
- 睡眠は成長ホルモンの分泌を促し、食欲を抑えるようにホルモンを調整する。

- **夜遅い時間の食事はできるだけ避ける**
  ただし、寝る前に血糖値が下がりすぎるのはダメ（不眠のもと）。
- **エネルギーを使わない時の食事は脂質を少なめに**
  脂質は使わないとすべて体脂肪になってその分太る。
- **お腹が空いていない時は食べない**
  エネルギーが足りている時に食べると太る。
- **お腹が空いてもすぐ食べない**
  できれば少し軽い運動をしてから食べる。
- **ながら食いはしない**
  食事ストップサイン（脳の満腹中枢からの合図）を逃すかも。
- **食休みのあとは少し動く**
  血糖スパイクを防ぐ。
- **ぐっすり眠ろう**
- 成長ホルモンとレプチンを多く、グレリンを少なく。
- **冬は、時には寒さに耐える**
  交感神経がはたらき、アドレナリンとノルアドレナリン、甲状腺ホルモンが増えて代謝upする。
- **常にだらだらするのではなく、時にはシャキッとする**
  時には交感神経に頑張ってもらうと太りにくい。
- **運動して、筋肉をつける**
  成長ホルモンを増やし基礎代謝を上げる。

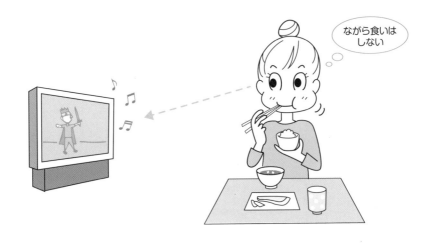

ながら食いは
しない

8-7. 危険なリバウンドのしくみ

体温調節と同様、脳の視床下部には体重を一定範囲に保つはたらきがあるので、ダイエットで体重が減ってもまた元に戻してしまいます。でも、減量前より体重が増えたり、そもそも肥満になるのはなぜ？

　ホメオスタシス、つまり恒常性維持の機能により、体温と同様に (1-8-12)、体重が変動すると設定範囲内に戻るよう脳の**視床下部**が調節し、体重減で基礎代謝が減って食欲が増し、体重増で逆になります。しかし体温と違い、体重は**セットポイント**の幅が4～7kgと広い上に、長期に体重が増えたままだとセットポイントは上昇するのに、逆にめったに下がりません。自然界での動物の体は、基本的に食物のない飢餓に備え体がもつように対応し、過食や体重が増えることをそれほど問題にしないのでしょう。妊娠中にお母さんが低栄養だと、胎児の遺伝子のはたらきが変化し、生まれた子供は通常よりエネルギーを節約する体質となり肥満や糖尿病になりやすいという研究もあります。

　大きく体重を減らすと代謝もその分だけ下がるので、減量前より少ない食事を続けないと体重は維持できず元に戻ってしまいます。筋肉が分解されるような食事制限のダイエットをした場合はもっと代謝が下がり (2-8-4)、さらにリバウンドしやすく痩せにくい体になります。また、厳しく自分を律するダイエットは精神的に中断しやすく、体重減少で食欲も上がるので少しの誘惑でたくさん食べてしまい、リバウンドに拍車をかけます。反動で元の体重以上に増えてしまうことも多く、減量とリバウンドを繰り返すと代謝も筋肉も減り、ますます太りやすく、不健康にもなります。結局、リバウンドを避けるには、精神的に長くもたないようなやり方はせず、急激な減量はあきらめ、脳が受け入れてくれるよう長期的にゆっくり体重を減らしていくことが必要なのです。

　子供の肥満は脂肪細胞の数が増え太りやすくなるため問題ですが (1-3-2)、女性ホルモンには脂肪が必要なのに (1-9-1)、多くの女子は太ってもいないのにダイエットをします。十代で不必要な減量をすると、その後リバウンドで肥満や成人病になる傾向が強いだけでなく、女性機能が低下し、摂食障害となる率も高くなることが知られています。ダイエット自体も本当に必要なのか考えなくてはなりません。

✳ 理解の**ポイント** ✳

● 脳の視床下部は、自動的に体重をセットポイント内に戻すはたらきをする。
● 急激で大きな体重減少は基礎代謝をその分だけ下げるのでリバウンドしやすい。
● ゆっくり時間をかけて痩せていくとリバウンドしにくい。

体重のセットポイント

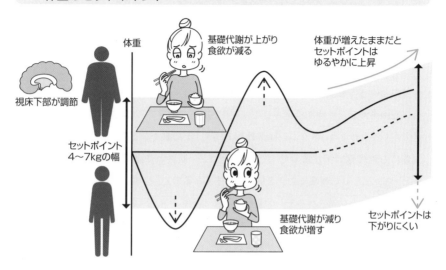

視床下部が調節

体重

基礎代謝が上がり
食欲が減る

体重が増えたままだと
セットポイントは
ゆるやかに上昇

セットポイント
4〜7kgの幅

基礎代謝が減り
食欲が増す

セットポイントは
下がりにくい

リバウンドのしくみ

- ・脳は、急に痩せると基礎代謝を下げて食欲を増す
- ・基礎代謝が下がるので、減量前より少ない食事量を維持しないと戻る。
- ・食欲も増すのに耐えなくてはならない。
- ・厳格なダイエットをすると精神的にもろくなる
- ・少しの誘惑でたくさん食べてしまう。
  - ➡脳が元に戻す反応を起こさないようにするには、ゆっくり痩せる。

本当にダイエットが必要?

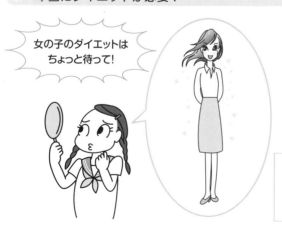

女の子のダイエットは
ちょっと待って!

十代で不必要な減量をすると…
➡その後リバウンドで肥満、成
人病、無月経、摂食障害にな
りやすい

9. どうしたらキレイになれる？ お肌の悩み

9-1. シミや肝斑は薄くなる？

シミや肝斑、お肌のくすみ、誰でも取りたいものです。レーザーなどを使って物理的にメラニン色素を破壊する方法もありますが、化粧品の作用なども知り、もっと身近な、日常でできることも考えてみましょう。

美白といっても、持って生まれた皮膚より白くすることはできません。強制的にメラニン細胞を殺したり機能低下させたりすると白斑ができてしまいます。まずはシミをできにくくしましょう。メラニンは紫外線で増え、また濃くなるので、どんな種類の色素沈着にも紫外線対策が重要です (1-11-3)。また、肌荒れや湿疹などで皮膚に炎症があると、ちょっとした刺激でもシミができやすくなるので、まずは保湿などお肌の健康を整えることから始め、ホルモンの変化によるシミをできにくくするために、ストレスや睡眠不足に対処することも大切です (1-8-6、1-8-8)。

メラニン対策には、メラニンができる過程 (1-2-4) のそれぞれにアプローチする化粧品やサプリメントがあります。まず、角化細胞からメラニン細胞へ紫外線など刺激の情報 (サイトカイン) を送らせないもの、そしてメラニンができないようにチロシナーゼの邪魔をするものがあります。ただし、メラニンの意味を考えると、これは逆に光老化を進めてしまいます。メラニンは酸化で濃くなるので、還元して色を薄くする、そしてターンオーバーを速めて排出を促進する方法もあります。そうした作用のあるハイドロキノンは、ブルーベリーやコーヒーなどに含まれ、食べると体内にそれなりに吸収されることがわかっています。同様にビタミンCも食事で摂れます。お肌のターンオーバーを促進するには、温熱やマッサージなどで皮膚の血流を促進するのも有効です。

肝斑はホルモンの関わりが大きいため (2-5-1)、妊婦さんは出産後しばらく経てば、ピルを服用している人は可能な状況ならやめれば、薄くなります。そして、閉経後、歳をとると性ホルモンが落ち着くため、やはり自然に薄くなります。

お肌のくすみは加齢による脂肪の酸化でできるリポフスチンが主な原因であるため (1-2-5)、一度できたくすみを軽減するのは難しいものの、ビタミンEやCなどの抗酸化物質は予防になります。まずは毎日の食事から見直してみませんか？

✳ 理解のポイント ✳

- 紫外線対策、健康な肌、ストレス軽減と快眠でシミができにくくなる。
- 肝斑は、出産後、ピルの中止、60歳以降に、自然に薄くなる。
- お肌のくすみは、ビタミンCなどの抗酸化食品を食べて予防しよう。

シミができにくくする、できてしまったシミを薄くする方法

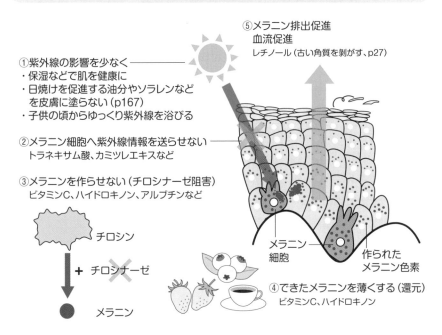

①紫外線の影響を少なく ————
・保湿などで肌を健康に
・日焼けを促進する油分やソラレンなど
　を皮膚に塗らない (p167)
・子供の頃からゆっくり紫外線を浴びる

②メラニン細胞へ紫外線情報を送らせない
　トラネキサム酸、カミツレエキスなど

③メラニンを作らせない (チロシナーゼ阻害)
　ビタミンC、ハイドロキノン、アルブチンなど

チロシン

＋ チロシナーゼ ✕

メラニン

⑤メラニン排出促進
　血流促進
　レチノール (古い角質を剥がす、p27)

メラニン
細胞

作られた
メラニン色素

④できたメラニンを薄くする (還元)
　ビタミンC、ハイドロキノン

シミができやすいのは…

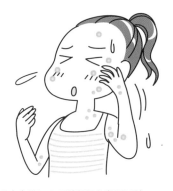

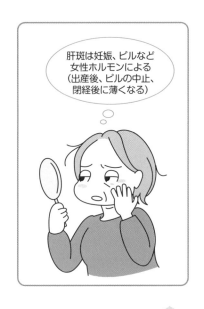

肝斑は妊娠、ピルなど
女性ホルモンによる
(出産後、ピルの中止、
閉経後に薄くなる)

・色白の人 (メラニンで遺伝子を守るため)
・湿疹やアレルギーがある (炎症がメラニン細胞を刺激)
・皮膚が荒れている (刺激されやすい)
・ストレスや睡眠不足 (色素沈着するホルモンが出る)
・歳をとる (メラニンが分解・排出されにくい)

9-2. 目の下のクマや赤ら顔の悩み

顔の皮膚はとても薄いため、真皮の血管の色がそのまま顔色に出ます。血色が良くても赤みが強いと美容上の悩みになります。逆に、目の下のクマの暗い色も気になりますが、その範囲が決まっているのはなぜ？

顔の色は真皮の血管の状態を反映し（1-2-5）、お風呂上がりや運動後のように血管が拡張して血流が良いと赤くなり、逆に寒い時などに血管が収縮、あるいはうっ滞（1-7-5）すると青白くなります。目の下は特に皮膚が薄いため、血流が悪いと暗い色が目立ちます。さらに、血流の悪さはコラーゲン線維も減らしその部位のたるみを増長するので、目の下にタルンと独立したクマができるようになります。ガイコツを見ると目の部分には大きな凹み（眼窩）が見えますが、眼球自体は眼窩より小さく、周囲の隙間は脂肪で埋められています。眼窩の下縁が目の下のクマの下縁、顔の他の部位と違ってその部位には深部に骨の支えがなく、薄い表皮・真皮、眼輪筋と皮下脂肪、眼窩内の隔膜と脂肪組織で支えているのです。上まぶたは独立に動かす筋がありますが、下まぶたを閉じるのは眼輪筋の力です。優しいマッサージや温熱、短時間の冷却の反動などを使って血流を上げるとともに、自分で眼輪筋を動かすこともクマの改善に役立ちます。眼輪筋の走行を考えると、眉毛の内側の下のマッサージも目の下まで影響が出ます（1-5-2）。また、冷え性対策も結果的に役立ちます（3-2-1）。

赤ら顔は、ヘルペスや水虫などの感染症、ステロイドや鎮痛剤などの薬剤、膠原病やアレルギー、肝臓などの病気も関わることがあるので、医療的な問題がないかどうかをまずは確認しましょう。それがなければ、基本的に酒さと同じ対応で、発汗と血管拡張をできるだけ避けるようにします（2-1-5）。また、炎症や痛みがあると、血管を拡げるケミカルメディエーターが放出されるため、痛みがあればそれを和らげる必要もあります。血管拡張は、寒冷刺激やストレスなどで起きた血管収縮の反動として起こることも多くあります。痛みや血管収縮やストレスにはセロトニンが、セロトニンにはエストロゲンも関わるため（1-8-7、1-9-1）、閉経後の女性の場合は顔の紅潮も更年期の問題としても捉えましょう（3-1-6）。

✳ 理解のポイント ✳

● 目の下のクマは、その部分の血流を上げる対処と眼輪筋の訓練が大切。
● 赤ら顔の基本的な対策は酒さと同じで、血管拡張と発汗を避ける。
● 赤ら顔には、感染や疾患や薬の他に、セロトニンやエストロゲンも関わる。

目の下のクマの範囲は？

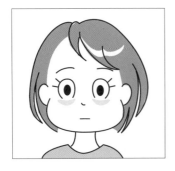

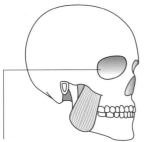

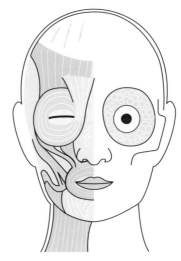

眼窩：
ガイコツの目の凹みが眼窩で、眼球は
眼窩より小さく、周囲は脂肪が埋める

眼窩の中：眼球の周りは結合組織の隔膜に入った
脂肪が埋める。その上の皮膚は薄い

赤ら顔対策

皮膚が刺激に敏感になっているので
・刺激の強い食べ物やアルコールは控える
・過度に紫外線を浴びない
・精神的ストレスを下げる
・ゴシゴシこすって洗わない
・手足以外では、強力な血管の拡張が発汗と一緒に起こる

緊張や辛い食物など、
顔の発汗につながること
も避ける

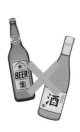

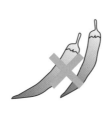

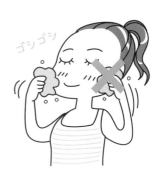

9-3. シワとたるみと保湿のヒント

> シワ予防にただ水を皮膚に塗っても保湿になりません。水分を保持するモイスチャライザーと、さらにそれを皮膚にとどめるエモリエントが大切です。深いシワを予防するコラーゲンは、塗るより食べて作りましょう。

角質層は密で水を通さないので (1-2-2)、外から角質層を通り抜けて肌の深部に物質が浸透することは容易ではありません。しかし、細かいシワは角質層の表層の水分や脂質が減ったためにでき (1-11-1)、乾燥で皮膚表面から水分も蒸発するので (1-8-10)、表面の保湿には大きな効果があります。保湿は、「水分の補給」「油分の補給」「それらをとどめる」の3点、それぞれ、モイスチャライザー、エマルジョン、エモリエントと呼ばれる成分で考えます。水だけではすぐ蒸発してしまうので、**モイスチャライザー**はアミノ酸、グリセリン、ヒアルロン酸など (1-2-8)、水を吸い内部に保持する物質（ヒューメクタント）を含みます。次に、それらが逃げないようラップの役割をするのが**エモリエント**で、ワセリンやオリーブ油など油ならなんでもOKですが、それぞれの肌に合ったものを使いましょう。セラミドは脂質ですが水分も含むので (1-2-3)、モイスチャライザーにもエモリエントにもなります。本来は水と混ざらない油をなじませたい時は、乳液などのように、乳化してミセル (1-4-3) のような状態の脂肪の粒が水分中に散らばった状態の**エマルジョン**を使います。

表皮も含め肌の水分や栄養は、外部からではなくほとんどすべて深部から来る毛細血管から供給されるので、食物や血流は美容にとても重要です。真皮を保持するエラスチンやコラーゲンは、加齢以外に、紫外線 (1-11-3)、糖化・酸化 (1-11-2)、ストレスで出る糖質コルチコイド (1-8-6)、皮膚の過剰な引っ張りで破壊され深いシワを作るので、これらの対策がシワ予防です。コラーゲンは皮膚に塗っても食べても体内に入らないので (1-1-4)、体内で作るための材料を食事で摂りましょう。コラーゲンを合成するのに必要なのは、リシン、プロリン、グリシンなどのアミノ酸、反応に不可欠なビタミンCと鉄です。糖質コルチコイドがたくさん作られると体内でビタミンCも消費されてしまうので、こんなところでもストレスと美容は関わります。

✳ 理解のポイント ✳

- 保湿のためのモイスチャライザーは、水分を保持するヒューメクタントを含む。
- 保湿のためのエモリエントは、油分により内部の水分の蒸発を防ぐ。
- コラーゲン合成には、リシンなどのアミノ酸とビタミンCや鉄が必要。

保湿の基本は水分と蓋

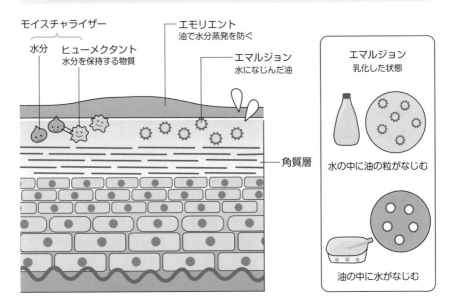

モイスチャライザー

水分　ヒューメクタント
　　　水分を保持する物質

エモリエント
油で水分蒸発を防ぐ

エマルジョン
水になじんだ油

角質層

エマルジョン
乳化した状態

水の中に油の粒がなじむ

油の中に水がなじむ

コラーゲンの材料は…

コラーゲンは肌からも腸からも入らない。体内で作ろう！

・必須アミノ酸のリシン
　リシンを多く含む食物：アジ、サケ、牛挽肉、鳥挽肉、チーズ、卵など
　（コラーゲンに他に必要なプロリンとグリシンは非必須アミノ酸なので体内で合成される）
・ビタミンC…ストレスで減る
・鉄（Fe^{2+}）

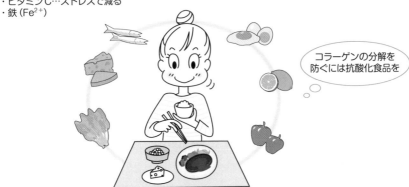

コラーゲンの分解を
防ぐには抗酸化食品を

> ・コラーゲンは吸収されないが…
> 　コラーゲンの分解産物は特殊なアミノ酸なので体内でコラーゲン合成には使えませんが、マウスの実験では、これが線維芽細胞の増殖を促してコラーゲンの産生を増加させる可能性があります。コラーゲンの摂取は全くの無駄ではないのかもしれません。

9-4. 薄毛の悩みとケア

加齢で自然に毛は減りますが、中には病的な脱毛もあります。薬もあります
が、どんな脱毛も日常生活でできるケアがあります。美しい髪の維持には全
身の健康も大切。毛は角化細胞の仲間、表皮と同様にいたわりましょう。

髪は周期的に抜けるので (1-2-6)、1日100本以内の脱毛は気にする必要はありませ
ん。特に秋から冬にかけて抜け毛は増えます。歳とともに毛の成長期が短くなり休止期
の毛が増えるため髪が細く少なくなります。病的な脱毛には、いろいろな薬剤、出産後
やピルの中止などのホルモン変化、甲状腺疾患 (3-1-1) や膠原病など多くの全身疾患も
関わるので、飲んでいる薬や生活や他の症状も常に考慮します。

円形脱毛症は免疫異常で、T細胞 (1-10-5、1-10-9) が自分の毛包を攻撃し、成長期の
毛が急激に退行期になり抜けてしまうものです。原因はストレスなども考えられていま
すがわかっていません。美容上、発症後の精神的ストレスが大きいのも問題です。

成年男性の**はげ**は、男性ホルモンが毛乳頭の細胞に入り、ある種の酵素によって活
性の強いジヒドロテストステロン (DHT) に変化して毛母細胞の活動を抑えることが原
因です。頭頂部や前頭部に起こるのは、そこにだけその酵素があるからです。その酵素
の作用を抑える内服薬がありますが、女性には効果がなく妊婦へも使えません。女性の
場合は血管拡張剤や漢方薬、栄養剤を使います。女性の頭頂部の薄毛には男性のはげ
と同じしくみも関わりますが、若い時はエストロゲンによって守られるので、閉経期か
ら問題となります。全体的に**薄毛**になるのは、加齢以外に、精神的ストレス、頭皮の血
流の悪さ、栄養障害、過激なダイエットも関係します。

薄毛対策の中心は、なんといっても頭皮の血行促進です。毎日のブラッシング、マッ
サージや温熱も役立ちます。さらに全身の健康も重要で、ストレス軽減、栄養、禁煙を
考えます。よく誤解されていますが、脂漏性湿疹の炎症部位を除き (2-2-2)、毛孔の皮
脂が原因で毛が抜けることはありません。皮脂は毛につやを与えるので、洗いすぎで落
としてしまうと毛は弱ります。健やかな毛は空気も入りにくく、頭皮をよく刺激すれば
メラニンも増えるので白髪も減るかもしれません。

✴ **理解のポイント** ✴

　● 病的な脱毛は1日100本以上の場合であり、薬やホルモン変動、疾患も関わる。
　● 成年男性の脱毛や女性の頭頂部の薄毛は、男性ホルモンと特定の酵素が関わる。
　● 脱毛と薄毛のケアは何よりも頭部の血流促進、そして全身の健康を保つ努力。

円形脱毛症

毛がごそっと部分的に抜ける

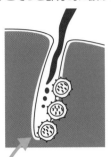

免疫異常により、T細胞（白血球）が
自分の毛包を局所的に攻撃

↑

アトピー性皮膚炎、橋本病など
自己免疫疾患、ストレス？

男性のはげのしくみ

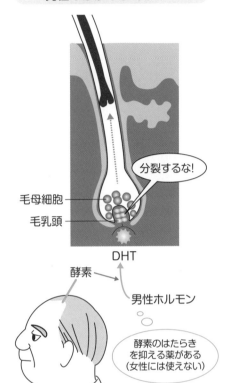

分裂するな！

毛母細胞
毛乳頭

DHT

酵素

男性ホルモン

酵素のはたらき
を抑える薬がある
（女性には使えない）

薄毛のケア

- ストレス軽減
- 睡眠
- 血行促進：マッサージ、ブラッシング、体を冷
  やさない、禁煙
- バランスのとれた食事をする
- 毛髪に良い栄養を摂る
  （タンパク質、カルシウム、ビタミンB）
- 無理なダイエットをしない

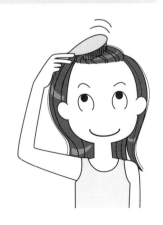

極論は一般にウケるという法則があるので、ダイエット法でも、「○○だけ」とか「△△ゼロ」などが流行っています。しかし、中には、まじめな医学的視点から考えると体に危険なものや、逆のことを勧める方法も存在してどちらが本当かわからないものもあります。それぞれが自分の理論に都合の良い研究結果の一部だけを切り取って出し、まるでその方法にエビデンスがあるかのように解説していますが、よく調べると真逆の結果が出ている研究もあります。研究結果は、よほど科学的な機序が明快なものを除き、一つの論文、ましてやその一部だけではことを断定できません。他の研究者が、条件を変えて追試し、再現性を調べ、多くの研究が重なって初めて、こういうことがいえる、と結論が出るものなのです。特に、集団を対象にする疫学研究では、少しの条件の違いが大きな結果の違いを生むため、そんなに簡単にこうすれば良いと結論づけることはできません。

体は、内部の環境が変化すると自動的に反対方向の反応を起こし、変化が一定範囲内にとどまるようにできています。この恒常性の維持（ホメオスタシス）をみずから崩すのは、出産など特別なことを成し遂げる時だけで、通常は、調整しきれず一定範囲を超えてしまうと体は病的な状態となります。これに通じる概念が、偏らずバランスがとれた状態を指す「中庸」で、東洋医学では中庸からはずれた状態を病気と捉えます。「陽極まれば陰となる」などと言うように、たとえ良いことであっても極端な方向へ向かうと、反対に悪い結果を引き起こします。体が病気ですでに極端な状況下にあり、通常の治療では治らない時に例外的に極端な治療が選択されることはありますが、ふだんの生活で普通の人がやることに関しては、極論にまっとうなものはない、と考える方が無難ではないでしょうか？

第3章

よくある体の悩みや病気に

「アドバイスできる ようになろう」

たくさんの女性がかかる病気、
サポートするには、まずはその病気の理解から。

ちょっとした日常のよくある悩みにも
アドバイスができるよう、よく学びましょう。

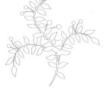

1. 女性に多い疾患
2. ちょっとした不調も悩みは大きい

1-1. 甲状腺の病気と美容

甲状腺ホルモンは全身の代謝を上げて体を元気にし、頭の回転も良くします。でも、多すぎても少なすぎても問題が出ます。甲状腺ホルモンが低下する橋本病と過剰なバセドウ病、美容の観点から問題を見てみましょう。

甲状腺の疾患のうち、甲状腺ホルモンが過剰に作られるのが甲状腺機能亢進症で、代表的なのがバセドウ病、逆に甲状腺ホルモンが低下するのが甲状腺機能低下症で、一番多いのが橋本病（慢性甲状腺炎）です。両方とも自己免疫疾患で、それぞれ違う抗体が自分の甲状腺を攻撃することで発症します。どちらも女性に多い疾患です。

橋本病は中年以降に多く、潜在的な可能性がある人も含めると日本女性の1割にもなるほどよくある疾患です。美容では、全身の代謝が落ちることから、頭髪が薄くなり眉毛の外側が脱毛します。体温が下がることで皮膚の血流も悪く、発汗が減り皮膚が乾燥してカサカサになり、腸の動きが悪く便秘がちになることで肌荒れもします。甲状腺が大きくなり（甲状腺腫）、のどに膨らみを作ります。特徴的なのは、皮下にムコ多糖（1-2-8）が沈着した**粘液水腫**という全身のむくみが起きることです。ムコ多糖は、大量の水を引きつけ保持することから化粧品にも多く含まれるヒアルロン酸、コンドロイチン硫酸などの物質で、皮下にたまると、多くのむくみと違い、指で押しても痕がつかないタイプのむくみを起こします。特に顔やまぶたに出るので容貌が大きく変わり、なんだか急に太った気がするといったことで発見されることもあります。橋本病の症状は、甲状腺ホルモンを投与することで改善します。

バセドウ病で粘液水腫が起きる場合は、全身ではなく下腿前部などにこぶ状に出ます。代謝が亢進するので、異常に汗かきになり、下痢しやすく、脱毛しやすくなります。目の裏のむくみで目が前に出ることもあります。食べてもどんどんエネルギーが使われるため痩せます。痩せ薬として違法に甲状腺ホルモンを含んだものを売っている場合があるようですが、健康な人が使うとバセドウ病のような症状が出て、心臓に負担をかけ、頻脈から心房細動（1-7-5）を起こしたり、心不全となったケースが日本でも報告されています。危険なので、絶対に個人輸入などで使ってはいけません。

✳ 理解のポイント ✳

- 橋本病は甲状腺ホルモンの低下によるもので、薄毛や便秘、粘液水腫が起きる。
- 粘液水腫は皮下にムコ多糖が沈着したむくみで、押しても痕がつかない。
- 甲状腺機能亢進症では汗かきになり、痩せ、頻脈で心臓に負担がかかる。

橋本病と美容

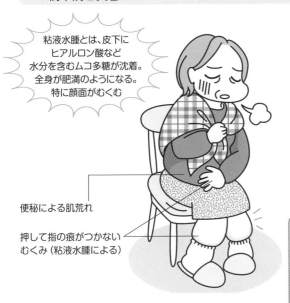

粘液水腫とは、皮下に
ヒアルロン酸など
水分を含むムコ多糖が沈着。
全身が肥満のようになる。
特に顔面がむくむ

便秘による肌荒れ

押して指の痕がつかない
むくみ（粘液水腫による）

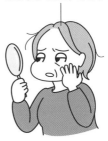

頭の毛が薄くなる
眉の外側も抜ける
お肌が乾燥しカサカサ
のどもむくむと声がかすれる

甲状腺ホルモンが正常値でも、
甲状腺ホルモンを出せと命令
する脳のホルモン（甲状腺刺激
ホルモン：TSH）が高まってい
る場合は、潜在的に甲状腺機能
低下の可能性がある

バセドウ病と美容

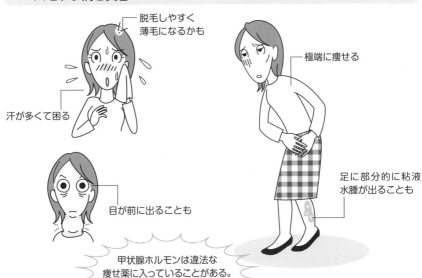

脱毛しやすく
薄毛になるかも

汗が多くて困る

目が前に出ることも

極端に痩せる

足に部分的に粘液
水腫が出ることも

甲状腺ホルモンは違法な
痩せ薬に入っていることがある。
飲むと命の危険もある

1-2. 痛い関節炎とその対処

多くの女性が悩む関節の痛み、理解するポイントはコラーゲン線維とヒアルロン酸など、美容のキーワードと同じです。関節で何が起きているのかを知り、対処法を学びましょう。

可動関節の基本は、関節面が**軟骨**であること、軟骨はムコ多糖とタンパク質が結びつき水分を保持するプロテオグリカンを含むこと (1-2-8)、関節の中は**滑液**が満たし、軟骨は血管ではなくヒアルロン酸などを含む滑液で養われていること、滑液は関節を包む**滑膜**が作っていること、です。関節を構成する骨も軟骨も滑膜も、全部コラーゲン線維が主体の結合組織である、ということも重要な知識です (1-1-5)。

変形性関節症は、加齢が主な原因で、膝や股関節や指先の関節などに炎症が起きて痛みます。最初に関節軟骨のII型コラーゲンや、クッションの役割を担うプロテオグリカンが変性するため、軟骨がすり減り削れます。軟骨は再生せず、滑膜も炎症で厚くなり、周囲の骨が刺激されてコブや棘のように変形していきます。しかし、痛くてもずっと安静にしていてはいけません。治療の基本は運動療法です。強い運動は炎症を悪化させますが、座ったまま動かす、散歩、プールやお風呂など水中で動く、太極拳や盆踊りなど、ゆるやかな運動はすべて痛みを軽減し、1ヶ月続ければ効果が出るといわれています。ラットの実験では、炎症を起こすサイトカイン (1-10-9) が運動で減り、低下したコラーゲン線維の合成が回復することがわかっています。ただし、あまりにも変形が進んでしまった場合、近年は手術法もリスクや変形の状態に応じていくつも種類があり、手術で治すというのも選択肢になってきました。また、コラーゲンやヒアルロン酸は食べても無駄ですが、単糖の仲間のグルコサミンは吸収され (1-4-2)、炎症を抑えて、軟骨成分の分解を抑え合成を促進する作用が認められているので、サプリメントを摂る場合は参考にしてください。

関節リウマチも関節に炎症が起きる疾患ですが、これは自己免疫で滑膜が攻撃されることから始まり、関節全体、時に全身にも症状が出ます。こちらは、痛みが強い時は無理せず休みます。リラックスし、ストレスを軽減することが助けになります。

☀ 理解のポイント ☀

- 変形性関節症はコラーゲンなどの変性から始まり、炎症が起きる。
- 変形性関節症は、軽い運動を続けることによって炎症が減り痛みが軽くなる。
- 関節リウマチの場合は、痛みなど症状がつらい時は休息が必要。

変形性関節症のポイント

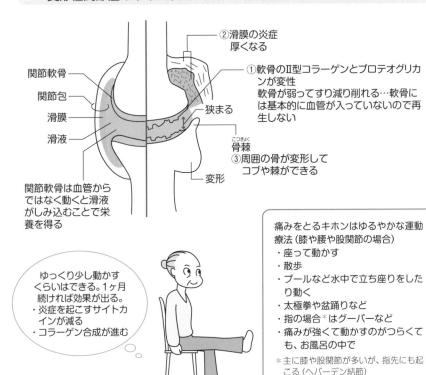

②滑膜の炎症
厚くなる

①軟骨のⅡ型コラーゲンとプロテオグリカンが変性
軟骨が弱ってすり減り削れる…軟骨には基本的に血管が入っていないので再生しない

関節軟骨

関節包

滑膜

滑液

狭まる

骨棘（こつきょく）
③周囲の骨が変形してコブや棘ができる

変形

関節軟骨は血管からではなく動くと滑液がしみ込むことで栄養を得る

ゆっくり少し動かすくらいはできる。1ヶ月続ければ効果が出る。
・炎症を起こすサイトカインが減る
・コラーゲン合成が進む

痛みをとるキホンはゆるやかな運動療法（膝や腰や股関節の場合）
・座って動かす
・散歩
・プールなど水中で立ち座りをしたり動く
・太極拳や盆踊りなど
・指の場合＊はグーパーなど
・痛みが強くて動かすのがつらくても、お風呂の中で

＊主に膝や股関節が多いが、指先にも起こる（ヘバーデン結節）

関節リウマチは自己免疫疾患

自分の関節を白血球が攻撃
滑膜が炎症を起こし骨が変形する

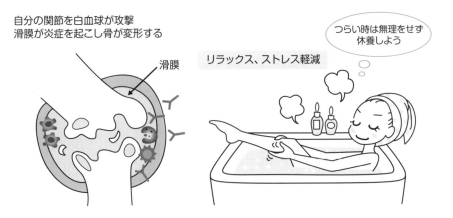

滑膜

リラックス、ストレス軽減

つらい時は無理をせず休養しよう

1-3. いろいろな腰痛とその対処

女性に腰痛が多いのは、男性に比べて骨が弱い、筋肉が弱い、そして更年期の痛みの問題も絡みます。安静にするかそれとも動いて治すかは腰痛の種類で違います。予防も含めて対処しましょう。

　腰痛の中にはがんなど深刻な病気で起こるものもあり、原因によって対処法も違うので、まずは診断が必要です。急に骨や関節に問題が起きた腰痛は、悪化を防ぐためにしばらく安静にする必要があります。特に高齢女性の場合、知らずに**圧迫骨折**していることがあります。予防はやはり骨と周囲の筋肉をふだんから鍛えることです。骨が弱る骨粗しょう症は、骨の主体であるコラーゲン線維とカルシウムが減って起きるので、運動とコラーゲンを作る栄養 (2-9-3) と十分なカルシウム摂取が重要です。体では、骨より体液の状態の方が優先され、血中に少しでもカルシウムが足りないとどんどん骨は溶かされますから、たくさんカルシウムを摂りましょう (1-8-11)。ただし、カルシウムの吸収を増やすビタミンDは脂溶性で (1-4-5)、薬などで摂りすぎると毒性があるため、できるだけ食事で摂るか、日光に当たって自分の皮膚で作りましょう。椎間板は軟骨 (1-1-5) で、背骨の関節を動かすことで滑液がしみ込み栄養を得るため (前項)、ふだんから体幹を動かすことが椎間板ヘルニアの予防にもなります。

　内臓疾患でない原因不明の急性腰痛では、筋膜 (1-1-6) がわずかに破れているようです。元々、骨や筋には痛みを感じる神経はなく、骨膜や筋膜の感覚神経が痛みを伝えるので、膜が少し裂けただけで痛みは強いのです。筋膜はコラーゲンなどの線維が、布の繊維と同様に筋肉の収縮方向に合わせて並んでいます。筋膜が修復される時に動けば元通りに線維が向きますが、動かないと適当な方向の線維ができ、そこがひきつれ新たな傷の原因ともなります。運動によって関節の炎症も減り適切な方向の線維を再生するので、この場合は痛くても動いた方が早くうまく治ります。慢性の肩こりや腰痛にも筋膜の癒着が関わることがわかってきたので、運動とファッシアの理解も治癒に役立ちます。炎症が強くなければ温熱で血流を良くすると痛みが軽くなります。閉経後の女性の慢性腰痛はセロトニンとの関わりも考慮し対応しましょう (3-1-6)。

✳ 理解のポイント ✳

- 骨や関節が原因の腰痛は、初期に安静が必要。
- 筋膜が原因と思われる腰痛は、動いた方が早く治る。
- 治りにくい原因不明の慢性腰痛は、筋膜の癒着やホルモン変動も考慮する。

安静が必要な腰痛

・内臓の病気を疑う場合

- ・どんどん悪化
- ・夜間など安静時も痛い
- ・発熱や体重減少がある
- ・突然発症（ぎっくり腰の他に、大動脈や腎臓の疾患もある）

必ずお医者さんに
みてもらおう

最初は安静が必要な急性の腰痛
…様子を見てからリハビリに入る

腰椎圧迫骨折   腰椎の関節の異常   椎間板ヘルニア

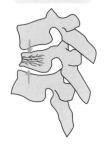 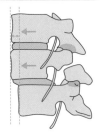 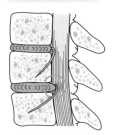

分離症やすべり症

原因不明のぎっくり腰の多くは筋膜の破れ

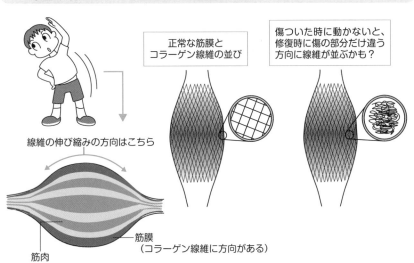

正常な筋膜と
コラーゲン線維の並び

傷ついた時に動かないと、
修復時に傷の部分だけ違う
方向に線維が並ぶかも？

線維の伸び縮みの方向はこちら

筋膜
（コラーゲン線維に方向がある）

筋肉

1-4. 生理不順や生理痛のしくみ

本来、月経は25〜38日の周期で来て3〜7日続くのですが、周期や出血量や期間がおかしい、痛みが強いといった場合は調べないといけません。でも、必ずしも病気が原因ではなく、生理痛は年齢も考慮する必要があります。

月経異常は、子宮や卵巣の疾患だけでなく、女性ホルモンを制御する脳の視床下部や下垂体、その他の内臓の病気も原因となり、出血量や周期を狂わせます。例えば、排卵がない、黄体がはたらかないなどでは月経が頻発します。本来の月経は妊娠しなかった時にプロゲステロンが低下することで起きるのですが、排卵せずプロゲステロンが出ないために子宮内膜がどんどん厚くなり耐えきれなくなって壁が落ちても出血するのです。排卵後に出るプロゲステロンは体温を上げるので (1-8-12)、基礎体温をつけて、体温が上昇するかどうか、つまり、排卵が起きたかどうかを調べてみましょう。プロラクチン (1-9-3) が増える疾患や、病気でなくても精神的ストレスや急な体重減少で体脂肪が減ると、月経が遅れたり止まったりします (1-9-1)。

生理痛など**月経困難症**で、若い女性が最初の1、2日だけつらいという場合は、子宮頸管がまだ細いため子宮が収縮すると痛みが出やすいことも関わります。月経が始まると、子宮内膜は**プロスタグランジン** (PG) という子宮の平滑筋を収縮させるケミカルメディエーター (1-8-1) を放出して、月経血を外に押し出します。PGが過剰だと、子宮が過度に収縮して子宮の血流が落ち、腹痛が出ます。PGは痛みを増強し炎症に関わる物質でもあるので、血液に入れば全身に作用し、頭痛や吐き気や疲労感なども起こします。このPGの量にはプロゲステロンが関わるので、排卵のない月経の場合は痛みが出ません。温めて血流を良くし、PGの生成を抑える抗炎症薬や排卵を抑える経口避妊薬、平滑筋をゆるめる抗コリン薬などで治療します。一方、30代以降や、生理前から生理中ずっと続く鈍痛を訴える場合は、子宮内膜症や子宮筋腫など何かの疾患が原因なので、その治療をする必要があります (次項)。世界各国に比べて日本では、生理痛で婦人科に行かない女性が多いようですが、仮に疾患がなくても、本来、痛みは我慢するものではありません。もっと気軽に婦人科のお医者さんに相談しましょう。

✴ 理解のポイント ✴

- 精神的ストレスや急な体重の減少で、月経周期が延びたり止まったりする。
- 月経が頻回に来る時は、排卵の有無を調べるため、基礎体温で体温上昇を確認する。
- 30代以上の女性のずっと続く生理痛は、疾患が原因のことが多い。

排卵のない月経もある

排卵がある場合　排卵後妊娠しないと、プロゲステロンが急激に低下して内膜が落ちる

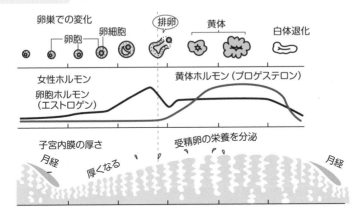

排卵がない場合　エストロゲンで厚くなりすぎた内膜が破綻して落ちる（月経が頻発）

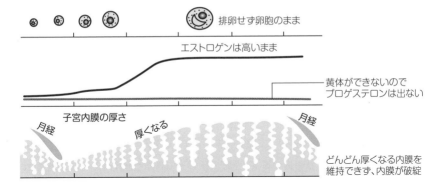

2種類の月経困難症

年齢	若い女性に多い	30代以降に多い
痛みの特徴	・最初の1、2日がつらい ・排卵のない月経では起きない	・生理前から生理期間中ずっと続く痛み ・排卵のない月経でも起きる
原因となる疾患	原因疾患がない（機能性）	何かの疾患が原因（器質性）
原因	子宮内膜が作るPGが多い➡子宮の過度な収縮	子宮内膜症などの疾患が原因
症状	腹痛、頭痛、吐き気、疲労感など全身の症状	腰痛、腹痛、性交痛、排便痛、不妊など
経過	年齢が上がる、出産すると軽くなる	どんどん悪化する
治療	抗炎症薬、経口避妊薬、抗コリン薬、漢方、温熱	原因疾患の治療が必要

1-5. 生理痛を起こす子宮や卵巣の疾患

月経痛を起こす疾患はいくつもありますが、代表的な子宮内膜症と子宮筋腫について学びましょう。卵巣チョコレート嚢胞と子宮腺筋症は子宮内膜症の仲間です。近年、これらの疾患になる女性は増えています。

子宮内膜症は、子宮内膜の組織がなぜか本来の位置とは違う部位に生じたことが原因で起きます。それらの細胞はどこにあっても女性ホルモンの受容体を持っているので、月経ごとに反応して出血しますが、子宮の内側の出血と違い外に排出できないのでその場に血がたまり、血液凝固（1-7-1）と炎症が起きて周囲の組織と癒着し、月経ごとに悪化し、月経痛、排便痛、性交痛、腰痛が起きたり、不妊の原因にもなります。どうして違う部位に子宮内膜が行くのかはわかっていませんが、生きた細胞の入った月経血が逆流することも一因で、卵管から腹腔へ入ったり（1-9-2）、卵巣などの臓器に入ったりします。子宮内膜はエストロゲンによって増殖するので、初経が早まり妊娠回数が少ないなど女性がエストロゲンにさらされる期間が多くなった近年は増加しています。せめて逆流防止のために月経時にお腹や体を冷やさないなどの努力をしましょう。子宮内膜症が卵巣に起き、たまった血で卵巣が大きくなり、チョコレート状になったのが**卵巣チョコレート嚢胞**です。同様に、出産や中絶など何かが契機となって子宮内膜が子宮の平滑筋にもぐりこみ、子宮の筋層の中で月経ごとに出血し炎症を起こすのが**子宮腺筋症**です。

子宮筋腫は子宮の平滑筋にできる良性腫瘍です（1-1-2）。30～40代の女性には珍しくなく、たいていは1個ではなく多発します。がんになるのは本当にまれで、できる部位や大きさによって症状も違います。子宮内膜の下にあると月経時の出血が多く生理痛も強く、不妊の原因にもなります。子宮の筋層内や子宮の外側（腹膜の下）にできると、部位によっては周囲の膀胱や尿管、直腸、腰の神経などを圧迫し、月経ごとに頻尿や便秘、腰痛を起こすこともあります。子宮筋腫はエストロゲンに依存して大きくなり、閉経後は小さくなるので、閉経まで待てる症状なら様子を見ますが、つらい場合は妊娠を希望するかどうかを考慮しながら手術も考えます。

✴ **理解のポイント** ✴

- 子宮内膜症は、子宮内膜の組織が本来とは違う部位に生じたために起こる。
- 卵巣チョコレート嚢胞は卵巣、子宮腺筋症は子宮筋に子宮内膜の組織がある。
- 子宮筋腫は子宮の良性腫瘍であり、できる部位によって症状が違う。

子宮内膜症と子宮腺筋症

子宮内膜症 エストロゲンで増殖した子宮内膜の組織が、腹膜内の違う部位に行き炎症を起こす
月経ごとにそこで出血し、悪化する➡炎症、血がたまる、癒着、痛み、不妊など

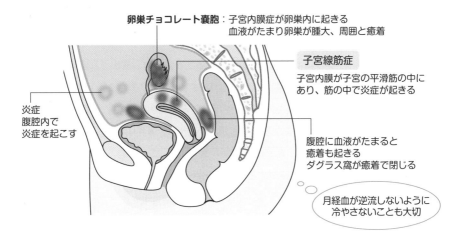

卵巣チョコレート嚢胞：子宮内膜症が卵巣内に起きる
血液がたまり卵巣が腫大、周囲と癒着

子宮腺筋症

子宮内膜が子宮の平滑筋の中に
あり、筋の中で炎症が起きる

炎症
腹腔内で
炎症を起こす

腹腔に血液がたまると
癒着も起きる
ダグラス窩が癒着で閉じる

月経血が逆流しないように
冷やさないことも大切

子宮筋腫はできる部位によって違う

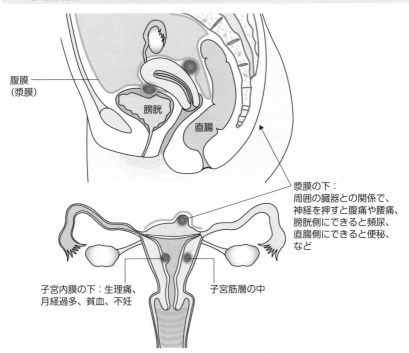

腹膜
（漿膜）

膀胱

直腸

漿膜の下：
周囲の臓器との関係で、
神経を押すと腹痛や腰痛、
膀胱側にできると頻尿、
直腸側にできると便秘、
など

子宮内膜の下：生理痛、
月経過多、貧血、不妊

子宮筋層の中

1-6. 更年期のトラブルに向き合う

エストロゲンは全身のいろいろな細胞に作用するので、生理前に減って月経前症候群と呼ばれる多くの問題を起こしますが、それでもそれなりの量は出ています。閉経後はそれが劇的に減るため、より深刻な問題です。

　更年期になると、エストロゲンが低下する一方、ホルモンを一定範囲に保とうとする**負のフィードバック**がはたらき、脳の視床下部と下垂体から放出され女性ホルモンの分泌を促すホルモンは逆に増加します。そのため、エストロゲンの低下にこういった脳のホルモンの上昇による作用も加わり、更年期障害の症状は複雑で、のぼせや動悸など自律神経の変調、うつや不安など心の問題、食欲不振、肩こりなど多彩です。しかもこれらは変化しやすいので、**不定愁訴**と呼ばれます。個人差が大きく、この年代の女性が抱える家庭や社会の問題も絡んで症状を悪化させるため、単にホルモンを補充しても改善しないことがよくあります。ゆっくり話を聞いて支えるなど全人的な対応が重要です。また、エストロゲンは鎮痛作用のあるセロトニンに関わるので（1-9-1）、閉経後の女性が悩まされる慢性の腰痛や更年期障害に対し、セロトニンを増やすというアプローチも効果があるかもしれません（1-8-7）。

　男性に更年期障害が出にくいのは、男性ホルモンがゆっくり少しずつ減るからで、急激に女性ホルモンが減る女性は、その変化に体がついていけない面もあります。エストロゲンが少ない状態に体が慣れると、女性の更年期は終わります。しかし、骨がもろくなったり動脈硬化が進みやすくなったりするエストロゲン低下の害は老年期までずっと続くため、一生の付き合いです。膣の萎縮により膣炎が起きやすく、コラーゲンが減少するので内臓を支える結合組織も弱くなり、子宮が下がったり骨盤底筋群（1-9-2）が弱って失禁しやすくなったりすることにも対処しなくてはなりません。骨盤周辺の筋トレは重要です。閉経後のエストロゲンが皮下脂肪で作られることを考えると（1-9-1）、閉経後の女性がやや太ることには意味があるのでしょう。閉経後のダイエットは必ずしも良いことではありません。エストロゲンを脂肪組織で作る反応は運動により促進されるため、閉経後は小太りと運動が健康と美容の秘訣です。

✳ 理解のポイント ✳

- 更年期ではエストロゲンが低下し、脳からの性腺刺激ホルモンは増加する。
- 更年期の不定愁訴には、ホルモン以外の要因も大きく関わる。
- 閉経後は、十分な皮下脂肪と運動でエストロゲンを多少増やせる。

エストロゲンと更年期

エストロゲンの生殖器以外への作用	更年期以降にエストロゲン低下で起きること
骨吸収 (骨を溶かす) 抑制	骨粗しょう症
血管の拡張と収縮の調整	顔のほてり、急な発汗、頭痛など
コレステロール: HDL 増加、LDL 低下	高脂血症、動脈硬化、肥満
皮膚と粘膜のヒアルロン酸と水分含有量の増加	皮膚や膣の萎縮、肌荒れ、膣炎
コラーゲン破壊減少	皮膚のたるみ、子宮が下がるなど 骨盤底筋群の弱りによる失禁
体脂肪の抑制	肥満
精神や神経活動の調整	イライラ、ドキドキ、不眠、不安など

- 更年期以降は小太り＋運動が良い
  エストロゲンは皮下脂肪で作られ、運動でその合成が促進される

男性に更年期障害が少ないのは？

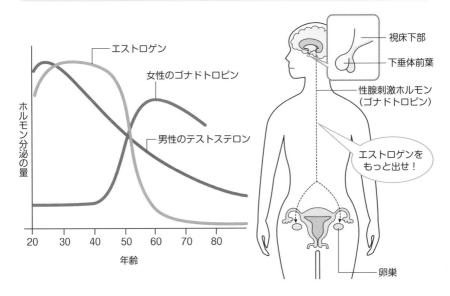

- 女性は閉経で卵巣から出るエストロゲンが低下し、逆に脳から卵巣への命令ホルモン (ゴナドトロピン) は増える。この変化は比較的急激なので、体が慣れるまでに時間がかかる。
- 男性の精巣から出る男性ホルモン (テストステロン) の低下はゆっくりで、70歳を越えてもある程度の量がある。

1-7. 女性のがんの基礎知識

子宮のがんでも、子宮頸がんと子宮体がんは原因もリスクも全然違うがんなので分けて考えないといけません。子宮体がんと卵巣がんと乳がんは、みんなエストロゲンで増えるがんという観点からリスクを考えます。

子宮頸がんは子宮頸部の入り口にできます（1-9-2）。ある種のヒトパピローマウイルス（HPV）の感染がきっかけで（2-6-1）、子宮内膜の細胞が膣の細胞のように変化し、やがて元の細胞と全く違うがん細胞になるものです。基本的に膣のすぐ奥の部位なので、性交時の出血はがんを疑います。HPVは8割以上の女性が生涯に一度は感染するといわれるほどありふれたウイルスで、誰であれ性交で感染する危険があります。感染した時に免疫でウイルスを抑えられないと、がんになってしまうのです。子宮頸がんを起こすHPVのいくつかの型にはワクチンが開発されています。

子宮体がんは子宮体部にできるがんで、エストロゲンで増殖するため、初経が早く閉経が遅く、妊娠経験がない、エストロゲン薬を長く使う、排卵がなくプロゲステロンとのバランスが悪い、肥満などで（1-9-1）、体がエストロゲンにさらされる機会が多いほどリスクがあり、中高年に多く発生します。不正出血で発見されるので、高齢の人も閉経したと思ったらまた来た、などと思わず必ず受診しましょう。

乳がんは乳腺（1-9-3）にできるがんで、女性のがんでは一番多く、年々増加しています。基本的にがんの中では進行が遅く生存率も高いのですが、浸潤してリンパ管や血管へ入りやすいため（1-1-3）、乳房だけでなく全身にがん細胞が散らばっている可能性も考え、センチネルリンパ節（2-5-2）も調べます。自分で触って発見できるので、早期発見のために自己検診をしましょう。

卵巣がんは、悪化するまで腹痛やホルモン異常などの症状が出ず、発見が遅れがちです。排卵ごとに卵巣が受ける刺激、卵巣チョコレート嚢胞（3-1-5）などが誘因となるようですが、乳がんと卵巣がんには同じ遺伝的な要素も関わるので、血縁者にどちらかのがん患者がいる場合は注意が必要です。乳がんや卵巣がんもエストロゲンで増えるので、リスクの要因は子宮体がんと同じです。

✴ 理解のポイント ✴

- 子宮頸がんは、ヒトパピローマウイルスの感染で発症する。
- 子宮体がん、卵巣がん、乳がんはエストロゲンで増殖する。
- 乳がんは、自分で観察し触れることで発見することができる。

子宮頸がん（子宮頸がんはウイルス感染で起きる）

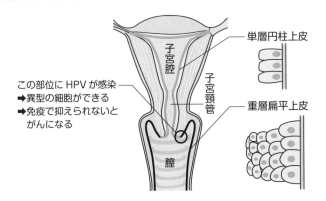

単層円柱上皮

子宮腔

この部位に HPV が感染
➡ 異型の細胞ができる
➡ 免疫で抑えられないと
　がんになる

子宮頸管

重層扁平上皮

膣

リスクはエストロゲン

子宮体がん、乳がん、
卵巣がん：エストロゲンに
さらされる機会が多いほど
危険！

・初経が早い
・閉経が遅い
・妊娠経験がない
・エストロゲン薬を長く使う
・排卵がなくプロゲステロンとのバランスが悪い
・肥満により体内のエストロゲンが多い
・乳がんと卵巣がんには同じ遺伝子が関わることも…血縁者にいる？

自分で乳がんを見つける

・丁寧に触ろう：上外側に多い、若い人は月経後の乳房の張りが減った時に発見しやすい
・しこりがある：しこりに触れた時に周囲の皮膚を引き寄せると、癌なら「えくぼ」のように凹む。
・皮膚に凹みがある：癌細胞は周囲の結合組織に浸潤し固定され、皮膚が引っ張られて乳頭や皮膚
　が凹む。
・皮膚が赤い（炎症がある）。
・乳頭から血が出る（乳管内の癌）。

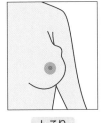

しこり

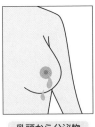

乳頭から分泌物

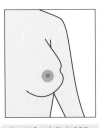

えくぼのような凹み

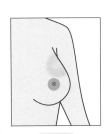

赤み

2. ちょっとした不調も悩みは大きい

2-1. 冷え性と自律神経とホルモン

体温が低くないのに手足がすぐ冷たくなる冷え性は、皮膚の温度がすぐ下がることが問題なので、自律神経を鍛えて交感神経の緊張をときましょう。体温が低い場合の冷えは、やはりふだんから運動するのが一番です。

体温とは体の深部の温度で、常に一定範囲に収まるように、脳の視床下部が産熱または放熱を促して調整しています（1-8-12）。一方、手足やお尻が冷たくなりやすい冷え性は**皮膚温**の問題なので、外の環境で簡単に左右されない体温とは別に考えます。

体温が低くないのに手足が冷えるのは、血流が悪いか、皮膚血管がなぜか収縮しやすい、つまり交感神経や内皮細胞（1-8-2）、AVA（1-2-8）の問題です。リラックスを心がけ、手足をお湯と冷水に交互にひたす、呼吸法を学ぶなど自律神経の訓練をするのも役立ちます。発汗時や運動時以外は交感神経の興奮で皮膚血管は収縮します。交感神経は吸息、副交感神経は呼息で交互に活性化するので、緊張で皮膚血管が収縮する場合は少し長く息を吐きましょう。寒さや緊張がきっかけで急に手足の指が紫色になり、やがて赤くなって戻る**レイノー現象**は、膠原病※で出る症状ですが、疾患がない人にも起きます。寒冷刺激を避けるために、手袋をし、動脈が皮膚のすぐ下にある首を温め、夏は冷房の風に気をつけ、内皮細胞を傷つけ血管を収縮させる喫煙はやめ、ストレスを和らげます。太った人のお尻が冷たいのは、深部の体温が表面まで伝わらず冷えたためで、これはとにかく外から温める以外にありません（1-2-9）。

体温が低くて冷える人は、運動を続け筋肉量を上げて平熱を少しでも上げることが重要です（1-5-5）。さらに、体温を上げるホルモンのうち、アドレナリンは運動すれば意図的に増やせるので、運動は何倍も効果があります。赤ちゃんが寒い時に交感神経の刺激で細胞内の脂肪を燃焼し熱を生み出す**褐色脂肪細胞**は（1-8-12）、大人にはほとんどありませんが、赤ちゃんで褐色脂肪細胞が集合している部位は元々寒い時に温めると体全体を温める効果が高い部位のはずなので、カイロなどを肩甲骨の間などに置くのは効率的に体を温め健康に良い効果をもたらすかもしれません。

※膠原病：血管壁などコラーゲン線維を含む結合組織が変性する自己免疫疾患。関節リウマチ、強皮症、全身性エリテマトーデスなど

✳ **理解のポイント** ✳

- 冷え性は皮膚温が低いことなので、一定範囲に保たれる体温とは分けて考える。
- 体温が低くないのに手足が冷えるのは、自律神経に問題があるため。
- 体温が低い場合は、筋肉をつけて平熱を上げると良い。

レイノー現象

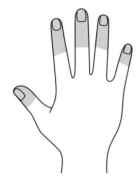

・寒さや精神的ストレス、緊張など
　➡急に両方の手足の指が紫色
　➡しばらくして赤くなって戻る

・膠原病などの病気が原因となる（レイノー症候群）
・疾患がなく、原因不明の場合も多い（レイノー病）
　…自律神経の問題がある

・予防

寒冷刺激を避ける（手袋など暖かい服装、首を温める、夏は冷房に注意）、禁煙、ストレス軽減など

自律神経を鍛えて冷え性予防

交感神経　　　　　副交感神経

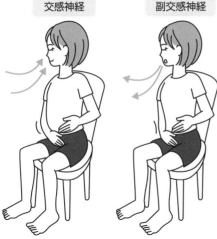

基本は呼吸法。
息を長く大きく吐く時は
交感神経がお休みして
心拍数が下がる

その他
・温熱刺激を繰り返して自律神経を鍛える
　冷たい➡交感神経興奮で血管収縮
　暖かい➡交感神経休んで血管拡張
　（お湯と水に交互に手をひたすなど、湯船
　で水の入った洗面器を使うと便利）
・規則正しい生活をする

褐色脂肪細胞 * のある部位を温めよう

大人には褐色脂肪細胞が
ほとんどないけれど、
ここを温めると、
体温を上げる効果が高い

ポカポカ

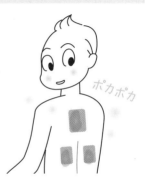

＊赤ちゃんが寒い時に自分で熱を作って温める部位

2-2. 体がつるのはなぜ？

筋肉がつるのは、体液のミネラルバランスが崩れるからです。筋の収縮には
カルシウム以外にも多くのミネラルが関わることを理解すれば、十分な水
分と栄養を摂り、冷やさず血流を良くすることの大切さがわかります。

　ふくらはぎのこむら返りなど、勝手に筋肉が動いてけいれんすることを**テタニー**とい
います。一部の運動神経が暴走し、一つの筋の中で不均質な収縮が起こるので、痛みも
強く出ます (1-6-3)。原因は体内のミネラルバランスの崩れです。細胞は静止状態で中
にカリウム (K^+)、外にナトリウム (Na^+) が多く、そのバランスを変えることで神経も
筋肉も興奮します。神経の伝達にはカルシウム (Ca^{2+}) が必要で、運動神経からアセチ
ルコリンが出るのも、それで筋肉が収縮するのにも Ca^{2+} を使います (1-5-3)。細胞内で
マグネシウム (Mg^{2+}) は Ca^{2+} とバランスをとり (1-8-11)、筋収縮のエネルギー源とな
る ATP がエネルギーを出して減ると無機リン酸 (Pi) や Mg^{2+} が増えます。こういったミ
ネラルの体液中の濃度には、腎臓が血液から尿を作る時の塩素 (Cl^-) の移動も関わり
ます。また、体液が酸性またはアルカリ性に傾いてもミネラルは変動します。例えば、
激しく息を吐く過呼吸で体がつるのは、体内の CO_2 が減ることで体液がアルカリ性に
傾き、Ca^{2+} が反応に使えなくなるからです (呼吸性アルカローシス)。

　ミネラルバランスが崩れる誘因としては、熱中症、下痢や嘔吐、甲状腺や糖尿病など
ホルモンの病気や薬の副作用などもありますが、日常では主に脱水と冷えと疲労です。
明け方に足がつりやすいのは、体温低下と夜の水分不足、動きが減ることによる血流の
悪化が原因です。また、偏食や低栄養によるミネラル不足もいけません (1-4-5)。

　つまり、栄養と水分を十分に補給し、冷やさず、就寝中の保温、適度な運動および筋
肉の疲労回復を図ることが予防になります。通常、筋や腱には筋肉が縮んだ、あるいは
伸びたことを知らせる感覚神経があり、これらが運動神経に直接連絡して筋が過剰に
伸び縮みしないよう制御しています (1-6-3)。ストレッチも十分に行い、ミネラルバラ
ンスが悪くなってサボっているこれらの神経を目覚めさせましょう。応急処置でのスト
レッチは筋をあまり壊さないようにゆっくりやります (1-5-4)。

✳ **理解のポイント** ✳

● 筋肉の収縮には、カルシウムなど様々なミネラルが相互に関わる。
● 体がつるテタニーの原因は、ミネラルバランスが崩れること。
● ミネラルを含む栄養・水分補給、保温、疲労回復とストレッチがテタニーを防ぐ。

テタニーが痛いわけ

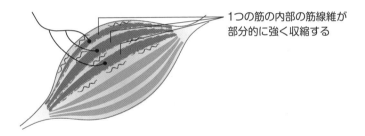

1つの筋の内部の筋線維が
部分的に強く収縮する

テタニーの原因はミネラルバランスの崩れ

・ 原因

- ・脱水、下痢、嘔吐、熱中症、冷え、疲労、血流の悪さ、ストレス
- ・ホルモンの病気：副甲状腺ホルモン、甲状腺疾患、副腎皮質疾患、糖尿病
- ・過換気症候群：ハァハァいってCO_2↓➡体液が病的にアルカリ性に傾くとCaが反応に使えない
- ・薬の副作用：利尿薬、抗菌薬
- ・摂取不足（偏食や低栄養）

・ ミネラルとそれを多く含む飲食物

- ・Mg ：ワカメ、ヒジキなどの海藻、ナッツ類に多い
- ・Ca ：牛乳やチーズなど乳製品、豆腐など大豆製品、ししゃもやしらすなど骨ごと食べられ
  る魚（吸収にはビタミンDも摂る：キノコ、マグロなど）、硬水のミネラルウォーター
  はCaとMgが多い
- ・K ：生野菜、バナナやキウイなどの果物、イモ類

ストレッチも効果的

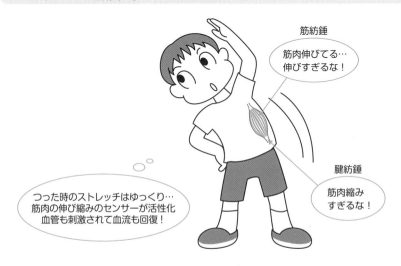

筋紡錘

筋肉伸びてる…
伸びすぎるな！

腱紡錘

筋肉縮み
すぎるな！

つった時のストレッチはゆっくり…
筋肉の伸び縮みのセンサーが活性化
血管も刺激されて血流も回復！

2-3. まぶたがピクピクする

たいていの目のピクピクはしばらくすると自然に治りますが、気になるので早く治したいものです。優しいケアがお勧めです。ただし、目の病気が原因の場合や、脳の疾患で似たような症状が起こる場合もあります。

まぶたは「眼瞼」、ミオキミアは筋肉が勝手にさざ波みたいに動くこと、片側のまぶたがピクピクするのはたいてい**眼瞼ミオキミア**で、ピクピクするのはまぶたの周囲の眼輪筋です (1-5-2)。ドライアイ、逆さまつげ、角膜の炎症、結膜炎、虹彩炎や白内障など目の疾患による刺激が原因となる場合があるので、長引く場合はきちんと眼科にかかりましょう。しかし、たいていの眼瞼ミオキミアは、目の疲れ、睡眠不足、精神的ストレス、飲酒などが引き金になって起こるとされ、一時的なもので自然に治り、特に治療も必要としません。でも、繰り返したり、頻繁に起こるようだと、気分も滅入るのでしっかりケアしましょう。目を使った時はきちんと目を休めて目の周囲を温める、精神的ストレスを減らしてリラックスし、しっかり眠れるようにすれば治りは早いはずです。ドライアイはパソコンやスマホの見すぎでまばたきが減ることでも起きますから、できるだけディスプレイから目を離しましょう。飲酒のあとやコーヒーやお茶をたくさん飲んだあとによく起こるようなら、少しの間アルコールやカフェインを控えてみましょう。また、筋肉および筋肉を動かす神経はミネラルの変動にも影響を受けやすいので、食事などでミネラルバランスも整えます（前項）。

眼瞼ミオキミアはたいてい自然に治るとはいえ、目のピクピクが心配ないとは思わないでください。症状は似ていますが、**眼瞼けいれん**はまた別の疾患です。眼瞼けいれんは、脳の中で何か異常が起き、片側もしくは両側の目の周囲の**顔面神経**が異常に興奮して、眼輪筋だけでなく周囲の表情筋も収縮し、時に頬や口元までけいれんが及ぶというものです。目にもまぶしさなどの不快感があり、収縮が強くて目を開けることが難しくなります。薬剤の副作用で起きることもありますが、たいていは原因不明です。主な治療法は、神経筋接合部でアセチルコリンの放出を抑える (1-5-3) ためにボツリヌス菌の毒素を注射するというものです。筋の異常な収縮を3ヶ月くらいは抑えられます。

✴ 理解のポイント ✴

- ● 目の疾患がないなら、目がピクピクする眼瞼ミオキミアは自然治癒する。
- ● 眼瞼ミオキミアは、目と体を休息させ、ストレスを減らすと治りやすい。
- ● 眼瞼けいれんは脳に原因がある顔面神経の興奮であり、ボツリヌス毒素で治療する。

眼瞼ミオキミア

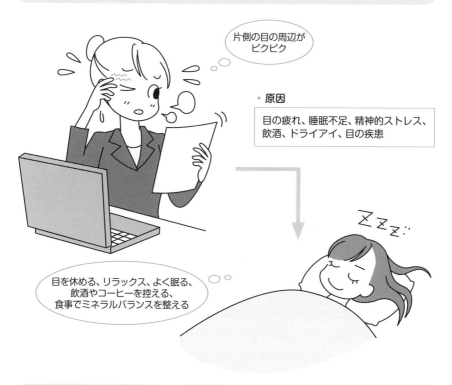

片側の目の周辺が
ピクピク

・原因

目の疲れ、睡眠不足、精神的ストレス、
飲酒、ドライアイ、目の疾患

目を休める、リラックス、よく眠る、
飲酒やコーヒーを控える、
食事でミネラルバランスを整える

眼瞼けいれん

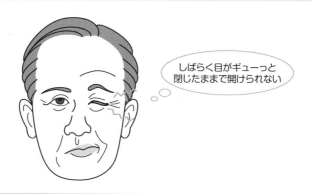

しばらく目がギューっと
閉じたままで開けられない

・顔面けいれん
・目の周囲だけでなく顔全体に起こる場合が「顔面けいれん」
・脳内で、顔面神経が血管などで圧迫されたりすると起こるが、たいていは原因不明
・主な治療法としては、ボツリヌス菌の毒素を筋肉に注射して筋の収縮を抑える（数ヶ月間の効果）

2-4. 胃痛、便秘・下痢など胃腸の不調

原因がはっきり見えないのに調子がおかしいという病態を機能性疾患といいます。潰瘍や腫瘍などがないのに胃が痛い、むかつく、下痢や便秘などが続く、といった機能性の胃腸の病気で、薬以外にできることは？

腹痛の時、もしお腹が板のように硬かったらすぐ受診してください。腹膜炎が起きると、痛みに反応して腹筋が強く収縮するからです（筋性防御）。軽くても長く続く腹痛も調べないといけません。しかし、明らかな病変が見つからない胃腸の不調もあり、胃や十二指腸の場合は**機能性ディスペプシア**、それより下の腸の場合は**過敏性腸症候群**といいます。精神的ストレスが主な原因ですが、何か悪い病気では？　という心配自体がストレスなので、きちんと診断してもらいましょう。痛くても、頭痛や生理痛によく使われるNSAIDsという種類の鎮痛薬はたいてい胃の粘膜を荒らすので使えません。胃腸の痛みには、胃腸薬の他に、副交感神経の作用を妨げて胃腸の動きを減らす抗コリン薬も使われますが、便秘の副作用があります。もちろん、病原体による下痢の可能性がある時は、痛くても菌などを早く排出するために腸の動きを止めてはいけません。

　機能性の胃腸の不調には、ストレス軽減が一番ですが、温熱も役立ちます。温めると、動きすぎで痛い胃腸は休み、動かず便秘になる腸は逆に動いてくれます。お腹を冷やすと、体が防御のために皮下脂肪を増やすので、腹巻きなどをしてふだんからお腹を温めるとウエストも太りにくくて美容にも良いです。また、痛い時はその部位に触れると少し痛みが和らぎます（1-6-2）。胃は触ると膨らみで確認できます。胃は腹膜に包まれたまま移動し（1-3-4）、時々、本来あるみぞおちの部位より下にあるので、便秘などで腸のマッサージをする時には胃を圧さないよう注意しましょう。便秘では、うつぶせ寝（1-7-7）も血流改善と腸の軽い圧迫に役立ちます。便秘の際は生活習慣を考え、限られた大蠕動の時にリラックスし排便できる環境を整えます（1-4-6）。女性の生理前の便秘は水分を十分に摂ると改善します（1-9-1）。下痢しやすい人が注意すべきマグネシウムを含む硬水、ビタミンC、果糖や食物繊維など消化しにくい炭水化物はすべて腸を刺激するので、逆に便秘の人は薬を使う前に試してみましょう。

理解のポイント

- 腹痛時にお腹が板のように硬ければ、危険な腹膜炎の可能性がある。
- 疾患が見つからないのに胃の不調が出るのが、機能性ディスペプシア。
- 機能性の胃腸の不調には、ストレス除去、温熱、タッチングが効く。

お腹が硬かったら病院へ（筋性防御）

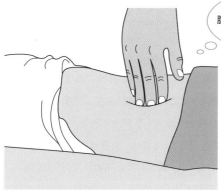

腹部の病気などで腹膜炎が起きると、腹筋が強く収縮してお腹全体が板のように硬くなる。腹膜炎では筋性防御の他に反跳痛＊も起きる

＊反跳痛（ブルンベルグ徴候）：ゆっくりお腹を圧して急に離すと痛みがさらに強くなる

機能性の胃腸疾患

機能性ディスペプシア（胃や十二指腸）	過敏性腸症候群（小腸や大腸）
胃がもたれる、痛い、ムカムカする NSAIDs（非ステロイド性抗炎症薬）は胃粘膜を荒らすので注意しよう！	下痢・便秘しやすい 腸の動きを促進するセロトニンを制御する薬があるが、セロトニンはエストロゲンに関わるため女性に使う場合は慎重に

潰瘍や炎症や腫瘍などの疾患がないのに…
ストレスが主な原因。
温めてリラックス

胃の位置に気をつけよう

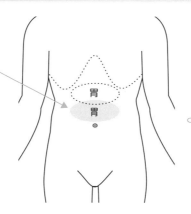

本来はみぞおちあたりにある臓器だが、下に下がっていることが多い

胃
胃

便秘のマッサージをする時などに、胃を圧さないように注意しよう

2-5. かゆい、痛い、お尻や陰部の悩み

お尻の穴がかゆいなんて恥ずかしくて人に言えない…と思っているかもしれませんが、実は局所のかゆみは肛門がダントツでトップ、悩んでいる人は多いのです。原因やよくあるイボ痔についても学びましょう。

かゆみは痛みに似た刺激で同じ神経が伝えますが、精神的にもつらいものです (1-6-2)。限局性の皮膚掻痒症 (2-2-5) は肛門が最も多く、特に若い男性に目立ちます。その他に陰嚢や、女性の場合は外陰部によく出ます。これらの原因は主に下痢や便秘、痔、便の刺激です。便秘では肛門にかかる圧や軽い炎症が、下痢ではわずかにしみ出た腸液が刺激するので、まずはお腹の調子を整えましょう。また、排便後にゴシゴシ拭くことや、皮膚に残った便も刺激となります。もちろん、菌の感染も関わり、尿道炎、カンジダやトリコモナス腟炎、ケジラミなどにも注意が必要なので、ひどい時は受診しましょう。痛みがある場合は、切れ痔や、肛門周囲に危険な膿瘍 (1-10-6) があるのかもしれません (痔瘻)。糖尿病ではかゆみが強く出ます。女性の陰部のかゆみは生理的な分泌物、尿の成分の刺激も関わりますが、洗いすぎると皮膚が敏感になり逆効果です。腟の粘膜を守るデーデルライン桿菌 (1-10-4) は月経血を嫌うので、長時間のタンポンやナプキンも常在菌の均衡を崩し、かゆみにつながります。

イボ痔 (痔核) は静脈瘤の一種です (2-7-1)。直腸や肛門に網目状に分布する細い静脈には弁がないのでうっ血しやすく、無理な力かかると壁が弱まり膨らんでしまうのです。**脱肛**は内側の痔核が肛門から飛び出て戻らなくなった状態で、かゆみも強くなります。イボ痔は局所の血流の悪さも原因なので、お尻を温めると楽になります。

かゆみ対策は、お酒や辛味などの刺激を避け、掻くと悪化するので薬などを塗って掻かないようにします。清潔さの確保は必要ですが、お風呂の湯温を低めにし、ゴシゴシと擦り洗いをするのは避けます。塗り薬がない時は、ワセリンなどエモリエント (2-9-3) となるものを塗っておくと、分泌物の刺激や便の汚れなどから粘膜を保護できます。ベタベタが気になる場合は、ナプキン状のシートを使うか、トイレットペーパーを軟膏の上に小さく貼っておくとトイレで落ちるので気になりませんよ。

✳ 理解のポイント ✳

- 肛門周囲のかゆみの原因としては、下痢、便秘、痔が多い。
- イボ痔は静脈瘤なので、温めるなどして血流を良くし、強い圧をかけない。
- 陰部は洗いすぎず清潔にし、かゆみには塗り薬やワセリンなどを塗って保護する。

イボ痔と脱肛

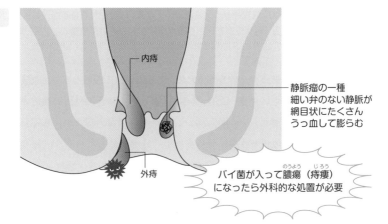

イボ痔

内痔

外痔

静脈瘤の一種
細い弁のない静脈が
網目状にたくさん
うっ血して膨らむ

バイ菌が入って膿瘍（痔瘻）
になったら外科的な処置が必要

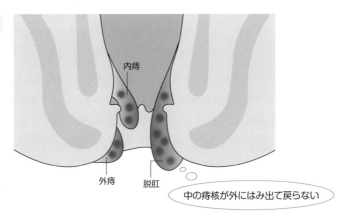

脱肛

内痔

外痔　脱肛

中の痔核が外にはみ出て戻らない

肛門や陰部のかゆみ対策

- 下痢や便秘の対策をする
- 清潔に…　洗浄剤は泡立ててゴシゴシ洗わない。ぬるい温度で
- 掻かない。いきまない。温める

- 肛門に何かを塗る

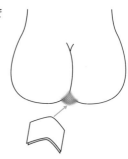

> 軟膏以外にオリーブオイルやワセリンなどでもOK。
> その上からトイレットペーパーを小さく貼っておけば
> ベトベトしない

2-6. 体臭が気になる

体臭は皮膚表面から発するニオイです。汗とそれを作る血液の状態、汗や皮脂の量、汗や皮脂を代謝する皮膚常在菌の対処が重要です。菌の増殖スピードを左右する下着の繊維の種類や腸内環境も考えないといけません。

汗は尿と同様に血液から作られるため、血液の成分を反映します。血液中にアセトンなど揮発性の高いものがあったり (2-8-4)、薬などで特定の物質の濃度が高まれば、汗にそのにおいが出ます。汗かきなのはつらいですが、暑さ以外で出る汗は、刺激物を食べるのを控え、精神的な緊張を避ければ少し制御できます (1-2-7)。性格的に、すぐドキドキしてしまう人は、強制的に息を長く吐きましょう。交感神経が抑制されて副交感神経がはたらき、心臓のドキドキが収まります (3-2-1)。寒さでも交感神経が刺激されて腋窩などで発汗するので、冬は暖かくします。血液には、腸から吸収されたにおい物質も入り、汗だけでなく呼気に出て口臭も悪くするため、腸内環境を整えることも体臭と口臭の対策になります。しかし通常は、放出直後の汗のにおいは認識されず、臭くなるのは皮膚表面の細菌がアンモニアなど汗の成分を代謝した結果です。特にアポクリン腺からの汗は細菌の栄養をたくさん含むので脇などが臭くなりやすいのです。においには皮脂も関わり、男性の方が体臭が強いのは男性ホルモンによる皮脂分泌が多いのも原因で、女性も同じ理由でストレスによって男性ホルモンが増えると (1-8-6)、体臭がきつくなります。脂溶性の物質のにおいはアルコールで高まり、皮脂や汗の成分に影響し、ワインとチーズばかり食べていると体がチーズ臭になります。年齢とともに皮脂の酸化も進むため、だんだん俗にいうオヤジ臭のようなにおいが出やすくなります。

におい物質を作る菌の代謝を制御するには、お肌のケアと同様に悪い菌を増やさないことです (2-1-3)。菌は濡れた状態で増えるので汗などはすぐ拭きます。また、下着の繊維の種別により悪い菌の増殖スピードが異なります。合成繊維は抗菌加工なしでは菌を急速に増やすので臭くなりやすいですが、綿や絹やウールには自然の抗菌作用があります。ただし、綿は汗を吸うと乾きにくくその水分で菌が増えるなど、それぞれ一長一短なので、臭くなりにくい下着の繊維を考えて工夫しましょう。

理解のポイント

- 体臭には汗と皮脂の成分が関わり、それらは血液の成分を反映する。
- 体臭には、汗や皮脂を代謝する皮膚常在菌のはたらきが関わる。
- 食物、腸内環境、ストレス低下、下着の選択が体臭を変える。

強いにおいは血液と腸の中身の問題

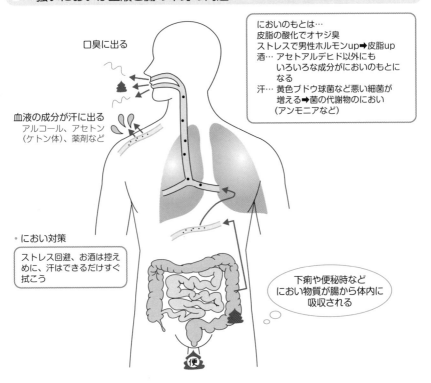

口臭に出る

においのもとは…
皮脂の酸化でオヤジ臭
ストレスで男性ホルモンup➡皮脂up
酒… アセトアルデヒド以外にも
　　 いろいろな成分がにおいのもとに
　　 なる
汗… 黄色ブドウ球菌など悪い細菌が
　　 増える➡菌の代謝物のにおい
　　 （アンモニアなど）

血液の成分が汗に出る
アルコール、アセトン
（ケトン体）、薬剤など

・におい対策

ストレス回避、お酒は控え
めに、汗はできるだけすぐ
拭こう

下痢や便秘時など
におい物質が腸から体内に
吸収される

便

お肌に優しい？　臭くなりやすい下着は？

	合成繊維*	天然繊維		
	ナイロンや ポリエステルなど	綿や竹	シルク	ウール
良い点	濡れても乾きやすい 抗菌加工しやすい	天然の抗菌性 臭くなりにくい 肌触りが良い 暖かい	菌が増えない 臭くなりにくい すぐ乾く 夏涼しく冬暖かい	天然の抗菌性 臭くなりにくい 暖かい
悪い点	菌が増えやすい 静電気が起きやすい	濡れると乾きが遅い （濡れると菌が増える）	伸びず着脱しにくい 傷みやすい、高価	肌にチクチク刺激

＊合成繊維のパンツでは大腸菌が急激に増える

・化繊は人工的に合成される繊維で、ナイロンやポリエステルなど完全に人工的に作られたものが
　合成繊維。化繊でもレーヨンやキュプラなど天然のセルロースが材料の再生繊維は、吸湿性があ
　り静電気も起きにくい。
・化繊が臭くなる理由の一つは、繊維に菌のエサとなるタンパク質がつきやすいこと➡洗濯は脂肪
　だけでなくタンパク質分解も考えよう。

2-7. 触れると体が硬いのはなぜ？

触るとなんだか硬い…これはどちらかというと本人よりセラピストが感じることかもしれません。本来柔らかいはずの組織が固まっていたら、ほぐした方がいいに決まっています。でも、硬いのはそもそもどの組織？

体に触れて硬く感じた時は、まずはどの組織の問題か見極めます。

皮膚では、表皮の角質が硬い部位は、乾癬 (2-3-2) やアトピー性皮膚炎の苔癬化 (2-2-4) など見てわかるので、スキンケアで対応します。真皮は、硬さを決めるコラーゲン線維の密度や厚さにはじめから違いがあることを知っておきましょう。背部はお腹より真皮が厚いので硬く、男性は女性より全体的に真皮が厚く硬めです。顔の皮膚は薄いため真皮の硬さは女性ではそれほど感じません。皮下組織も、元々、部位によって隔壁となるコラーゲン線維の量が違い、殿部などは線維が多くしっかりしているので硬めです (2-8-1)。しかし、ファッシアではなく脂肪そのものが硬い時もあります。摂取する食物の種類により体脂肪を作る中性脂肪の脂肪酸の種類も変わるので、食事内容も関係しますが (1-3-1)、脂肪の硬さを端的に変えるのは温度です。バターと同様に単純に、冷えていると脂肪が硬いので、これは温めて柔らかくしましょう。皮下組織はその下の骨格筋に対して水平に少しずらすことができるので (1-2-9)、硬いのが皮下組織なのか筋なのか迷う時は、少しずらしてみるとわかります。

筋のコリはほぐしますが、筋膜の癒着で固まっている場合もあり、コラーゲン線維自体は柔らかくできなくても癒着を剥がせば動きは和らぎます。重なる筋の走行を学び、それぞれの本来動く方向へ関節を動かしてみると、動きにくさで癒着がわかり、ほぐすこともできます。さすがに筋の下の骨は触れればわかるのでは？　いえいえ、上の組織が厚いとこれも難しいです。出産後の女性がよく腰痛を起こす仙骨と腸骨の間の仙腸関節にしっかり触れますか？　これは骨を教科書の絵ではなく3Dで理解していなければなりません。腸骨稜を内側にたどっていって……仙骨はちょっと深部にもぐっており、関節は崖の奥です。そのあたりはファッシアや靭帯、皮下組織も結構固まることが多いので、ほぐすといいですよ。たくさん学んで頑張ってください！

✳ 理解のポイント ✳

● 触れて硬い場合はまず、表皮、真皮、皮下組織、ファッシア、筋肉を識別する。
● 真皮が厚い、コラーゲン線維が密などで元々硬い部位を把握しておく。
● 脂肪が硬い場合は冷えが原因なので、温めて柔らかくする。

硬いのはどこ？

表皮	疾患で部分的に角質が厚く硬くなる	乾癬、湿疹の苔癬化など、目で見てわかる
真皮	真皮の厚さやコラーゲン線維の密度・構造などが部位によって元々違う	・背中の真皮はお腹より厚く硬め ・男性は全体的に女性より厚く硬め
皮下組織	皮下脂肪の厚さ、脂肪酸の種類、コラーゲン線維の密度・構造、温度で変化	・殿部などコラーゲン線維の隔壁が多い部位は硬め ・冷えると硬くなる（温めよう！）
←ここで皮膚が水平方向へ滑って動くので、どの層が硬いのか確認できる→		
骨格筋	筋肉そのものの硬さ、筋膜の厚さや硬さや動きの違いが硬さを決める	・殿部など筋膜が厚いところは元々硬め ・筋肉がこった部位、筋膜が癒着した部位は硬い
骨		

仙腸関節に触れる？

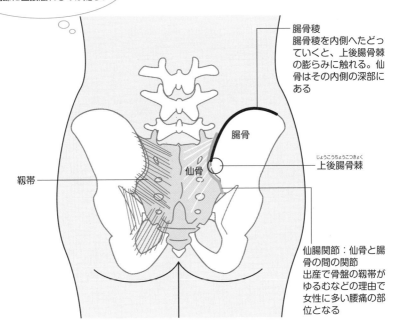

仙骨が腸骨の端より奥にあり、その上に靭帯もあるため、仙腸関節に直接触れるのは難しい

腸骨稜
腸骨稜を内側へたどっていくと、上後腸骨棘の膨らみに触れる。仙骨はその内側の深部にある

腸骨

上後腸骨棘（じょうごうちょうこつきょく）

仙骨

靭帯

仙腸関節：仙骨と腸骨の間の関節
出産で骨盤の靭帯がゆるむなどの理由で女性に多い腰痛の部位となる

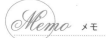 メモ

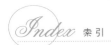

【著者紹介】

野溝明子（のみぞあきこ）

医学博士　鍼灸師

長野県生まれ。東京大学理学部、同大学院修士課程修了
（理学修士）、同博士課程を中退し、東京大学医学部（養老
孟司教室）で解剖学を学んだ後、東京大学総合研究博物館
医学部門客員研究員を経て医学博士取得。
現在は鍼灸師として治療、在宅緩和ケアにあたる他、ケア
マネジャーの資格を生かし、高齢者の介護・医療の相談に
ものっている。

【本誌イラストレーション】
あやぞう
イラストレーターあやぞう絵日記 "シモブクレ シェルブプレ"
https://ameblo.jp/shimobukure/

株式会社 beer° Facebook
https://www.facebook.com/beerbeer2

【カバー・誌面デザイン、イラストレーション】
Fujii Design Studio　藤井由美子
http://yumikofujii.com/

セラピストなら知っておきたい
病態生理学

発行日	2021年7月15日	第1版第1刷

著　者　　野溝　明子

発行者　斉藤　和邦
発行所　株式会社　秀和システム
　　　　〒135-0016
　　　　東京都江東区東陽2-4-2　新宮ビル2F
　　　　Tel 03-6264-3105（販売）Fax 03-6264-3094
印刷所　三松堂印刷株式会社　　　　Printed in Japan

ISBN978-4-7980-6299-0 C0047